KB052219

케톤하는 몸

Dr. 머콜라의 최강의 저탄고지 교과서
케톤하는 몸

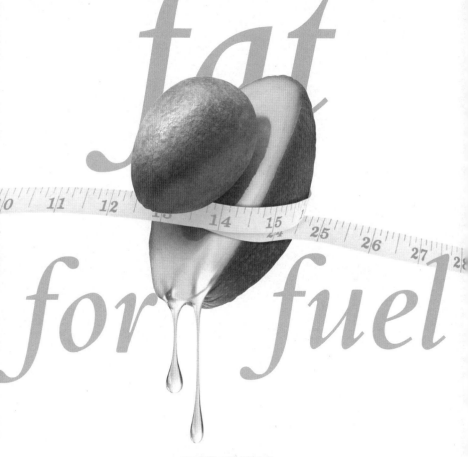

조셉 머콜라

김보은 옮김 | 이영훈 감수

판미동

용감하게 암과 맞서 싸운 우리 모두의 친구,

가족, 사랑하는 사람들에게 이 책을 바칩니다.

"우리 몸을 강하게 만드는 과학적 지식을 소개하는 책이다.
지방을 주 공급원으로 선택해야 할 이유를 깊이 파고들 뿐 아니라,
이 중요한 변화를 독자가 쉽게 받아들일 수 있도록 이끈다.
전 세계인의 건강은 산업계의 영향력에서 벗어나지 못하는
권장 식단 때문에 근본적으로 고통받고 있다.
다행히도 이 책을 통해 우리들은 최적의 건강을 회복하고
유지할 수 있게 되었다."
데이비드 펄머터 (의학박사, 신경학과 전문의, 《뉴욕타임스》 베스트셀러 1위
『그레인 브레인』 저자)

"미토콘드리아 기능 장애가 어떻게 만성 질환으로 이어지는지
의학적인 지식을 전달하면서도 단순한 자연 치유 계획을 제시한다.
이 책을 통해 저자는 자신이 자연 치유와 건강의
선두에 서 있음을 다시 한번 증명했다."
제이슨 펑 (의학박사, 신장 전문의, 『독소를 비우는 몸』 저자)

"최첨단 연구 결과와 임상 진료가 결합한 걸작이다.
그대로 실천하면 몸무게를 줄이고 에너지를 높일 수 있다.
그보다 더 좋은 점은 심장 질환, 당뇨병,
심지어는 암 같은 만성 질환에서
벗어날 수 있다는 점이다."
크리스티안 노스럽 (의학박사, 《뉴욕타임스》 베스트셀러 작가,
『여성의 몸 여성의 지혜』, 『여신은 늙지 않는다(Goddesses Never Age)』 저자)

"암은 미토콘드리아가 건강한 사람에게는 생기지 않는다.
머콜라 박사는 이 개념을 미토콘드리아 기능 장애와 관련된
만성 질환이라는 더 넓은 범위로 확장했다.
이 책은 독성이 강한 약물 없이 건강을 유지하고 싶은 사람이라면
누구나 읽어야 할 책이다."
토머스 사이프리드 (이학박사, 보스턴대학 생물학 교수, 『암은 대사질환이다』 저자)

"미토콘드리아의 중요성을 명쾌하게 설명하고,
미토콘드리아 활성을 높이기 위한
상세하고도 현실적인 조언을 아끼지 않는다.
『케톤하는 몸』은 영양과 건강에 관한 독자의 생각을 바꾸고
수많은 사람에게 최고의 건강을 선사할 혁명적인 프로그램이다."
레오 갤런드 (의학박사, 『알레르기 솔루션』 저자)

"머콜라 박사는 식단 뒤에 숨겨진 역사와 신화를 파헤친다.
그는 내가 오랫동안 주장했던 신념, 즉 사람의 건강과 수명은
대개 평생 연료로 연소하는 지방과 당의 비율에 따라
결정된다는 점을 올바르게 이해하고 수용한 사람 중 하나다.
또 과잉의 단백질이 우리의 몸에
또 다른 문제가 되리라는 점 또한 이해하고 있다.
건강을 중요하게 여기는 사람이라면 반드시 이 책을 읽어야 한다."
론 로즈데일 (의학박사)

"이 책은 지방을 주 연료 공급원으로 사용하면
몸을 미토콘드리아 수준에서 치유할 수 있고,
에너지와 건강을 회복하며, 심지어
암이나 다른 질병과도 맞설 수 있다고 말한다.
나무랄 데 없는 연구와 열정적인 논증으로

'건강한 식단'에 덧씌워진 위험한 신화를 해제하고,
식품 산업계가 우리에게 절대 말해 주지 않은 진실을 드러낸다.
그리하여 근본적으로 건강을 바꿀 수 있는 길 위에 우리를 세운다."
마크 하이만 (의학박사, 클리블랜드 기능의학 임상센터장, 《뉴욕타임스》
베스트셀러 1위 『지방 먹고 날씬해지기(Eat Fat Get Thin)』 저자)

"포도당 대신 지방을 주 연료 공급원으로 사용하면
끔찍한 만성 질환으로 고통받는 사람을 치료할 수 있다.
머콜라 박사의 책은 두 가지 면에서 내게 귀중한 자료다.
나는 암 환자인 동시에 환자를 상담하는
전문 영양치료사이기 때문이다.
이 책은 고객에게 올바른 정보를 알리고 교육하면서
바른길로 이끌 수 있도록 나를 도울 것이다."
퍼트리샤 데일리 (영국 영양치료사 연합회원)

"독자의 삶을 바꿀 통찰력 있는 책이다.
지방, 식단, 치유에 관한 오랜 미신에 도전하는 이 책은
질병이 낫길 바라는 환자든
단순히 건강해지길 바라는 사람이든
자신의 건강을 스스로 통제하도록 용기를 북돋아 준다."
바버라 로 피셔 (국민백신정보센터 공동설립자)

"머콜라 박사 평생의 연구 결과가 『케톤하는 몸』에 담겼다.
책 구석구석에 머콜라 박사의 진심 어린 열정이 정수처럼 맺혀 있다."
트래비스 크리스토퍼슨 (『암, 더 이상 감출 수 없는 진실』 저자)

"의사와 소비자 모두에게 현실적인 정보가 가득한 보물창고다.
영양학계에는 상반되는 정보가 너무나 많다.
이 책은 현장에 있는 의사 모두에게,
그리고 의사를 만나고 싶지 않은 모든 이에게
귀중한 자료가 될 것이다."
잭 부시 (의학박사, 내분비학자)

"오랫동안 건강과 영양에 관한 사고를 지배해 온
지방 공포증에 도전하는 강력한 선언문이다.
포도당이 최적의 에너지 공급원이라는 생각에서 벗어나,
최상의 건강이라는 임무를 완수하기 위해
청정 연료인 지방과 케톤을 어떻게 길들일 수 있는지 보여 준다.
대사와 세포 기능을 끌어올리기 위해
식단 변화를 실천하려는 사람에게는 매우 귀중한 안내서다."
마이클 스트로카 (법무박사, 영양학 전문가)

"머콜라 박사는 우리에게 단단한 식단을 토대로
미토콘드리아를 회복시키는 방법이 그려진 청사진을 건네준다.

간헐적 단식, 운동, 빛 치료법, 영양보충용 영양소 등
몇 가지 간단한 실천법도 알려 준다.
나는 이 책이 자신의 건강을 스스로 통제하고
만성 질환을 해결하려는 현대인에게
가장 현실적인 DIY 지침서라고 보증한다."
W. 리 카우든 (의학박사, 통합의학아카데미 과학자문위원회 의장)

"신진대사의 핵심은 미토콘드리아가 영양소를
어떻게 이용하는가에 따라 달라지는데,
이 책은 미토콘드리아 기능을 최적화하는
영양소를 선택하는 방법을 알려 준다.
더 많은 건강 전문가가 미토콘드리아 대사의 최적화가
얼마나 중요한지 깨닫기를 바란다.
이 책은 인류 전체의 건강이라는 목표에 크게 공헌할 것이다.
『케톤하는 몸』은 모두의 건강을 위해
미토콘드리아를 주류로 끌어들였다. 브라보!"
J. 윌리엄 라벨리 (의학박사)

"의학계에 혁명이 일어나고 있다.
이 혁명은 세포를 전지전능한 DNA 중심 축에서
미토콘드리아 중심 축으로 옮겨 놓았다.

머콜라 박사는 이 흥미로운 혁명의 선두에 서 있다.
이 책은 독자에게 더 건강해지기 위한 이론적인 기반과
실제적인 제안을 모두 제시한다.
나는 누구에게나 이 책을 읽도록 권하고 있다.
나 자신 역시 머콜라 박사의 조언과 지침을 따를 생각이다."
토머스 카원 (의학박사)

"풍부한 논문으로 든든하게 뒤를 받친 이 책은
당이 아니라 지방이 우리 몸을 움직이는
더 강력한 연료라고 이야기한다.
더불어 지방을 연료로 이용하려면
일상생활을 어떻게 바꿔야 하는지
전체적인 그림을 보여 준다.
캔자스대학 통합의학과는 이 책을 기다렸다!"
**진 A. 드리스코 (의학박사, 영양학 공인전문가,
캔자스대학 의료센터 분자교정의학 석좌 교수)**

"현대의학계에서 가장 명석한 사람이
현대의학이 처한 상황에 저항하면서
만들어 낸 걸작이다.
단식이 건강에 좋은 습관인 이유부터

지방을 연소하는 기계가 되어야 하는 이유까지
모든 상황 뒤에 숨은 진실을 드러낸다.
머콜라 박사는 철이 미토콘드리아의 건강에
부정적인 영향을 미치는 기전을 상세하게 설명해서
충격을 안기기까지 한다.
(독자들도 놀라게 될 것이다.)
몸과 뇌를 최적의 상태로 유지하면서
만성 질환의 위험 요소를 체계적으로 제거하고 싶다면
이 책을 반드시 읽어야 한다."

벤 그린필드 (BenGreenfieldFitness.com, 피트니스 팟캐스트 진행자)

"건강을 얻고 유지하려면 『케톤하는 몸』을 반드시 읽어야 한다.
특히 지금처럼 염증 반응으로 일어나는
만성 질환이 유행하는 시대라면 더욱 더 그렇다.
나는 이 책에 실린 지식이 수백만 명을 바꾸리라고 기대한다.
이 도구와 전략은 '진짜배기'이며,
현대 질병을 대상으로 증명된 정답이다.
명확한 과학으로 검증된 이 책은
우리에게 진정한 건강과 치유를 가져다 줄 것이다."

대니얼 폼파 (척추지압의사)

"머콜라 박사는 연구 결과에 가차 없이 파고들어

우리 몸에 대한 위대한 지식의 보고인

최근작을 대중의 책장에 올려놓았다.

이 책은 우리의 식단에 지방이 필요하다는 것을 강조하며,

지방을 가장 효율적으로 대사하고 이용하려면

어떻게 준비해야 하는지도 알려 준다.

이는 최적의 건강을 얻는 전략에서 가장 중요한 요소이기도 하다."

에린 엘리자베스 (탐사보도전문기자, 『라임병에 대해서(In the Lymelight)』 저자,
HealthNutNews.com 설립자)

"머콜라 박사는 대담한 목소리로

미국과 세계를 향해 자신의 소임을 다한다.

이 책은 사람들에게 지식을 알리고, 용기를 북돋우며,

소비자가 자기 건강의 운명을 책임지도록 격려한다.

그는 산업계가 아닌 건강의 편에 서서 건강한 지방을 섭취하는 방법과

우리가 우리 배의 선장이 되는 방법을 알려 준다.

이 책은 의사와 치과의가 영양학 상담을

진지하게 고려하도록 자극하는 경고등이다."

찰리 브라운 (법무박사)

"이 책은 세포 에너지를 북돋아
건강의 수준을 끌어올리는 방법을 소개한다.
진정한 통찰력을 가진 선구자가 쓴 놀라운 책이다.
인류의 집단 지성에 꼭 필요한 변화를 이끄는
극적 전환점이 되기를 바란다."

마이클 T. 머리 (자연치료의사, 『**자연의학 백과사전(The Encyclopedia of**
Natural Medicine)』 공동저자)

"1년 동안 저탄수화물 식단과 케톤 식이요법을 왔다 갔다 했지만
체중 감소라는 목표에는 별 진전이 없었다.
『케톤하는 몸』을 읽은 후에야 케톤 식이요법에 관한
내 지식이 유치원생 수준이며,
체중 감소에 성공하려면 이보다 더 많이 알고
실천해야 한다는 점을 깨달았다.
이 책은 내가 평생 읽어 왔던 수백 권의 영양학책 중에서
가장 좋아하는 책이다. 책 내용을 그대로 따라 하면
독자의 건강에 좋은 영향을 미칠 책이라는 점도 확신한다.
다시 한번, 머콜라 박사의 뛰어난 업적에 감사하며!"

켄드라 피어솔 (자연치료의사, Enlita.com 설립자)

건강을 향한 최적의 여정

나는 지난 50년간 건강에 관해 배우는 데 열정을 쏟았습니다. 여러분은 내 이야기를 읽고 건강을 향한 여정에서 내가 했던 고통스럽고 어리석은 실수를 하지 않기를 바랍니다. 나 역시 다른 사람의 실수에서 더 쉽고 고통이 적은 방법을 찾아냈으니까요.

나는 1968년부터 운동에 전념했습니다. 켄 쿠퍼 박사의 저서 『에어로빅(Aerobics)』을 읽고 건강에 관심을 두게 되었고, 결국 10년 후 의과대학에 진학했습니다. 슬프게도 1960년대 말과 1970년대 초의 다른 건강 열광론자와 똑같이, 나는 대중매체가 수십 년 동안 선전해 왔던 저지방고탄수화물 식단의 행렬에 동참했습니다. 이 식단은 현재 내가 만성 질환을 예방하고, 암과 맞서며, 건강을 최적화하는 데 필요하다고 생각하는 식단과는 정반대입니다.

7년 동안 의과대학을 다니고 가정의학과 레지던트를 마친 나는 질병의 증상을 치료하기 위해 약 처방에 의존하는 전통적인 의학 모델에 세뇌당했습니다. 7년간의 의학 훈련으로는 사실상 만성 질환의 근본 원인을 설명할 수 없었습니다. 질병의 근본 원인을 찾기보다는 약물과 의료 과정을 통해 증상을 완화하는 데만 집중했습니다.

1995년, 내 지식은 놀라운 도약을 통해 진화했습니다. 나는 론 로즈데일 박사를 오대호 의학 아카데미학회에서 만났습니다. 로즈데일 박사의 임상 대사 생화학 강의를 최초로 들은 의사 중의 한 사람이 나라는 사실이 얼마나 행운인지 그때는 미처 몰랐습니다.

로즈데일 박사는 현대에 만연하는 거의 모든 만성 퇴행성 질병, 즉 당뇨병, 비만, 심장 질환, 암, 관절염, 신경 퇴행성 질병을 예방하려면 인슐린 농도를 낮게 통제해야 한다고 3시간 동안 강연했습니다.

여러분도 살다 보면 자신이 근원적인 진실에 다가서고 있다는 것을 자각하는 순간이 있을 겁니다. 나도 강연을 듣는 동안 이 강연이 절망에 빠져 도움의 손길을 구하는 수백만 명의 건강에 큰 영향을 미칠 수 있다는 점을 깨달았습니다.

이후 10년 동안 나는 로즈데일 박사의 원칙을 새기면서 수많은 영양학 대학원 과정을 수강해 관련 정보를 익히면서 음식의 의약적 효능에 대한 이해를 넓히고 지식을 계속 발전시켰습니다. 의과대학에서는 누구도 가르쳐 주지 않았던 지식이라고 하면 충분히 이해할 겁니다.(지금도 대부분의 의과대학은 가장 기본적인 영양학도 가르치지 않습니다.[1])

임상 의사로 일하면서 2만 5000명의 환자에게 영양학 원칙을 응용할 수 있었던 나는 상당히 운이 좋은 편이었습니다. 가장 좋은 병원의 유명한 의사에게 진료받고도 제대로 치료되지 않았던 환자들에게 해결책을 일러 주는 일은 아주 보람찼습니다.

내가 다른 의사보다 영리하다는 뜻은 절대 아닙니다. 계속 배우고, 열린 마음을 갖고, 성실한 태도로 건강의 토대에 관한 진실을 추구했다는 점이 다를 뿐입니다. 항상 약학에 관심을 가졌던 나는 인간의 몸이 스스로 치유하는 방식을 잘 이해하고 있습니다. 이러한 나의 언페어 어드벤티지(unfair advantage, 불공정해 보일 정도로 절대적 우위를 점하고 있는 것)는 나의 가장 근본적인 부분입니다. 이런 관점은 내가 질병의 증상을 완화하기보다 질병의 원인을 찾고 해결하는 데 집중하게 해줍니다.

정제한 탄수화물과 가공식품 섭취를 제한하고 건강한 식품으로 대체하는 일의 중요성은 물론 인식하고 있었습니다. 하지만 고품질의 지방을 풍부하게 섭취하고, 포도당 대신 지방을 기본 연료로 연소하는 일의 중요성은 상대적으로 알지 못했습니다. 더 멀리 내다봐야 한다는 사실을 여전히 나는 깨닫지 못했습니다.

인간이 암과의 전쟁에서 패배하는 이유

인슐린의 중요성을 배운 지 20년이 지난 뒤, 나는 트래비스 크리스토퍼슨의 저서 『암, 더 이상 감출 수 없는 진실』을 읽었습니다. 나는 처음 로즈데일 박사의 강연을 들었을 때와 비슷한 기시감에 충격을 받았습니다. 이 책은 수백만 명의 건강을 근본적으로 개선할 수 있는 잠재력이 있었습니다.

크리스토퍼슨이 강력하게 주장한 내용은 1995년 로즈데일 박사의 강연을 바탕으로 구축한 것으로, 암과 거의 모든 만성 질환이 미토콘드리아 대사 과정의 결함에서 생긴다는 것이었습니다. 미토콘드리아의 대사 결함은 보통 탄수화물 총량이 지나치게 많아 인슐린 수용기와 렙틴 수용기에 저항성이 생기거나, 과잉의 단백질에 의해 mTOR 대사 신호 전달 경로가 활성화하면서 나타납니다. 이 주제에 관해서는 뒤에 자세히 살펴볼 예정이지만, 여기서는 일단 이 현상이 모든 문제의 근원이라는 점만 알아 두면 충분합니다.

이런 관점은 질병의 근원에 관한 전통적인 시각과 대치를 이룹니다. 암은 핵 속의 염색체가 손상되면서 나타나는 유전 질병이라는 주장이 수세기 동안 널리 수용된 과학계의 정론입니다. 20세기 중반 왓슨과 크릭이 DNA 구조를 발견하고, 21세기에 DNA 염기 서열 분석이 이루어지면서 이 관점은 더 강화되었습니다.

비극적이게도 닉슨 대통령이 1971년 '국가 암 퇴치법'에 서명하면서 암에 대한 전쟁을 선포한 이후, 우리는 계속 비참한 패배를 거듭했습니다. 그리고 2016년 발표한 오바마 대통령의 암 퇴치 프로젝트 역시 수조 원을 쏟아부었지만 같은 운명을 맞이했습니다.

현재 미국에서만 하루 1,600명이 암으로 사망합니다.[2] 세계 통계를 보면, 사망자 수는 하루 2만 1000명이라는 놀라운 숫자로 껑충 뛰어오릅니다.[3] 여러분이 암에 걸리거나 아는 사람이 암에 걸릴 확률은 삶

의 특정 시기를 지나면 천문학적으로 높아집니다. 놀랍게도 2011년
부터 2013년까지의 최근 자료를 보면, 살아가는 동안 특정 시기를 지
나면 거의 40%가 암을 진단받게 됩니다.[4] 과학자가 잘못된 패러다임
을 쫓으면서 우리는 암과의 전쟁에서 패배하고 있습니다. 성인 암의
대부분은 DNA 손상에서 나타나는 질병이 아니라 대사 결함에서 오
는 현상입니다.

전지전능한 미토콘드리아

미토콘드리아는 세포 안의 작은 에너지 공장으로 대사 과정을 통
해 우리가 섭취한 음식과 호흡한 공기를 에너지로 전환합니다. 미토
콘드리아는 우리 몸속 생물 체계가 최초로 틀어지기 시작하는 핵심
으로, 암과 만성 질환 대부분에 취약해지게 만듭니다. 우리 몸속의 수
많은 미토콘드리아가 제 기능을 수행하지 못하면 건강할 수 없습니
다. 이는 우리가 암과 다른 모든 만성 질환에 접근하는 방식을 바꾸는
데 큰 힘을 실어 줍니다.

만약 질병이 대사 장애 때문에 생긴다면 대사 장애를 치유하면 됩
니다. 어떻게 하냐고요? 이 책이 여러분에게 알려 줄 내용이 바로 그
것입니다. 우리 몸에 내재한 능력을 깨워 일으켜 질병을 예방하고 치
유하도록, 주의를 기울여서 영양소를 선택하는 법과 다양한 전략을
이용하는 방법을 설명할 생각입니다.

이 책을 이끄는 이론을 최대한 정제해서 말하자면, 여러분이 매일

선택하는 음식이 곧바로 미토콘드리아에 영향을 준다는 겁니다. 여러분이 미토콘드리아의 건강에 도움이 되는 음식을 선택하면 미토콘드리아 속 유전물질이 손상되는 가능성이 적어지고, 질병을 일으키는 연쇄 반응을 촉발하는 일도 적어집니다.

내가 이 책을 집필하게 된 또 다른 중요한 계기는 제리 버네티를 비롯한 많은 친구와 동료들이 암으로 사망하는 것을 지켜보았기 때문입니다. 과장 없이 말하자면 제리는 천재였습니다. 제리는 재생 농업 분야의 세계적인 권위자로, 몇 년 전에는 그와의 인터뷰를 내 블로그에 올리는 기쁨도 누렸습니다.

영화 「안녕, 헤이즐」에서 시한부 선고를 받은 10대 암 환자 두 명이 사랑에 빠지는 비극적인 로맨스는 내게 또 다른 촉매제가 되었습니다. 너무나 슬픈 영화지만 내가 가장 좋아하는 영화이기도 합니다. 영화나 원작 소설을 아직 보지 않았다면 꼭 보시길 권합니다.

나는, 그리고 이 책을 쓰기 위해 인터뷰한 많은 전문가는, 제리의 이른 죽음이나 이 영화가 보여 주는 비극이 일어나지 않을 수도 있다고 믿습니다. 암의 90% 이상은 예방하거나 치료할 수 있으니까요. 나는 재능 있고 사랑하는 사람들을 암으로 잃는 상황을 막기 위해 무슨 일이든 해야만 했습니다.

영화를 보고 트래비스의 책을 읽은 후, 나는 국립의학도서관의 최근 논문을 샅샅이 뒤져 미토콘드리아의 중요한 역할과 미토콘드리아 기능을 최적화하는 요인을 다룬 수백 개의 리뷰 논문을 찾았습니다. 그리고 이 분야의 가장 존경받는 권위자를 수없이 인터뷰하면서 나름의 통찰도 얻었습니다.

이중 미리엄 칼라미안은 영양학 전문가이자 암 환자를 위해 특화한 케톤 식이요법 전문가입니다. 미리엄은 암 대사 이론의 선도적인 개척자 중 한 명으로 널리 알려진 토머스 사이프리드 박사가 영양 상담을 맡기는 전문가입니다. 미리엄은 내가 이 책에서 설명하는 식단을 수백 명의 환자에게 적용했으며, 여러분이 이 책에서 읽게 될 유용한 통찰과 정보를 제공했습니다. 미리엄은 여러분을 위해 내가 퍼즐 조각을 맞추도록 도와준 소중한 조력자입니다.

우리 몸의 대사 과정을 치유하는 식단

이 책의 목표는 과학에 근거해서 명확하고 단순하며 합리적으로 여러분의 몸이 어떤 생물 기전과 분자 기전을 통해 움직이는지 설명하는 것입니다. 또한 여러분에게 먹어야 할 음식과 현실적인 전략을 알려 주고, 여러분의 미토콘드리아가 번영하도록 진전 상황을 살펴보는 방법도 알려 줄 겁니다. 나는 이 프로그램을 '미토콘드리아 대사요법(Mitochondrial Metabolic Therapy)'이라고 부릅니다.

간단하게 말하면, 미토콘드리아 대사요법은 여러분의 몸이 주 연료로 포도당 대신 지방을 태우도록 대사 과정을 바꾸는 데 도움이 되는 식단 체계입니다. 여러분의 몸이 바뀌면 미토콘드리아 기능은 최적화되어 질병으로 이끌 수 있는 미토콘드리아 DNA 손상을 예방할 수 있습니다.

미토콘드리아 대사요법은 고지방, 적정량의 단백질, 저탄수화물 식단으로 구할 수 있는 가장 좋은 품질의 식품을 먹는 것을 기본으로 합니다. 정제된 곡물, 설탕, 저품질의 지방으로 넘쳐 나는 악명 높은 미국 식단과는 상당히 다르지요. 여러분도 곧 알겠지만, 미토콘드리아 대사요법을 구성하는 식품은 맛있습니다. 달콤하기까지 합니다. 이 식품들은 만족감과 포만감을 줄 뿐더러 에너지도 충분히 담고 있습니다. 일단 미토콘드리아 대사요법을 시작하면 공복감이나 음식에 대한 갈망, 그리고 대부분의 식단, 즉 '다이어트'에 딸려 오는 박탈감에서 자유로워질 겁니다.

미토콘드리아 대사요법은 여러분이 섭취하는 식품에만 국한되지 않습니다. 식품 자체뿐만 아니라 언제 음식을 섭취하는지도 중요한 요인입니다. 규칙적인 단식은 미토콘드리아 기능을 개선하고 포도당 연소에서 지방 연소로의 전이를 가속하기 때문이죠.(10장에서 단식에 대해 집중적으로 설명하겠습니다. 다만 여기서는 미토콘드리아 대사요법이 하루 24시간 단식하라고 강제하지 않는다는 점을 이야기해 두죠. 여러분의 단식은 대부분 밤에 잠을 자면서 이루어질 테니까요.)

미토콘드리아 대사요법은 다양하고 심각한 건강 문제를 겪는 사람들을 위해 만들었습니다. 암이나 2형 당뇨병, 알츠하이머병이나 여러 형태의 치매 같은 신경 퇴행성 질병을 앓고 있을 수도 있고, 비만일 수도 있으며, 최적의 건강 상태를 유지하면서 노화 과정을 늦추는 데 관심이 많을 수도 있겠지요.

미토콘드리아 대사요법은 전체, 혹은 부분을 선택할 수 있습니다.

선택사항에는 놀라운 것이 많습니다. 어쩌면 여러분은 지금 당장은 만성 질환을 앓고 있지 않거나 건강에 별 관심이 없을 수도 있습니다. 하지만 나중에라도, 혹은 건강에 위험이 닥치는 일을 예방하려는 마음이 있다면, 여러분을 통제할 수 있는 강력한 치유 방법이 있다는 점을 기억하면 됩니다. 그러니 결코 하찮은 것은 아니죠.

당장 누릴 수 있는 최신 과학

미토콘드리아와 대사 건강 분야는 이제 막 출현한 이론으로, 지금은 소수의 과학자와 극소수의 의사만이 관련 연구를 하고 있습니다. 하지만 훗날에는 대사 치료법이 암뿐만 아니라 대부분 만성 질환의 표준 치료법으로 수용되리라 믿습니다.

다행스럽게도 여러분과 여러분의 가족은 이러한 혜택을 받기 위해 10년이나 20년씩 기다릴 필요가 없습니다. 현재 우리가 가진 미토콘드리아 장애에 관한 지식만으로도 불필요한 고통과 괴로움을 예방하고, 암처럼 심각한 질병이 나타날 위험을 낮추며, 건강을 개선할 수 있으니까요.

나는 이 책에 실은 정보 대부분이 아직은 주류에 널리 수용되지 못하고, 많은 사람이 비판하리라는 점을 충분히 인식하고 있습니다. 건강과 치유에 관해 포괄적이며 전체적인 관점을 가진 나와 같은 개척자들은, 건강을 유지하는 데 더 안전하고 합리적인 방법이 있다는 증거를 제시할 때마다 보이는 비판적인 반응에 어느 정도 익숙합니다.

내가 처음으로 부정적인 반응을 맞닥트린 것은 1980년대 초 의과
대학생 시절, 장내 궤양 치료에는 처방 약보다 장내 미생물군을 개선
하는 편이 더 나은 방법이라고 말했을 때였습니다. 나는 이 새로운 생
각을 발표한 일에 대해 지도 의사들에게 비판을 받았습니다. 하지만
몇 년 후, 내가 발표한 방법이 점차 표준 치료법이 되면서 내 생각이
옳았음을 확인했습니다. 대담한 가정 의학 전문의이며, 2005년 노벨
의학상을 수상한 배리 마셜 박사가 나를 이 분야로 이끌었습니다.

비슷한 사례로, 나는 대중에게 항염증 의약품인 바이옥스의 위험
성을 최초로 경고했습니다. 바이옥스가 미국에서 판매 승인을 받기
1년 전에, 나는 블로그 독자에게 바이옥스가 심장 질환과 뇌졸중을
유발할 수 있는 위험한 약물이라고 경고했습니다. 결국 4년 뒤, 판매
사인 머크사는 자발적으로 바이옥스를 시장에서 회수했습니다. 하지
만 회수되기 전까지 바이옥스는 약 6만 명을 죽음으로 몰아갔습니다.[5]

의약품 역사에는 오랜 기간 '표준 치료법'으로 수용되어 일상적으
로 사용하던 의약품과 의료 시술이 나중에서야 인간 건강에 해로우
며 잘못됐다고 판명된 사례가 많습니다.

나는 이제 암의 원인과 치료법에 관해 널리 수용된 가정에 도전할
때가 왔다고 생각합니다. 과학은 절대 고정된 것이 아니며, 우리의 생
물 지식은 더 객관적이고 공정하며 편향되지 않은 연구가 진행되고
발표되면서 빠르게 진화한다는 사실을 인정해야 할 때가 온 듯합니
다. 마음을 열고 증거를 재검토해야 할 때가 온 거죠!

처음에는 미토콘드리아 장애와 암에 관한 책을 쓰기를 망설였습니

다. 이 분야의 지식 정보는 너무나 빠른 속도로 갱신된다는 현실적인 이유에서였습니다. 나는 내 홈페이지를 통해 실시간으로 정보를 제공하는 편이 더 효율적이고 효과적이라고 생각했습니다. 1997년 의사로 일할 때 여유 시간을 이용해서 운영하기 시작한 홈페이지는, 지금은 세계에서 가장 방문자 수가 많은 건강 사이트가 되었습니다. 방문자 수는 1500만 명이 넘고, 페이지뷰는 4000만 번을 넘었습니다. 그러나 책은 홈페이지와는 다른 귀중한 목적을 이룰 수 있다고 10년 전부터 친구들은 내게 말해 왔습니다. 쉽게 따라갈 수 있는 형식에 모든 자료를 담아 이해하기 쉬운 출판물로 통합할 필요가 있다면서요.

나는 여전히 이 책의 정보가 너무 빨리 갱신해야 할 낡은 정보가 되지 않을까 걱정스럽지만, 아마 이 책은 몇 년 후에나 최신 정보로 갱신되리라고 생각합니다. 그래서 나는 여러분에게 '머콜라닷컴(mercola.com, 한국 계정 korean.mercola.com)'에서 스스로 정보를 찾는 동시에 내가 보내는 뉴스레터를 받아 보면서 최신 과학의 흐름을 파악하라고 권하고 싶습니다.

물론 다양한 곳에서 정보를 확인해서 건강관리와 건강 관련 주제에 관해 스스로 학습하고 힘을 길러야 합니다.

나는 대사질환을 연구하는 과학자와 교류를 계속하면서 그들이 발표하는 최신 논문을 활발하게 검토하려 합니다. 또 정기적으로 머콜라닷컴에 뉴스레터 포스트를 갱신해서 여러분이 최신 과학의 발전상과 개정된 권고 사항을 빨리 알 수 있도록 도울 겁니다. 최신 정보를 알려서 사람들이 경계심을 갖고, 스스로 힘을 기르며, 해롭거나 위험할 소지가 있는 의약품을 사용하지 않고 건강을 되찾도록 돕는 것은 보람 있는 일입니다.

이 책이 더 많은 사람에게 이와 같은 도움을 줄 수 있기를 바랍니다.

fat
for
fuel

제1부

신진대사를
구하라

1장. 미토콘드리아, 활성산소, 지방에 관한 진실

이 책을 집어 든 여러분은 아마 아래의 두 경우 중 하나일 겁니다.

- **음식과 건강 사이의 연관성을 깨달았습니다.**
- **사랑하는 사람이나 자신의 건강에 최소 한 번 이상 위협을 느꼈습니다.**

다시 건강해지려면 어떤 음식을 먹어야 할지 혼란스러우리란 점도 확신할 수 있습니다. 이해합니다. 하지만 솔직히 말하면 여러분의 길 잃은 듯한 심정을 위로할 수 있을지는 모르겠습니다. 식품업계와 제약업계는 여론을 조작하고 정부에 로비해서 자신들의 이익을 위해 진실을 비트는 데 아주 능숙하니까요.

식품업계와 제약업계는 체계적이고 의도적으로 건강에 관한 오해를 퍼트립니다.

나는 이 분야 연구 논문을 읽고 주요 과학자들을 인터뷰하는 데 대부분의 시간을 바쳤습니다. 나 자신이 주치의로 훈련받았고, 2만 5000명이 넘는 환자를 치료했지만, 진짜 건강한 식생활이란 무엇인지 항상 지식을 점검하고 다시 생각해 보곤 합니다.

이 장에서는 주요 개념 몇 가지를 설명해서 이 책 후반부에 나오는 식이요법이 왜 여러분의 건강을 회복시키고 질병을 막을 수 있는지 알려 주려 합니다. 먼저 미토콘드리아에 대해 정확하게 설명한 뒤, 지방의 종류나 가공 과정에 따라 지방이 아군이 될 수도, 적군이 될 수도 있다는 점을 설명할 겁니다. 또 의사협회, 의사, 주요 언론, 정부가 알려 주는 영양 지침이 우리를 혼란에 빠뜨리는 방식도 짚어 보려 합니다. 이 장을 다 읽고 나면 독자 여러분은 미토콘드리아를 관리하는 일이 얼마나 중요한지, 또 전형적인 미국식 식단이 이 작고 경이로운 세포기관에 얼마나 해로운지 명확하게 이해하게 될 겁니다.

미토콘드리아를 소개합니다

고등학교 생물 수업에서, 혹은 인터넷에서 질병에 관해 읽으면서 미토콘드리아에 관해 들은 적은 있겠지만 미토콘드리아가 정확하게 무엇인지, 어떤 역할을 하는지는 대부분 잘 모를 겁니다. 미토콘드리아는 우리의 건강에 아주 중요한 역할을 하므로 질병을 예방하고 치유하고 싶다면 미토콘드리아에 관해 자세히 알아야 합니다.

미토콘드리아는 거의 모든 세포에 들어 있는 아주 작은 세포기관으로 극소기관이라고 생각하면 됩니다. 미토콘드리아의 중요한 역할 중의 하나는 우리가 섭취한 당과 지방에서 나온 영양소를 우리가 들이마신 산소와 결합해서 에너지를 생산하는 일입니다.

과학자들은 미토콘드리아의 총무게가 우리 몸무게의 대략 10%를 차지하며, 성인의 세포 속 미토콘드리아를 합치면 평균 1경 개 정도가 되리라고 추측합니다.[1] 이 숫자를 가늠하기 어렵다면, 핀의 머리 부분에만 미토콘드리아가 10억 개 이상 들어간다는 사실을 떠올려 보세요.

다른 세포보다 미토콘드리아가 더 많은 세포도 있습니다. 예를 들면 여성의 생식세포인 난모세포에는 미토콘드리아가 수십만 개나 있지만, 성숙한 적혈구나 피부세포에는 미토콘드리아가 아주 적거나 아예 없기도 합니다. 간세포를 포함한 세포 대부분에는 미토콘드리아가 80~2,000개 정도 있습니다. 심장이나 뇌, 간, 신장, 근육세포처럼 대사 작용이 더 활발하게 일어나는 세포일수록 미토콘드리아가 더 많습니다. 그렇다면 미토콘드리아가 건강하고 제 기능을 잘 할수록 건강에 더 긍정적인 영향을 미치리라고 생각할 수 있겠죠.

미토콘드리아는 에너지 분자인 아데노신 3인산(ATP)을 생성합니다. 미토콘드리아에서 실제로 생성되는 ATP는 얼마나 되는지 궁금한가요? 여러분의 미토콘드리아가 ATP를 매일 50kg이나 만들어 낸다는 사실을 알면 아마 놀랄 겁니다.[2]

미토콘드리아에 관한 닉 레인의 뛰어난 저서 『미토콘드리아: 박테리아에서 인간으로, 진화의 숨은 지배자』에 따르면, 이 거대한 무리의 세포기관은 매일 한순간도 쉬지 않고 일하고, 에너지 생성률은 태양보다 1만 배나 더 높습니다. 그것도 매초마다요!

그러니 최적의 미토콘드리아 기능은 원활한 신진대사의 비결이라는 점을 이해할 수 있을 겁니다. 미토콘드리아 기능 장애를 회복하는 일은 여러분을 더 건강하게 하고, 암과 같은 질병이 생겨나는 상황을 미리 예방하는 가장 단순하고도 유망한 전략입니다.

미토콘드리아의 에너지 생산에 활성산소가 미치는 영향

몸속의 모든 세포는 계속 에너지를 공급받아야 합니다. 생명을 유지하는 데 필수적인 생물 기능인 호흡과 음식 섭취 과정을 거쳐 미토콘드리아에서 에너지가 생성되죠. 산화적 인산화라고 부르는 이 과정은 ATP 형태의 에너지를 생산하는 중요한 과정입니다.(이와 달리 암세포는 에너지를 생산할 때 미토콘드리아 외부에서 일어나며, 효율이 더 낮은 포도당 대사인 해당 과정에 더 많이 의존합니다.)

ATP는 '에너지 화폐'로 뇌의 기능부터 심장 박동까지 몸속의 모든 생물 과정에 관여합니다. 예를 들어 심장세포 하나에는 미토콘드리아가 5,000개 이상 들어 있고, 심장은 우리 몸에서 에너지 농도가 가장 높은 조직입니다.

산화적 인산화가 일어나는 동안 미토콘드리아는 복잡한 화학 반응이 연속해서 일어나도록 조절합니다. 크렙스 회로와 전자 전달계라고 부르는 이 과정은 생화학을 배우는 대부분의 학생도 이해하기 어려울 정도로 복잡합니다. 이 두 과정은 서로 연계해서 우리가 섭취한 음식에서 얻은 전자와 회로 안에 들어 있는 양성자를 이용해서 에너지를 생산하며 이 과정을 지속합니다. 이 연쇄 반응의 끝에서 전자는 산소와 반응해서 물을 생성합니다.

일부 전자는 전자 전달계에서 빠져나가 활성산소(ROS, reactive oxygen species)를 만듭니다. 활성산소는 짝을 이루지 못한 홀전자를 하나 이상 가진 산소 원자가 포함된 불안정한 분자입니다. 반응성이 매우 높은 이 원자는 파괴력이 큰 활성산소를 만들죠. 여러분도 활성산소라는 단어를 많이 들어봤을 겁니다. 활성산소가 보편적으로 위험한 물질이고, 항산화 물질이 든 영양보충제로 중화할 수 있다고 믿는 사람도 있습니다.(잠시 뒤에 꼭 그렇지만은 않다는 점을 설명할 겁니다.)

활성산소는 다른 분자와 산화 반응을 일으켜서 자신이 가진 불안정한 전하를 중화하려 합니다. 산화 반응은 기본적으로 '생물이 녹스는 현상'이라고 할 수 있습니다. 산화 반응은 눈덩이 효과를 낳습니다. 즉 분자가 다른 분자에서 전자를 훔쳐 가면, 전자를 뺏긴 분자는 새로운 활성산소가 되면서 생물적 대학살이 길게 이어지는 것이죠. 빠르게 늘어난 활성산소는 세포 안에서 무리 지으면서 지질과 산화 반응을 통해 세포막과 미토콘드리아 막을 분해합니다. 이 상황에 이르면 막은 불안정해지면서 물질이 새어 나가기 쉬운 상태가 되고, 결국 세포와 미토콘드리아는 붕괴합니다.

활성산소는 DNA 복제 과정과 보수 과정을 방해하고, DNA 구조를 변형시켜서 DNA를 손상할 수도 있습니다. 현재 연구로는 인간 DNA가 하루 1만 번에서 10만 번 정도, 혹은 거의 매초에 한 번씩 활성산소 공격으로 고통받고 있다고 합니다.[3]

이 모든 요인은 조직 파괴로 이어질 수 있으며, 질병의 위험을 높입니다. 사실 활성산소는 아래와 같은 60여 종의 질병과 관련 있습니다.

- **알츠하이머병**
- **죽상 동맥 경화증과 심장 질환**
- **암**
- **백내장**
- **파킨슨병**

여러분이 상상한 대로 활성산소는 건강에 엄청난 영향을 미칩니다. 더 놀라운 사실은 대략 90% 이상의 활성산소가 몸속 미토콘드리아에서 생성된다는 점입니다.

그러나 활성산소가 질병뿐만 아니라 건강에도 중요하다는 점 역시 알아야 할 필요가 있습니다. 정상적인 생리 조건에서는 활성산소가 몸속에서 실제로 중요한 역할을 합니다.

- **활성산소는 멜라토닌과 산화질소 생성 과정처럼 중요한 세포 기능을 조절합니다. 또 공복감, 지방 저장, 노화 같은 기능을 조절하는 중요한 대**

사 신호 전달 경로를 최적화합니다.

- 활성산소는 담배 연기 속에 든 독소나 화학물질 같은 환경 스트레스인 자에 반응하는 자연적인 생물 신호입니다.
- 활성산소 작용을 촉진하는 항암 약제의 항암 작용과 관련 있습니다.
- 운동의 유익한 효과와 관련 있습니다. 운동을 하면 더 많은 활성산소를 생성하는 것은 미토콘드리아에서 에너지가 더 많이 생성되기 때문입니다.

따라서 활성산소는 반드시 피해야 하는 것이 아닙니다. 대개 활성산소는 해롭지 않습니다. 과잉의 활성산소가 생성되는 현상이 건강을 해치는 것이죠. 여러분이 미토콘드리아 대사요법을 통해 세포 속 활성산소의 생성과 감소를 최적화할 수 있다는 점이 중요합니다. '골디락스 원리'를 생각하면 이해하기 쉽습니다. 건강한 미토콘드리아는 너무 많지도 너무 적지도 않은, '딱 알맞은' 양의 활성산소를 생성합니다.

따라서 무분별하게 활성산소를 억제하면 실제로는 의도치 않은 결과에 휘말리게 됩니다. 이것이 항산화제 보충제를 먹어서 활성산소를 감소시키는 대중적인 접근법이 역효과를 일으키는 이유입니다. 항산화제 보충제는 종종 활성산소를 너무 많이 중화해서 활성산소의 중요한 기능까지 억제해 버립니다.

항산화제를 과잉으로 섭취해 나타나는 역효과로는 암세포의 미토콘드리아에서 바람직한 활성산소를 중화해 버리는 사례를 들 수 있습니다. 원래 활성산소가 축적되면 암세포는 세포 자살(자동으로 프로그램된 세포의 죽음)을 통해 스스로 파괴됩니다.

암을 진단받으면 주치의와 상의해 비타민 C, 비타민 E, 셀레늄, 특히 N-아세틸 시스테인을 포함한 항산화제 섭취를 중단해 암세포의 생존을 억제합니다. 하지만 통합 의학 암 전문의는 고농도의 비타민 C 주사요법이나 구강 섭취용 리포조말 비타민 C를 많이 사용합니다. 이는 비타민 C가 과산화수소로 바뀌면서 암세포를 죽이기 때문이지요. 만약 주치의가 아직 이런 분자 생물 기전을 모른다면, 의사가 이 중요한 생물 기전에 관한 정보를 알 수 있도록 여러분이 의사에게 이 장을 읽도록 권해 주세요.

영양보충제 없이 활성산소를 억제하는 식단의 비결

어떻게 해야 활성산소의 균형을 적절하게 유지할 수 있을까요? 답은 상당히 간단합니다. 이상적인 해결책은 과잉의 활성산소를 항산화제로 억누르는 대신 애초에 활성산소가 너무 많이 생기지 않도록 관리하는 겁니다.

여기서 여러분의 식품 선택이 중요해집니다. 이 책의 2부에서 설명할 미토콘드리아 대사요법처럼 고품질의 지방이 많고, 순탄수화물(총 탄수화물에서 식이섬유를 뺀 것)은 적으며, 단백질은 적당한 식단의 주요 장점은 케톤을 연소하는 미토콘드리아 능력을 최적화한다는 점입니다. 또 탄수화물이 지배적인 식단을 먹을 때보다 혈당도 낮아지고 2차 활성산소가 더 적게 생성됩니다.

다시 말하면 탄수화물은 지방보다 훨씬 지저분한 연료입니다. 저탄수화물고지방으로 식단을 바꿔서 포도당 대신 케톤과 지방을 연료로 태우는 스위치를 만들면, 주 연료가 당인 전형적인 미국식 식단을 먹을 때보다 미토콘드리아가 30~40% 정도 적게 산화 스트레스에 노출됩니다. 이 말은 '지방에 적응하면', 즉 여러분의 몸이 지방을 연료로 태우도록 바뀌면 미토콘드리아 DNA, 세포막, 단백질은 더 강해지고 건강해지며 회복력이 높아집니다.

몸이 케톤을 주 연료로 사용하는 능력을 회복하려면 건강한 지방을 더 많이 섭취하고 탄수화물 섭취량을 줄여서 혈당을 낮게 유지해야 합니다. 미토콘드리아 대사요법으로 이렇게 몸을 바꿀 수 있죠.

탄수화물을 지방으로 대체했을 때의 유일한 문제점은 항상 주의를 기울여야 한다는 것입니다. 여러분이 섭취하는 지방은 반드시 고품질이어야 하며 유기농 제품이면 더 좋습니다. 하지만 가장 중요한 점은 산업적으로 가공한 오메가-6 식물성 기름은 섭취하면 안 된다는 것인데, 이유는 잠시 뒤에 설명하겠습니다.

고지방 식단을 옹호하는 것은 지난 반세기 동안 선전하던 전통적인 영양 지침이나 공공 보건 정책과는 완전히 반대라는 점을 여러분도 알고 있을 겁니다. 다행스럽게도 느리긴 하지만 상황은 서서히 변하고 있습니다. 그러나 여러분에게 전통적인 식단 이론에 맞설 지식과 용기를 전하려면, 우리는 이 영양 지침이 어떻게 주류가 되었는지를 되짚어 봐야 합니다. 지금부터는 저지방 식단을 권장한 직접적인 결과로 지난 70년 동안 미국에서 일어난 건강 위기 상황을 간략하게 설명하려 합니다.

20세기 초부터 들여다볼까요.

1900년대 초 미국인의 식탁

1800년대 말 미국인은 대부분 농부이거나 농부가 생산한 식품을 직접 얻을 수 있는 시골에서 살았습니다. 상업적으로 가공한 식품은 구하기가 힘들었지요. 켈로그는 1898년에 콘플레이크를 만들었고,[4] 하인즈나 리비스, 캠벨 같은 회사는 이미 수십 년 전부터 통조림 식품을 팔았습니다. 악취를 없앤 면실유인 웨슨오일은 1899년 시장에 나왔죠.[5] 그러나 미국인의 식탁에 오르는 식품은 대부분 전곡물이고 가공하지 않았으며 지역에서 재배한 것이었습니다. 흥미롭게도 이때는 합성 비료나 살충제가 개발되기 전이라 모두 유기농 식품이기도 했습니다.

웨슨사 병에 담겨 미국인의 식탁에 오르기 전까지 면실유는 면공업에서 생기는 폐기물이었으며, 주로 비누를 만들거나 램프 연료로 사용되었습니다. 20세기의 첫 10년 동안 전기가 널리 공급되고 사용하기 편리해지자 제조업자는 넘쳐 나는 면실유를 끌어안고 수요를 고민하기 시작했습니다.

면실유는 원래 탁하고 고시폴이 들어 있어서 붉은빛을 띠는 기름인데, 고시폴은 자연에 존재하는 파이토케미컬로 동물에 독성을 나타내므로 제조업자는 면실유를 식품으로 적합하게 만들기 위해 탈취 공정을 개발했습니다.[6] 세기가 바뀔 무렵《파퓰러사이언스》에 실린 한 논문은 면실유를 쓰레기통에서 식탁으로 올려놓는 과정을 완벽하게 요약했습니다. "1860년에는 쓰레기였다가, 1870년에는 비료로, 1880년에는 가축 사료로, 다시 1890년에는 식탁에 오르는 식품으로 바뀌었다."[7]

자연 그대로의 면실유는 먹기에만 부적합한 것이 아니었습니다. 면실유는 다른 모든 식물성 기름과 마찬가지로 다중불포화지방산(PUFA)이기 때문에 심각한 문제가 있었습니다. 다중불포화지방산은 이름 그대로 '분자 구조 안에 원자 간 이중 결합(즉 원자가 '불포화'된 상태죠.)이 여러 개 있다.('폴리'가 뜻하는 것입니다.)'는 뜻입니다. 이중 결합은 활성산소가 공격하면 깨지기 쉬워서 분자가 쉽게 망가집니다. 다중불포화지방산을 너무 많이 먹으면 이 지방산은 여러분의 세포막으로 끼어 들어가서 세포가 깨지고 산화 작용에 약해집니다. 결국 만성 염증 반응이나 죽상 동맥 경화증 같은 온갖 종류의 건강 문제를 일으키게 되는 것이죠.

불안정하다는 것은 식물성 기름이 산패하기 쉽다는 뜻이기도 합니다. 식품 제조업자가 좋아할 만한 특성은 아니죠. 철도가 깔리고 냉장 기술이 발전하면서, 식품은 트럭에 실려 먼 거리를 이동해야 하고 몇 주 동안이나 선반에 쌓여 있어야 하니까요. 경화유가 처음에는 신의 선물로 알려졌던 이유도 이 때문입니다. 경화유는 약한 이중 결합을 없애고 식물성 기름의 유통기한을 늘렸습니다.

1907년 신시내티에 있는 비누 회사인 프록터 앤드 갬블(Proctor & Gamble) 사는 액체 상태의 지방을 고체로 만들어 유통기한을 늘리는 과정을 개발한 독일의 화학자 에드윈 카이저를 만났습니다. P&G는 카이저에게 미국 특허를 사들인 후 더 싸고 보기 좋은 비누를 만드는 방법을 연구하기 시작했습니다.[8]

그런데 문득 P&G는 이 물질의 빛나는 외관이 당시 요리용 지방으로 가장 인기 있던 라드와 비슷하다는 점을 깨달았습니다. 요리유로 팔지 않을 이유가 없죠. 1910년 P&G는 수소화한 면실유이며, 오늘날 트랜스지방으로 알려진 크리스코에 대한 특허를 신청합니다. 그리고 동물성 지방에서 산업적으로 가공한 식물성 지방으로의 본격적인 선회가 시작됩니다.

1911년, P&G는 산업계에 데뷔하면서[9] '순도'와 '100% 완벽한 식물성'이라는 점을 내세워 크리스코를 '이상적인 지방'이라고 소개했습니다.[10] 이 마케팅이 빛을 발하면서 판매량은 1912년 1,180t에서 4년 후 2만 7000t으로 껑충 뛰어올랐습니다.[11]

보통 미국인이 소비하는 산업적으로 가공한 지방, 즉 마가린과 식물성 기름은 1909년 한 해 4kg 이하에서 1950년에는 한 해 9kg으로 늘어났고, 이중 6.75kg은 경화유로, 나머지 2.25kg은 식물성 기름으로 섭취되었습니다.[12] 콩에서 옥수수까지 온갖 종류의 기름이 수소화 처리되어 다양하게 포장하고, 냉동하고, 튀긴 가공식품으로 팔려 나갔습니다.

인간은 역사상 가장 많은 오메가-6 식물성 기름을 섭취하게 된 것
이죠. 합성 비료, 식품첨가물, 라운드업으로 대표되는 살충제라는 세
가지 기술이 발달하자, 우리가 먹는 식품의 본질은 더 크게 변화했습
니다.

- 합성 비료는 농부가 작물을 더 많이 생산하도록 돕기 위해 개발되었습
  니다. 합성 비료를 사용하면 토양 미생물이 대량 학살되면서 토양 미생
  물이 흙에 무기물을 배출하는 과정도 사라집니다. 그러면 토지의 무기
  물 함량이 근본적으로 감소하면서 영양이 풍부한 작물을 생산하기가
  어렵습니다.
  더불어 농부는 오직 한두 종류의 작물만 재배하는 데 집중하게 됩니다.
  토지력이 소모되는 현상을 막기 위해 다양한 작물을 회전 경작하는 전
  통적인 방식 대신 옥수수나 콩 같은 작물만 재배하는 것이죠. 이는 식물
  성 기름 공급이 늘어나면서 수요를 창출한 결과이기도 합니다.

- 식품첨가물이 식량 목록에 덧붙여진 것은 20세기 전반입니다. 1958년
  에는 약 800여 종의 식품첨가물이 안전에 관한 우려나 사후 관리 없이
  사용되었습니다. 소비자는 식품이나 약물과 관련된 증상을 호소했고,
  이에 의회는 식품첨가물 수정 조항을 통과시켰습니다.[13] 의회는 식품 제
  조업자가 생산품을 시장에 팔기 전에 식품첨가물의 안전성을 입증하도
  록 명시했습니다.
  물론 이 법령에는 허술한 구멍이 뚫려 있습니다. 과학계가 '일반적으로
  안전하다고 인정한 물질(GRAS, 그라스)'인 식품첨가제나, 1958년 이전
  부터 널리 사용된 식품첨가물은 FDA가 안전성을 입증하기 전이거나

심지어 위해성을 밝혔더라도 사용할 수 있었습니다. 지금도 안전성이 입증된 1만여 종의 화학물질과 함께 FDA가 안전성을 시험하지 않은 최소 1,000여 종의 식품첨가물이 여전히 일상적으로 식품에 첨가됩니다.[14] FDA가 기업이 직접 안전성 시험을 하도록 허가하면서 그라스 목록에 올라가지 못한 식품첨가물도 과학적인 정밀 검사를 피해 갑니다. 식품산업계가 증거도 없이 안전하다고 선언했지만 안전하지 않은 식품첨가물의 가장 지독한 사례는 트랜스지방입니다. 지금은 트랜스지방이 염증 반응의 주요 원인이며, 심장 질환과[15] 인슐린 저항성,[16] 비만,[17] 알츠하이머병[18]의 위험도를 높인다는 점이 알려졌습니다.

이외에도 무엇이 더 있을지 궁금하지 않나요?

· **글리포세이트**는 유독한 제초제인 라운드업의 주요 활성물질로 미토콘드리아 건강에 거대한 위협이 됩니다. 식물성 기름과 식물성 기름으로 만든 가공식품은 유전자 변형 옥수수, 콩, 카놀라로 만들어지며, 이런 작물은 글리포세이트에 오염되었을 가능성이 큽니다. 1974년부터 2016년 사이에 거의 200만t의 글리포세이트가 미국 토양에 뿌려졌다는 끔찍한 소식도 있습니다.[19] 전 세계적으로는 같은 기간 동안 거의 1000만t의 글리포세이트가 사용되었습니다.

글리포세이트가 미토콘드리아를 손상하는 기전은 두 가지입니다. 첫 번째 기전에는 망간이 관여합니다. 미량의 망간은 우리 몸속에서 튼튼한 뼈를 구성하고, 면역 기능과 활성산소의 중화 작용에도 필요합니다. 라운드업이 뿌려진 식물에서 글리포세이트는 망간이나 다른 수많은 주요 무기물과 결합해서 그 식물을 섭취하는 동물이 무기물을 흡수하지 못하게 방해합니다. 글리포세이트는 우리 몸속에서도 무기물과 결합해서 무기물 농도를 감소시킵니다. 인간의 미토콘드리아는 산소 대사 과정에서 나오는 해로운 부산물인 슈퍼옥사이드를 물로 전환할 때 망간이 필요합니다. 이는 미토콘드리아를 산화 스트레스에서 보호하는 중요한 과정으로, 망간이 없으면 이 기전은 심각하게 손상됩니다. 글리포세이트는 미토콘드리아 막에 영향을 미쳐 ATP 생성 과정도 방해합니다. 라운드업에 들어 있는 비활성 용매와 만나면 글리포세이트의 독성은 2,000배나 높아집니다.[20] 그러면 미토콘드리아 막은 더더욱 투과성이 높아지고, 글리포세이트는 미토콘드리아의 핵심부로 곧바로 침투하게 됩니다.

포화지방이 적이 되다

흥미로운 사실은 제조업자들이 정제한 식물성 기름이 건강에 좋다고 주장했어도 20세기 전반기 미국인의 심장 질환 증가율은 엄청났다는 점입니다. 식물성 기름은 새롭게 식품 공급 목록에 올랐지만 누구도 이 새로운 유행병의 원인으로 식물성 기름을 의심하지 않았습니다. 그 대신 널리 섭취되고 있던 영양소가 적으로 몰렸는데, 이는 전적으로 한 사람의 편향적인 연구 덕분이었습니다.

수십 년간 이어진 지방에 대한 극심한 공포는 1951년 미국 생리학 교수인 앤셀 키스가 심장 질환의 근원을 찾기 위해 유럽으로 가면서 탄생했습니다. 키스는 이탈리아 나폴리에서는 심혈관계 질환 발병률이 낮다는 이야기를 듣고 나폴리 사람들의 식습관을 관찰했습니다.

유럽은 제2차 세계대전으로 수많은 사람이 죽고, 전투로 인해 사회

기반 시설이 파괴되었으며, 종전 후 수년 동안 기근이 이어졌습니다. 이런 상황은 그리스와 이탈리아에서 가장 심각했는데, 1951년 조사 결과에 따르면, 이 두 나라는 유럽에서 1인당 식품 공급량이 가장 적었다고 합니다. 키스가 방문했던 당시의 이탈리아는 이렇게 제한적이며 비정상적인 환경이었지만, 키스는 이를 오래 이어져 온 전통으로 생각하고 후일 '지중해식 식단'으로 정리했습니다.

키스는 나폴리 현지인들이 파스타와 피자를 주식으로 하고 올리브유를 뿌린 채소, 치즈, 과일, 넉넉한 포도주, 소량의 육류를 곁들인다는 점을 알아챘습니다. 또 "소수의 부자를 제외하고… 부자들은 한주에 한두 번이 아니라 매일 육류를 섭취한다."고 덧붙였습니다.

임상병리사인 키스의 아내는 나폴리 사람들의 혈청 내 콜레스테롤 농도를 비공식적으로 연구해서 "로터리클럽 회원을 제외하고는 콜레스테롤 농도가 매우 낮다는 점을 발견했다."고 발표했습니다. 로터리클럽 회원은 매일 육류를 섭취할 수 있는 여유가 있는 사람들이었죠. 엄격한 과학연구라고는 절대 말할 수 없는 결과를 바탕으로 키스는 육류 섭취를 제한하면 심장마비 발생률이 낮아진다고 추론했습니다. 식단에 풍부하게 들어 있는 포화지방의 공급원인 치즈는 어째서인지 키스의 감시망에서 벗어났지만, 키스는 이후로도 자신의 편견에서 벗어나는 증거는 무시하는 태도를 보여 주었습니다.[21]

이탈리아 연구 이후 키스는 계속해서 포화지방이 풍부한 식단이 심혈관계 질환의 발생률과 연관된다는 증거를 찾았고, 심장 질환 발생률이 높고 포화지방이 풍부한 식단을 먹는 6개국에서 자료를 축적했습니다.[22] 증거는 설득력 있고 논리적으로 보였습니다. 예를 들면, 포화지방 함량이 높은 식단을 먹는 미국인 남성은 포화지방을 거의 섭취하지 않는 일본인 남성보다 심혈관계 질환으로 사망할 확률이 높았습니다.

하지만 이는 왜곡된 증거였습니다. 키스는 일본인이 설탕과 가공식품도 거의 먹지 않는다는 또 다른 사실은 일부러 발표하지 않았습니다. 사실 일본인은 대체로 동시대인보다 음식을 더 적게 섭취했습니다. 키스는 프랑스처럼 자신의 틀에 맞지 않는 국가는 자료에서 빼버리기도 했습니다. 프랑스인은 포화지방을 많이 섭취하지만 심혈관계 질환 사망률은 낮았죠.(대신 이 발견은 후일 '프랑스 패러독스'라고 불리게 됩니다.) 그런데도 키스는 수많은 논문과 베스트셀러를 출판하면서 포화지방과 퇴행성 심장 질환 사이의 연결 고리를 강화했고, 키스의 주장은 세계적으로 주목을 받았습니다.

키스는 대중과 권력의 환심을 사는 일에도 능숙했습니다. 1955년, 아이젠하워 대통령이 심각한 심장마비를 일으켰을 때, 키스는 폴 더들리 화이트라는 대통령 주치의의 눈에 들었습니다. 다음 날 기자회견에서 화이트는 대중에게 포화지방과 콜레스테롤을 적게 먹어서 심장 질환을 예방하라고 권고했습니다. 이 권고안은 키스에게 직접 들은 것이었죠.[23]

키스는 자신의 연줄과 영향력을 이용해서 미국심장협회의 영양위원회에 합류했으며, 이 위원회는 1961년 심장 질병 위험도가 높은 환자에게 포화지방 섭취량을 줄이도록 권고하라는 보고서를 만듭니다.[24](미국심장협회의 명성은 1948년에 높아졌는데, 같은 해 P&G가 미국심장협회에 19억 원을 기부했다는 사실을 짚어야 하는 점이 안타까울 뿐입니다.[25] 미국심장협회는 이 일로 크리스코에 큰 빚을 지게 되었죠.)

1961년은 하얀 실험복을 입은 키스가 '20세기 가장 영향력 있는 영양 전문가'로 《타임》지의 표지를 장식한 해이기도 합니다.

1970년, 키스는 6개국을 대상으로 했던 최초의 연구를 더 정교하게 보완한 '7개국 연구'를 출판하는데,[26] 이는 '세계로 울려 퍼진 총성'이나 다름없었습니다. '7개국 연구'는 현재 수백만 건의 다른 연구에 인용된 상태입니다. 키스의 과학 논문은 인과관계를 증명한 것이 아니라 그저 포화지방과 심장 질환 사이의 연관성만 제시했을 뿐이지만, 키스는 대중의 여론을 등에 업었습니다. 그리고 우리는 지금도 그 대가를 치르고 있죠.

키스 덕분에 미국 의학계와 주류 언론계는 사람들에게 수세기 동안 섭취해 왔던 버터와 라드, 베이컨 대신 빵, 파스타, 마가린, 저지방 유제품, 식물성 기름을 섭취하라고 권고하기 시작했습니다. 결국 1970년대 말 미국 정부에 의해 규정식의 전환이 일어납니다.

영양 지침서가 공중 보건을 훼손하다

1977년 미국은 미국인의 지방 섭취를 제한하기 위해 최초의 국가 식생활 지침서를 발간합니다.[27] 당시의 식단과는 상당히 동떨어진 식생활 지침서는 미국인에게 곡물이 많고 지방은 적은 식단을 먹고, 동물성 지방 대부분을 산업적으로 가공한 식물성 기름으로 대체하도록 권합니다.

조이 하콤비 박사가 《오픈하트》에 발표한 연구에 따르면, 미국식 식단에서 지방을 줄이라는 권고안에는 그 어떤 과학적 근거도 없었다고 합니다.[28] 하콤비 박사 연구팀은 당시 미국과 영국 규제위원회의 권고안 자료를 과학연구의 금과옥조인 무작위 대조시험으로 검증해 보았습니다. 남성 2,467명을 대상으로 한 여섯 번의 식이요법 시험 자료를 살폈더니, 총사망률에는 차이가 없었고, 심장 질환 사망률에만 유의미하지 않은 차이점이 나타났습니다.

《오픈하트》에 발표한 논문은 "권고안은 2,467명의 '남성'을 대상으로 한 연구를 바탕으로 미국 전체 인구를 위해 만들어졌으나 연구 결과는 어떤 경우든 모두 동일한 총사망률을 나타냈다. 무작위 대조시험 결과는 식이지방 지침 내용을 뒷받침하지 않는다."라고 말했습니다.

이렇듯 권고안을 뒷받침할 증거가 없음에도 식생활 지침서는 미국인에게 총지방 섭취량을 총에너지 섭취량의 30%까지 줄이고 포화지방 섭취를 총에너지 섭취량의 10%로 제한하라는, 상당히 극단적인 내용을 담고 있습니다. 이후 지방과의 전쟁이 시작되었고, 이 상황은 현재까지 이어지고 있습니다. 비교적 최근인 2015년 12월에도 미국 농무부는 여전히 미국인에게 "하루 열량의 10% 이하를 포화지방으로 섭취해야 한다."라고 권고하는 식생활 지침서를 배포했습니다.[29]

최근 몇 년간 이 권고안은 질병의 발병을 막는 것이 아니라 질병의 발병을 부채질하고 있습니다. 이 저지방 식단 권고안으로 조기 사망한 사람이 얼마나 많을지는 아무도 모릅니다만, 내 짐작으로는 아마도 수억 명은 되지 않을까 싶습니다.

저지방 실험의 처참한 실패

1950년대 앤셀 키스가 저지방 식단으로의 변화를 촉발한 이후, 미국인은 의무적으로 동물성 지방 섭취를 줄였습니다. 미국 농무부가 1980년 발표한 식생활 지침서가 소개되면서 변화의 속도는 빨라졌고, 식품 산업계는 저지방 식품을 만들면서 건강한 포화지방인 버터나 라드를 해로운 트랜스지방과 산업적으로 가공한 식물성 기름, 정제한 설탕으로 대체했습니다.(식품 제조업자는 생산 제품이 버터와 라드 없이도 감미로운 맛이 나도록 해야 했으므로 많은 가공식품에서 볼 수 있듯이 설탕을 더 많이 넣는 방법을 선택했습니다.)

그러나 '건강한' 지침으로 추정되는 권고안을 아무리 잘 지켜도 미국 대중의 건강은 급격하게 나빠졌고, 이런 상황은 다음과 같은 분야에서 뚜렷한 성향을 보였습니다.

· 당뇨병

질병대책센터에 따르면, 1978년에 519만 명의 미국인이 당뇨병을 진단

받았습니다. 2013년에 이 숫자는 2230만 명으로 치솟아 불과 35년 사이에 네 배나 증가했습니다.[30]

· 비만

1976년부터 1980년 사이에 이루어진 국민건강영양조사에 따르면, 성인 16.4%가 비만(BMI 지수 30 이상)이거나 고도비만(BMI 지수 35 이상)입니다. 이 책을 집필하는 현재, 가장 최근 자료는 미국의학협회지에서 발표한 것으로, 비만이거나 고도비만인 성인의 비율이 45.6%인 것으로 나타났습니다.[31] 1970년대에는 여섯 명 중 한 명이 비만이었지만, 지금은 두 명 중 한 명이 비만인 셈입니다.

· 암

비만은 다양한 암의 주요 위험 요인입니다. 1975년 암 진단율은 10만 명당 400명에 달했습니다.[32] 2016년 암 진단율은 10만 명당 449명입니다. 통계적으로 유의미한 증가율이죠.[33]

· 심장 질환

심장 질환도 비만과 연관됩니다. 심장 질환 사망률은 1950년대에 절정에 달한 후 감소했지만, 이는 의학의 발달에 따른 결과일 뿐 건강이 개선되었기 때문은 아닙니다.

심장 질환의 유행은 여전히 세력을 떨치고 있습니다. 2010년 미국인의 약 36.9%는 어떤 형태든 심혈관계 질환을 하나씩은 갖고 있으며, 이 비율은 점점 더 높아질 예정입니다. 미국심장협회지의 하나인 《순환계》에 발표된 논문을 보면, 2030년에는 미국 인구의 40%가 심혈관계 질병을

안고 살 것으로 추정하고 있습니다.[34]

일단 우리 몸속에서 당과 지방이 대사되는 과정을 이해하면 이 결함투성이 식생활 지침이 어떻게 대중 건강의 급격한 퇴보에 공헌했는지 자본의 흐름에 따라 조망할 수 있습니다.

우리 몸은 당보다 지방을 더 효율적으로 대사하게 만들어졌다는 점을 명심하세요. 당과, 빠르게 당으로 전환하는 비섬유성 탄수화물을 많이 섭취하면 여러분은 지방을 주 연료로 태울 때보다 조직을 손상하는 활성산소를 더 많이 생성하게 됩니다. 활성산소는 건강에 유익한 역할을 하지만 당과 비섬유성 탄수화물을 과잉 섭취하면 몸속 활성산소의 균형이 깨지면서 건강을 해치는 방향으로 틀어지게 됩니다. 이 불균형은 조직, 단백질, 세포막, 유전자 손상을 연쇄적으로 일으켜 염증 반응과 질병으로 향하는 길을 걷게 되죠.

포화지방과의 전쟁으로 망가지는 것은 신체 건강만이 아닙니다. 수십 년 동안 미국인은 정부와 주치의, 주류 언론을 통해 체중을 줄이고 건강해지려면 적게 먹고, 특히 포화지방 섭취량을 줄이고 운동하라는 권고를 들었습니다. 하지만 저지방고탄수화물 식품을 먹으면 체중을 줄이기가 거의 불가능합니다.

간단히 말하면, 여러분이 탄수화물을 섭취하면 췌장이 인슐린을 분비합니다. 그리고 혈액에 인슐린이 많아질수록 몸은 지방을 저장하라는 신호를 더 많이 받습니다. 즉 1977년에 정부가 공식적으로 발표한 식생활 지침을 따르면 체중이 계속 증가하게 됩니다.

따라서 여러분이 열심히 미국 농무부의 식생활 지침을 따라 식단에 빵과 저지방 시리얼, 탈지유를 올렸다면, 그와 동시에 체육관에서 일주일에 몇 번씩 운동을 했다면, 여러분의 체중은 꼼짝도 하지 않는 정도가 아니라 오히려 늘어났을 겁니다. 이건 누구의 잘못일까요?

아마도 여러분의 노력이 충분하지 않았거나 운동을 제대로 하지 않았다는 추측이 나올 겁니다. 아주 곤혹스러운 일이죠.

내가 미토콘드리아 대사요법을 만들고 이 책을 쓰는 중요한 목적은 체중 감소와 건강을 회복할 힘은 여러분 자신에게 있다는 점을 알리려는 겁니다.

과학은 무어라 말할까?

1950년대 초 앤셀 키스의 주장이 나오기 전까지 언론과 정부, 공중보건국이 믿는 흔한 이야기는 존재하지 않았습니다.

이 권고안의 문제점은 가설에 근거한다는 것인데, 더 나쁜 점은 이 가설이 증명된 적이 없다는 겁니다. 사실 수십 년 동안 포화지방과 심장 질환 사이의 연관성을 찾는 조심스러운 연구가 수없이 이루어졌는데, 이 가설의 결점만 드러낼 뿐이었습니다.

포화지방 식단에 관한 여섯 번의 주요 임상시험은 포화지방이 심장 질환의 원인이라는 가정을 뒷받침하는 증거로 인용되었습니다. 하지만 사실 포화지방을 더 적게 먹으면 심장 질환이 예방되며 수명이 연장된다는 점을 증명한 임상시험은 없습니다. 이중 어느 시험도 포화지방 섭취량을 제한하면 총사망률이 감소한다는 점을 증명하지는 않습니다.

- 오슬로 연구(1968년)는 포화지방이 적고 다중불포화지방이 많은 식단을 섭취해도 돌연 심장사 사망률에 영향을 미치지 않는다고 발표했습니다.[35]
- L.A. 재항 군인 연구(1969년)는 동물성 식품 식단을 주로 먹는 집단과 식물성 식품 식단을 먹는 집단 사이에서 돌연 심장사나 심장마비 사망률에 유의미한 차이점이 없다고 발표했습니다. 그러나 암을 포함한 비심장사는 식물성 기름을 주로 섭취하는 집단에서 더 많이 볼 수 있다고 했습니다.[36]
- 국립보건원의 지원을 받은 미네소타 관상동맥 연구(1968년)는 저포화지방, 고다중불포화지방산 식단을 4년 이상 섭취해도 심혈관계 질병과 심혈관계 총사망률이 감소하지 않는다는 사실을 증명했습니다.[37]
- 핀란드 정신병원 연구(1968년)는 저포화지방 고다중불포화지방산 식단을 지키는 남성은 심장 질환이 감소했지만, 여성은 유의미한 감소가 없다는 사실을 발견했습니다.[38]
- 런던 콩기름 실험(1968년)은 저포화지방 고콩기름 식단을 섭취하는 남성과 일반 식단을 섭취하는 남성 사이에서 심장마비 발생률에 차이가 없다고 보고했습니다.[39]
- 미국 미스터피트 연구(다중위험인자 중재시험, MR-FIT, 1982년)는 남성 1만 2000명의 사망률과 식습관을 비교해서 저포화지방 저콜레스테롤 식단을 섭취하는 사람은 관상동맥 심장 질환이 눈에 띄게 감소한다는 사실

을 발견하고 널리 알렸습니다. 그러나 다른 원인으로 인한 총사망률은 오히려 높았습니다. 물론 이 통계는 인정받지 못했죠.[40]

최근에는 수십만 명의 자료를 총체적으로 수집한 메타 분석 세 건을 통해 저지방 식단과 고지방 식단을 섭취하는 집단 사이에는 심장 질환과 뇌졸중 위험도에 차이가 없다는 사실이 밝혀졌습니다.[41, 42, 43] (메타 분석은 독립적인 연구에서 추출한 자료를 통합해서 분석하는 통계 기술입니다.)

몇몇 연구는 동물성 포화지방을 산업적으로 가공한 오메가-6 식물성 지방으로 대체하면 심장 질환 환자의 사망 위험률을 증가시킨다는 점을 발견했습니다. 2013년 영국의학저널에 발표된 논문은 심장 질환 병력이 있는 남성 458명을 두 집단으로 나누었습니다.[44] 한 집단은 포화지방 섭취량을 에너지 섭취량의 10% 이하로 낮추고, 홍화씨 기름에서 나온 오메가-6 지방을 에너지 섭취량의 15%까지 증가시켜 섭취했습니다. 대조군 집단은 먹고 싶은 식단을 섭취했습니다. 39개월 뒤의 결과는 다음과 같습니다.

· 오메가-6 리놀레산을 섭취한 집단은 시험 기간에 심장 질환으로 인한 사망 위험이 17% 높았습니다. 반면 대조군 집단은 사망 위험이 11% 높았습니다.
· 오메가-6 지방 섭취 집단은 총사망률 위험도가 더 높았습니다.

2013년, 영국의학저널에 발표된 또 다른 연구에서도[45] 동물성 포화지방을 산업적으로 가공한 오메가-6 식물성 지방으로 대체하면 심장질환 환자의 사망 위험률이 증가한다고 결론 내렸습니다.

포화지방에 관한 진실

포화지방의 위험성에 관한 혼란은 포화지방이 소위 '나쁜' 콜레스테롤인 LDL 콜레스테롤에 미치는 영향과 일정 부분 관련 있습니다. 하지만 LDL, HDL이라는 두 단어는 그저 콜레스테롤을 운반하는 단백질인 지방단백질의 이름일 뿐입니다. LDL은 저밀도 지방단백질을, HDL은 고밀도 지방단백질을 가리킵니다.

HDL 콜레스테롤은 사실 심장 질환 위험도를 낮추는 일과 관련 있으며, 따라서 위험도를 측정할 때 총콜레스테롤을 측정하는 것은 의미가 없습니다. HDL이 많아서 총콜레스테롤양이 '높아졌다면' 심장 질환 위험도가 증가하는 지표로 볼 수 없습니다. 오히려 HDL은 보호 작용을 할 가능성이 큽니다.

포화지방은 HDL 콜레스테롤을 증가시키는 동시에 LDL 콜레스테롤도 증가시키는 것으로 나타났습니다. LDL 콜레스테롤에도 다양한 종류가 있으므로 LDL 콜레스테롤 증가도 나쁘지만은 않습니다.

작고 밀도 높은 LDL 콜레스테롤

· 크고 밀도 낮은 LDL 콜레스테롤

연구 결과를 보면, 크고 밀도 낮은 LDL 콜레스테롤은 심장 질환과 관련이 없습니다. 그러나 작고 밀도 높은 LDL 콜레스테롤은 쉽게 산화되면서 심장 질환을 촉발할 수 있습니다. 이런 차이점은 작고 밀도 높은 LDL 콜레스테롤이 동맥혈관 벽을 더 쉽게 뚫고 들어가 동맥벽에 죽상 경화반을 형성하기 때문입니다. 합성 트랜스지방도 작고 밀도 높은 LDL 콜레스테롤을 증가시킵니다. 반면 포화지방은 크고 밀도가 낮으며 해롭지 않은 LDL 콜레스테롤을 증가시킵니다.

작고 밀도 높은 LDL 콜레스테롤 농도가 높은 사람은 크고 밀도 낮은 LDL 콜레스테롤 농도가 높은 사람보다 심장 질환 위험도가 3배나 높습니다.[46] 덧붙여서 여러분을 흥분시킬 또 다른 사실도 있습니다. 포화지방을 먹으면 몸속에 있는 작고 밀도 높은 LDL 콜레스테롤을 건강에 좋은 크고 밀도 낮은 LDL 콜레스테롤로 바꿀 수 있을지도 모릅니다![47, 48] 또 빵이나 베이글, 탄산음료와 같은 정제한 설탕과 탄수화물을 먹으면 작고 밀도 높은 LDL 콜레스테롤이 증가한다는 사실을 증명한 연구도 있습니다.[49] 즉 정제한 설탕과 탄수화물은 포화지방보다 몸에 더 해롭습니다.

이 모든 사실로 미루어 볼 때, 실제로 포화지방은 건강을 증진하고 질병을 예방하는 데 필요하다는 사실을 깨닫게 됩니다. 포화지방은 다음과 같은 중요한 건강상의 이점을 제공합니다.

- 세포막과 호르몬, 호르몬 유사 물질을 구성하는 기본 구성요소를 제공합니다.

- 칼슘과 같은 무기물을 흡수합니다.

- 지용성 비타민 A, D, E, K의 운반자 역할을 합니다.

- 카로틴을 비타민 A로 전환합니다.

- 콜레스테롤 농도를 낮추는 데 도움이 됩니다.(팔미트산과 스테아르산)

- 항바이러스 기능(카프릴산)을 합니다.

- 지방이 케톤으로 전환되면 뇌에서 쓸 수 있는 최적의 연료가 됩니다.

- 포만감과 만족감을 느끼게 합니다. 즉 맛은 좋지만 영양소는 적은 가공식품을 간식으로 먹고 싶은 기분이 줄어듭니다.

- 유전자 조절을 통제하고 암을 예방하는 데 도움이 됩니다.(뷰티르산)

- LDL 콜레스테롤 농도를 높이지만 심장 질병 위험도를 높이는 것과 관련 없는, 크고 밀도 낮은 콜레스테롤을 증가시킵니다.

- HDL 콜레스테롤 농도를 높여서 LDL 콜레스테롤 농도가 높아지는 현상을 보완합니다.

- 미토콘드리아에서 연료로 이용되며 탄수화물보다 더 적은 활성산소를 생성합니다.

연구 결과는 포화지방이 인간의 건강에 유익하다는 점을 크고 분명한 목소리로 말합니다. 대부분은 식단에서 건강한 지방 섭취량을 근본적으로 늘려야 합니다. 여기에는 포화지방뿐만 아니라 단일불포화지방(아보카도나 특정 견과류에 들어 있습니다.)과 오메가-3 지방도 포함됩니다. 반면 정제한 식물성 기름과 자연스럽게 존재하는 오메가-6 지방(견과류나 씨앗류에 들어 있습니다.)은 엄격하게 제한해야 합니다.

기억해야 할 것이 너무나 많다고 느껴진다면 하나만 기억하세요. 건강해지려면 진짜 음식을 먹어야 합니다. 즉 포화지방은 풍부하게 먹고, 정제한 지방, 특히 정제한 식물성 기름은 되도록 먹지 마세요. 이 책의 2부에서 식단의 세부사항을 설명하겠습니다.

2장. 미토콘드리아 대사요법이
우리에게 필요한 이유

내가 개발한 식단이 모두에게 적합하지는 않습니다. 영양 상태를 개선하고 건강해지는 영리하지만 빠른 방법을 찾는다면, 예를 들어 식단의 탄수화물, 단백질, 지방의 비율을 살짝 비트는 방법 같은 것을 찾고 있거나 영양 가치가 낮은 식품을 영양이 풍부한 유기농 식품으로 대체할 방법을 찾는다면, '머콜라닷컴' 홈페이지 오른쪽에 있는 영양 계획표를 보거나 내 전작인 『쉽게 치유하기(Effortless Healing)』를 읽는 편이 낫습니다.

이 책은 심각한 건강 문제가 생겼거나, 최상의 건강 상태를 원하는 독자들을 위해 썼습니다.

왜 미토콘드리아 대사요법이어야 할까?

이미 강조했듯이, 최적의 상태로 움직이는 미토콘드리아는 건강에 필수요소입니다. 여러분의 세포에는 거의 80~2,000개의 미토콘드리아가 있으며, 이들이 여러분이 살아가는 데 필요한 에너지의 90%를 생산합니다. 미토콘드리아는 가공식품 비율이 높은 전형적인 저지방 고탄수화물 식단을 섭취하면 쉽게 손상됩니다. 미토콘드리아 기능이 손상되면 정상적인 대사 신호 전달체계가 붕괴하고, 뒤이어 세포핵 DNA와 미토콘드리아 DNA가 손상되거나 환경방사선 같은 다른 원인으로 생긴 손상을 복구하는 능력에 결함이 생깁니다.

여러분의 몸이 암을 비롯한 다른 모든 주요 질병을 예방하고 맞서 싸울 수 있도록 미토콘드리아 관리를 잘해야 합니다. 미토콘드리아를 최적화하고, 복구하고, 재생하는 주요 방법은 미토콘드리아에 가장 적절한 연료를 공급하는 것이죠. 이것이 미토콘드리아 대사요법의 결정적인 비결입니다.

미토콘드리아 대사요법은 만성 질환의 증상을 조절하기보다는 만성 질환과 노화의 근본 원인인 미토콘드리아의 완전무결이나 미토콘드리아 부족을 치유하는 데 중점을 둡니다.

미토콘드리아 대사요법 vs
앳킨스 다이어트 vs 팔레오 다이어트

미토콘드리아 대사요법이 미토콘드리아의 기능을 최적화하는 가장 좋은 식단이라고 생각하지만, 다른 수많은 유명 다이어트에도 미토콘드리아 대사요법과 유사한 점이 있습니다. 물론 중요한 차이점도 많습니다. 아래에 유사 다이어트를 소개합니다.

앳킨스 다이어트

진정한 영양학 개척자인 로버트 앳킨스 박사는 1970년대에 고탄수화물 식단이 건강에 좋지 않다고 주장하기 시작했습니다. 앳킨스 박사의 첫 번째 책인 『앳킨스 박사의 다이어트 혁명(Dr. Atkins' Diet Revolution)』은 1500만 부가 넘게 팔렸고, 3000만 명 이상의 미국인이 박사의 저탄수화물 다이어트를 따랐습니다. 여기서 나는 저탄수화물이라는 용어를 특히 강조하는데, 그 이유는 앳킨스 박사의 식단은 지방을 연소하기보다는 탄수화물을 줄이는 데 집중하기 때문입니다.

앳킨스 박사는 '케톤증'이라는 용어를 대중에게 소개했지만, 이 단어가 '케토산증'과 비슷하므로 앳킨스 박사는 지방을 최적의 연료라고 강조하는 태도를 재빨리 철회했습니다. 케토산증은 목숨을 위협할 수도 있는 질병으로 1형 당뇨병 환자에게 나타나기도 합니다. 대신 그는 빵과 파스타를 우리 식단의 주요 악당으로 정조준했습니다.

앳킨스 박사는 이상적인 식단을 강조했습니다. 확실히 새로운 분야를 개척했죠. 특히나 대중의 마음속을요. 대중을 깨우친 앳킨스 박사의 역할을 부인할 수는 없습니다. 하지만 앳킨스 박사의 식단에는 중요한 결점 몇 가지가 있습니다.

· **몸무게 감량에 초점을 맞췄습니다.**

앳킨스 다이어트는 빠르고 쉽게 몸무게를 줄이는 것을 목표로 했기 때문에 크게 유행했습니다. 물론 과잉 몸무게를 덜어 내는 일은 여러 측면에서 건강에 유익하지만, 몸무게, 특히 지방이 감소하는 현상은 미토콘드리아 대사요법에서는 부차적 효과일 뿐입니다. 지방 감소가 대부분 사람에게 환영받는 일이라는 점은 인정하지만, 미토콘드리아 대사요법의 진정한 목표는 세포 수준에서 대사 과정을 치유하고, 만성 질환의 촉발을 억제하며, 노화를 늦추는 것입니다. 여러분의 몸을 스키니진에 맞추는 단순한 목표보다 훨씬 더 야심 찬 목표죠.

· **단백질이 너무 많습니다.**

지방과의 전쟁이 한창이던 시기였으므로 앳킨스 다이어트는 위험한 다이어트이고, 케톤증은 비정상적이며, 바람직하지 않은 대사 상태로 매도되었습니다. 앳킨스 박사는 잎이 넓은 푸른 채소를 섭취하라고 권고했지만 앳킨스 다이어트 지지자들은 탄수화물에서 얻던 열량을 대체하기 위해 단백질에 너무 많이 의존했고, 스테이크, 달걀, 치즈, 베이컨을 폭식하는 전형성을 보여 주었습니다. 4장에서 설명하겠지만, 고단백질 식단은 고탄수화물 식단보다 더 위험합니다. 게다가 미국인의 평균 식단에는 이미 단백질이 너무 많은 상태입니다.

· **식품의 질에 신경 쓰지 않습니다.**

가장 중요한 점일 수도 있는데, 앳킨스 박사는 품질 낮은 식품을 피하라고 말하지 않았습니다. 육우비육장에서 나온 소고기든, 저온 살균한 유제품이든 정제한 식물성 기름이든 상관하지 않았죠. 주 영양소에 집중한 것은 옳은 선택이었지만(탄수화물, 지방, 단백질 같은 넓은 범주의 식품을 다루기에는 좋은 방법입니다.) 주 영양소 범주에 들어 있는 각각의 식품은 선천적으로 위험하기도 합니다. 그 결과 앳킨스 다이어트는 염증 반응을 촉진하고 결국 미토콘드리아 건강에 해롭게 작용합니다. 또한 많은 앳킨스 제품은 가공 단계를 수없이 거치고 인공감미료를 넣은 바와 셰이크이기 때문에 절대 진짜 식품이라고는 할 수 없습니다.

· **지방 연소를 일으킬 수도, 일으키지 않을 수도 있습니다.**

저탄수화물 식단이기는 하지만 단백질이 과량으로 들어 있어서 지방을 연소하는 방향으로의 대사 과정 전환이 쉽지 않습니다. 이 과정은 몇 달까지는 아니지만 여러 주가 걸릴 수도 있습니다. 여러분이 지방을 연소하는 대사 과정으로 전환했는지 확인하려면 얼마간은 혈당 수치와 케톤 수치를 세심하게 관찰해야 합니다.

팔레오 다이어트

주로 채소, 과일, 견과류, 식물 뿌리, 육류를 섭취한 구석기 시대 조상들의 식습관에 근거한 다이어트입니다. 곡물과 콩류를 배제하지만, 채소, 과일, 꿀이나 코코넛 설탕 같은 당에 의해 순탄수화물의 양이 많아지는 현상에는 제한을 두지 않는 것이 특징이죠.

팔레오 다이어트는 여러 이유로 크게 유행했습니다. 식단을 기본에 충실하게, 신선한 유기농의, 가공하지 않은 '진짜' 식품으로 제한했기 때문입니다. 표준 팔레오 식단은 식습관을 건강하게 하고, 미국인의 표준 식단보다 훨씬 건강한 식단이 맞지만, 이상적인 식단이라고 하기에는 약점, 혹은 결점이 있습니다.

·단백질을 너무 강조합니다.

팔레오 다이어트는 단백질 38%에 지방 39%로 구성되어,[1] 실제로 건강을 최적화하기에는 단백질이 너무 많고 지방은 적습니다. 책의 뒷부분을 읽으면 이해하겠지만, 영양적인 케톤증을 유지하려면 단백질은 10% 정도가 적당합니다. 가임기 성인이나 운동선수라면 단백질을 더 많이 섭취할 수도 있겠지만, 생물 기능을 최적화하려면 오랜 기간 단백질 섭취 비율을 높이지 않는 편이 좋습니다.

·해산물을 다룰 때 주의하지 않습니다.

팔레오 다이어트는 기본적으로 생선과 해산물을 많이 섭취하는데, 생선에 들어 있는 오메가-3 지방인 도코사헥사엔산(DHA)을 섭취하기 위한 타당한 방편으로 보입니다. 분명히 오메가-3 지방은 우리의 건강에 중요한 필수 영양소입니다. 하지만 여기에는 중요한 경고문이 붙어야 합니다. 산업 발달로 인한 공해가 수은, 폴리염화바이페닐(PCB), 다이옥신 같은 다양한 독소를 만들어서 오염되지 않은 해산물을 찾기가 어렵습니다. 그래서 나는 유독한 오염물질에 최소한으로만 노출된, 건강한 지방이 많은 해산물만 권장합니다. 해산물을 선별하는 특별한 방법과 믿을 수 없는 해산물을 피하는 방법은 5장에서 알려 드릴 겁니다.

·녹말과 당(순탄수화물)을 너무 많이 섭취합니다.

팔레오 다이어트에서 인기 있는 유기농 식품인 고구마와 과일도, 대사 과정이 당에서 지방을 연소하는 방향으로 전이하려는 때에 혈당 농도를 올리고 인슐린 반응을 촉발합니다. 이런 현상은 일단 지방에 적응한 뒤라면, 즉 탄수화물보다는 지방을 주 연료로 연소하게 되면 크게 문제가 되지 않습니다. 미토콘드리아 대사요법의 주요 목표는 혈당 농도를 낮춰서 인슐린 농도를 낮추고, 그에 따라 인슐린 저항성을 해결하는 것입니다.

미토콘드리아 대사요법은 유기농 식품을 섭취하고, 곡물을 금지하며, 고품질의 지방 섭취를 강조합니다. 나아가 비섬유 탄수화물 섭취량을 하루 50g 이하로 유지하고, 대추야자 같은 자연에 존재하는 당도 섭취하지 않는다(나중에 예외로 둘 감미료도 설명할 겁니다.)는 면에서 팔레오 다이어트를 개선한 방법으로 볼 수 있습니다.

문제점은 명확합니다. 미토콘드리아는 총체적인 건강에 중요한 세포소기관으로, ATP를 생성하고, 건강하지 않은 세포나 미토콘드리아가 만성 질환을 일으키는 과정에 돌입하기 전에 이를 제거하는 세포 자살이나 오토파지, 미토파지(손상된 미토콘드리아를 자가 소화하는 작용—역주)를 조절합니다. 한편으로 미토콘드리아는 활성산소가 생성되고 활성산소의 손상이 일어나는 주요 장소입니다. 이는 미토콘드리아가 이중막을 가졌기 때문인데, 내막과 외막은 모두 손상에 매우 취약합니다.

그러면 이제 음식의 대사 과정에서 활성산소가 과잉으로 생산되는 현상을 피하는 방법이 문제로 남습니다.

좋은 소식은 케톤을 에너지로 사용하면 당을 사용할 때보다 활성산소 생성량이 많이 감소한다는 점입니다. 케톤은 당에 비해 완전연소하므로 산화 스트레스가 더 적게 발생합니다. 이는 미토콘드리아 대사요법처럼 지방을 연소하는 식습관 계획이 강력한 힘을 발휘하는 이유이기도 하죠.

포도당 케톤 지수(GKI)를 확립한 사이프리드 박사의 연구 결과가 증명했듯이,[2] 혈당 수치를 낮게 유지할 때 산화 스트레스 노출이 가장 크게 줄어든다는 사실을 명심해야 합니다.

미토콘드리아 대사요법의 또 다른 장점

몸에 더 청정한 연료를 제공하고 자연스럽게 활성산소 생성을 억제하는 일 외에도 미토콘드리아 대사요법은 수많은 생리적인 혜택을 제공합니다. 객관적인 시선으로 보면 독자 여러분도 미토콘드리아 대사요법을 따르는 일이 건강을 위한 최고의 선택이라는 점을 알 수 있으리라 생각합니다. 미토콘드리아 대사요법의 장점은 다음과 같습니다.

명료한 사고

여러분의 뇌는 건강한 지방 없이는 적절하게 움직일 수 없습니다. 뇌의 60%는 지방이므로 세포막을 구축하는 건강한 지방을 섭취하는 일은 최적의 뇌 기능을 위해 매우 중요합니다. 반대로 당과 곡물을 탐식하면

세포 활동을 조절하는 인슐린의 기능을 억제해서 점차 신경이 손상됩니다.[3]

당과 알츠하이머병 사이의 연관성은 2005년 처음 발견되었는데, 이 질병은 실랑이 끝에 '3형 당뇨병'으로 명명되었습니다. 이전 연구를 보면 당뇨병 환자는 알츠하이머병에 걸릴 위험이 두 배나 높습니다. 그렇다면 지방을 연소하는 상태로 전환하게 도와주는 동시에 지방이 주 연료로 자리 잡을 때까지 거의 모든 순탄수화물 식품을 식단에서 제거해 주는 미토콘드리아 대사요법이 '사고의 명료성'을 확보해 주리라는 점은 의심할 여지가 없습니다. 이런 접근법은 현재의 뇌 기능을 개선하고 미래의 치매 위험을 줄여 줍니다.

미토콘드리아 대사요법이 선사한 명료한 사고력 없이는 나 역시 이 책을 이토록 빨리 집필할 수 없었을 겁니다. 미토콘드리아 대사요법 후 창의성과 인지 사고력이 높아져서 구글킵(컴퓨터나 전자장치에 메모를 기록할 수 있는 애플리케이션)으로 재빨리 떠오르는 생각과 아이디어를 저장하는 일이 많아졌습니다.

음식에 대한 갈망에서의 자유

화학첨가물과 설탕, 정제한 기름과 탄수화물이 든 가공식품은 중독성이 무시무시하게 강합니다. 이 점은 오랫동안 수많은 논문에서 증명되었는데 이는 우연이 아닙니다.[4,5] 식품 산업계는 과학자를 대거 고용해서 가짜 가공식품의 '식감'을 개선하려 노력합니다. 이런 노력은 식품에 대한 갈망을 최대로 높여서 사람들이 영양분이 필요하지 않을 때도 음식을 계속 먹도록 유도합니다.

당을 주 연료로 연소할 때는 당이 떨어진 몇 시간 후에 혈당을 낮춰서 음식 보충을 갈망하는 방향으로 대사 과정이 활성화됩니다. 여러분을 공복, 음식에 대한 갈망, 탈력(脫力)감이라는 바퀴를 끊임없이 돌리는 햄스터로 만들죠.

이와 대조적으로 지방은 배를 가득 채우고 음식에 대한 욕망을 채워 주면서 자연스럽게 포만감을 충족시킵니다. 지방을 주 연료로 연소하는 스위치를 만들면 여러분은 몸에 저장된 체지방에서 수만 칼로리의 열량을 얻을 수 있습니다.[6] 몸속 체지방의 열량은 여러분이 포도당을 주 연료로 연소하는 동안에는 쓸 수 없는 열량입니다. 그 결과 여러분은 긴 시간 동안 음식에 관해 생각조차 하지 않으면서 지낼 수 있게 될 겁니다. 일단 지방을 주 연료로 사용하는 데 익숙해지면 특정 음식에 대한 갈망도 사라지게 됩니다.

한 가지 주의점이 있습니다. 만약 여러분이 음식에 대한 갈망을 느낀다면 아마 충분한 양의 지방을 섭취하지 않았기 때문일 겁니다. 그래서 나는 코코넛 기름이나 다른 건강한 지방이 주재료인 맛있는 '지방 폭탄 음식(fat bomb, 팻밤)'들을 사랑합니다. 2티스푼 정도의 지방을 먹을 수 있는 손쉬운 방법이죠.(다양한 팻밤을 소개하는 온라인 사이트는 219쪽을 참고하세요.)

항암 전략

최근 과학자들은 암을 일으키는 원인이 유전자 돌연변이가 아니라는 점을 깨달았습니다. 이제는 미토콘드리아 손상이 먼저 일어난다는 사실을 알고 있죠.

앞서 말했듯이 미토콘드리아 기능 장애는 활성산소를 만들고, 이로 인한 비정상적인 호흡의 결과로 DNA 돌연변이가 일어납니다. 활성산소는 이후 미토콘드리아에 더 심한 손상을 일으키고 호흡 과정도 망가뜨리면서 악순환을 만들어 냅니다.

이 지식이 하나의 그림으로 맞춰지기까지 수십 년이 걸렸습니다. 1924년 오토 와버그 박사는 지금은 와버그 효과로 알려진 현상, 즉 암세포와 건강한 세포는 근본적으로 에너지 대사 과정이 다르다는 점을 발견해서 1931년 노벨 생리의학상을 받았습니다. 와버그 효과는 암세포에 있는 미토콘드리아 대부분이 기능 장애를 일으키며, 연소 과정에서 산소를 효율적으로 사용할 수 없다는 점을 보여 줍니다. 대사 과정에서 지방을 대사할 만한 유연성을 잃어버린 상태인 거죠. 이런 이유로 암세포는 미토콘드리아에서 포도당을 산화하는 대신 세포질에서 일어나는 상당량의 포도당 발효에 의존하게 되는데, 이 젖산 발효 과정은 에너지를 생성하기에는 효율이 낮습니다.

존스홉킨스대학의 피터 피더슨 박사 덕분에 우리는 암세포에 제대로 기능하는 미토콘드리아 수가 매우 적다는 보편적인 특징도 알게 되었습니다.

토머스 사이프리드 박사는 대사 과정과 질병의 연관성을 연구하는 과학자로 국제적인 명성을 얻었으며, 2012년에는 『암은 대사질환이다』를 출판하면서 '암은 유전 질병'이라는 이론의 관 뚜껑에 못을 또 하나 박았습니다. 사이프리드 박사는 유전자 돌연변이가 없는 암세포도 에너지를 생성하기 위해 호흡보다 발효에 의존한다고 설명합니다. 또 유명한 발암물질 중에는 비소나 석면처럼 직접 유전자 돌연변이를 유도하지 않는 물질도 있습니다. 이런 발암물질은 미토콘드리아의 호흡 기능을 손상하며, 이는 와버그 효과와 암으로 이어집니다.

사이프리드 박사는 암세포의 핵을 건강한 미토콘드리아를 가진 정상 세포에 이식하면 암의 증식이 멈춘다고 설명합니다. 게다가 유방암세포의 미토콘드리아를 건강한 세포의 미토콘드리아로 대체하면 암세포의 핵이 계속 존재해도 비정상적인 증식과 전이는 사라진다고 말합니다.

이외에도 많은 사실이 암은 유전 질병이 아니라고 말해 줍니다.

이 모두가 여러분이 가공식품, 설탕, 곡물을 비롯한 다량의 순탄수화물을 먹지 않으면 암세포가 선호하는 대사 연료를 제거해서 암세포를 압박할 수 있다는 사실을 가리킵니다.[7]

이런 이유로 나는 미토콘드리아 대사요법이 암을 예방하는 가장 유용하고 강력한 전략이라고 믿습니다. 미토콘드리아 대사요법은 미토콘드리아 기능을 최적화해서 미토콘드리아가 손상을 줄이고, 암으로 발전할 유전자 돌연변이가 일어날 가능성을 낮추기 때문입니다.

만약 여러분이 이미 암에 걸렸다면 미토콘드리아 대사요법은 큰 도움이 될 겁니다. 케톤체를 연료로 연소하는 스위치를 만들면 암세포의 주 연료를 제거할 수 있고, 그러면 암세포에 부정적인 스트레스를 줄일 수 있습니다. 동시에 건강한 세포의 산화 스트레스를 낮추고 산화 방지제를 아낄 수 있으며, 미토콘드리아 기능을 최적화하는 청정하고 이상적인 연료를 얻게 됩니다. 전체적으로 보면 건강한 세포는 번성하고 암세포는 생존을 위해 힘들게 싸워야 하는 상황이 되겠죠.

장내 미생물군의 변화

최근 연구를 보면, 우리 몸속에는 30조 마리의 세균과[8] 1000조 마리의 바이러스(박테리오파지)가 살고 있다고 합니다. 본질적으로 우리는 걸어 다니는 미생물 서식지인 셈이죠.

미생물은 다음과 같은 다양한 기능을 합니다.

- 음식의 소화를 돕습니다.
- 소화관을 통제하는 장 신경계를 조절합니다.
- 면역 반응을 조정합니다.
- 여러 측면에서 염증 반응을 조절하도록 돕습니다.
- 장과 뇌는 복잡하게 얽혀 있어서 뇌와 정신 건강에 중요한 역할을 합니다.

최신 과학은 장내 미생물군이 우리가 먹는 식단이나 생활습관, 화학물 질에의 노출 같은 요인에 의해 나쁜 쪽이든 좋은 쪽이든 빠르게 변화한 다는 사실을 알려 줍니다. 여기에는 처방전 없이 살 수 있는 약이나 처방 받은 항생제, 가축에게 먹인 사료도 포함됩니다.

미토콘드리아 대사요법은 장내 미생물군의 질을 향상하고 개선합니다. 다양한 당과 가공식품, 인공감미료 등 장내 미생물군의 장애물질도 제 거합니다.

몸무게 감소

몸이 포도당을 주 연료로 연소하면 체지방을 연소하는 능력이 억제됩니 다. 탄수화물을 끊임없이 공급하면 여러분의 포식-기아 주기가 규칙적 으로 순환하지 않으므로 간은 전체적인 지방 연소 과정을 하향 조절합니다. 사용하지 않으면 소변을 통해 배출되는 케톤과 달리 과잉의 포도당은 지방으로 저장됩니다.

지방세포는 렙틴을 포함한 호르몬을 생성합니다. 여러분이 계속 당을 과량으로 섭취하고 더 많은 지방을 저장하면, 렙틴 농도가 높아지고 렙틴 수용기는 민감도가 떨어지면서 점차 적정 농도의 렙틴에 저항성을 띠게 됩니다. 이런 이유로 주 연료로 포도당을 연소하면 여러분의 지방세포는 더 많은 지방을 저장하고 지방을 연소하는 데는 어설퍼지는 악순환에 갇히게 됩니다.

이런 식으로 호르몬과 호르몬 사이의 의사소통체계는 몸무게 조절과 먹고 싶은 충동, 심지어 갈망하는 음식까지 조절하는 중요한 역할들을 합니다. 호르몬은 여러분이 먹는 식품에 따라 결정되죠. "오늘 먹은 음식이 (호르몬을 조절해서) 내일 무엇을 먹어야 할지 말해 준다."라고 로즈데일 박사는 말했습니다.[9]

이 말은 미토콘드리아 대사요법이 어떻게 작용하는지를 정확하게 짚어 줍니다. 미토콘드리아 대사요법은 섭취한 음식을 통해 렙틴이나 인슐린 같은 호르몬 농도를 조절합니다. 이는 몸이 지방을 저장하지 않고 연소하도록 지시해서 여러분의 몸무게에 영향을 미칩니다. 또한 식단에서 당을 제거해서 악순환에서 벗어나도록 도와줍니다. 그 결과, 여러분은 아무리 빼려고 해도 잘 되지 않던 과잉의 몸무게를 털어 내게 됩니다. 이 현상은 대부분의 몸무게 감량 식단에 전형적으로 수반되는 극심한 공복감과 음식에 대한 갈망 없이 이루어집니다.

에너지 개선

미토콘드리아 대사요법은 여러분이 가지고 있는 미토콘드리아를 개선하고 새로운 미토콘드리아를 생성하도록 자극합니다. 미토콘드리아는 우리 몸속 에너지 생성의 주요 원천이므로 미토콘드리아 대사요법은 에너지 측면에서도 뚜렷한 증가세를 보입니다.

포도당 대신 케톤체를 대사하게 되면 파괴적인 활성산소를 적게 생산하므로 여러분은 활성산소를 제거하는 데 드는 세포 에너지를 절약하게 됩니다. 이 점도 미토콘드리아 대사요법이 제공하는 총에너지양의 증가에 한몫하죠.

인슐린 민감도 증가

순탄수화물의 양이 많은 식사나 간식은 혈당을 급격히 치솟게 합니다. 과잉의 포도당은 세포에 해로우므로 췌장은 인슐린을 혈액으로 분비해서 혈당을 정상 수준으로 낮춥니다. 인슐린은 간이 포도당을 생성하는 과정(이 과정을 포도당 신생 과정이라고 부릅니다.)도 억제해서 아주 효율적으로 혈당을 낮춥니다.

불행히도 당과 곡물이 많은 식단을 계속 먹으면 혈당의 농도는 이에 부응해서 높아지고, 시간이 흐르면 인슐린 수용기는 인슐린 '민감도가 낮아져서' 더 많은 인슐린이 있어야만 기능을 하게 됩니다. 이 현상을 '인슐린 저항성'이라고 합니다. 현재 미국인의 약 45%가 인슐린 저항성을 나타내며 시간이 지나면 이 수치는 더 높아지리라 예상됩니다.

미토콘드리아 대사요법에는 여러분의 몸이 쉽게 포도당으로 전환할 수 있는 곡물, 당류, 순탄수화물 양이 많은 식품이 없으므로 혈당 농도를 낮추며, 따라서 인슐린 농도도 낮게 유지됩니다. 혈당과 인슐린 농도를 낮게 유지하면 인슐린 수용기가 다시 민감도를 회복할 수 있는 기회를 얻게 되죠.

염증 반응 감소

당은 우리 몸의 주 연료로 사용할 의도가 없었던 지저분한 연료이므로 몸속 염증 반응의 불꽃에 부채질합니다. 당으로 에너지를 생산하는 과정은 지방을 사용하는 과정보다 30~40% 더 많은 활성산소를 만듭니다. 오메가-6 기름은 특히나 고도로 정제되고 쉽게 산화하므로 염증 반응을 일으키기 쉽습니다. 미토콘드리아 대사요법은 이런 나쁜 지방을 섭취하는 것을 제한하고 건강한 기름이 풍부한 식품에서 필요한 지방 대부분을 섭취하도록 돕습니다. 오메가-3 지방 섭취를 늘리면 오메가-3 지방과 오메가-6 지방의 비율이 개선됩니다.(여러분은 뒤에서 이 비율이 세포 건강에 매우 중요한 요소라는 점을 배우게 될 겁니다.)

한편 포화지방은 산화 반응으로 손상되는 이중 결합이 없으므로 기름처럼 쉽게 산화하지 않습니다. 미토콘드리아 대사요법은 포화지방과 단일불포화지방 같은 건강한 재료에서 지방을 섭취하고 오메가-6 지방 섭취를 크게 줄이는 데 우선순위를 둡니다. 저탄수화물 식단이 전신 염증 반응을 크게 줄인다는 연구는 당연한 결과입니다.[10]

자가 소화, '오토파지와 미토파지'

오토파지는 '스스로 먹는다.'라는 뜻으로, 우리 몸에 쌓여 있는 찌꺼기와 독소를 제거하고, 손상된 세포 구성요소를 재활용하는 과정을 가리킵니다. 오토파지는 미토콘드리아 안에서 일어납니다. 전체 미토콘드리아가 소화되어 제거되면, 이 과정을 미토파지라고 부릅니다.

두 과정 모두 여러분의 건강에서 매우 중요합니다. 2016년 노벨 의학상은 오토파지 기전을 연구한 요시노리 오스미에게 돌아갔습니다.[11]

엉망인 식단이나 과량의 활성산소, 과잉의 염증 반응으로 오토파지와 미토파지가 억제되면, 손상된 미토콘드리아가 세포 안에서 염증 반응 촉진 분자를 만들어 내면서 노화 과정을 가속합니다. 따라서 오토파지와 미토파지는 몸속의 염증 반응 총량을 조절하고 노화 과정을 늦추는 중요한 역할을 합니다.

이 과정은 대체로 기계적 라파마이신 표적물질(mTOR, 예전에는 포유류 라파마이신 표적물질이라고도 불렀죠.)에 의해 조절되는 주요 대사 조절 경로로, 3장에서 자세히 다룰 생각입니다. mTOR이 활성화되면 성장과 재생 과정을 촉진하고, 세포의 유지와 복구 능력도 향상됩니다. 미토콘드리아 대사요법은 이런 mTOR 경로의 저해나 하향 조절을 억제해서 오토파지와 미토파지를 촉진하게 됩니다.

새로운 미토콘드리아의 발생

미토콘드리아 생합성은 건강한 새 미토콘드리아가 복제되는 과정입니다. 최적의 건강을 유지하는 데 있어서 건강한 미토콘드리아를 가질수록 여러분은 더 건강해집니다.

연구 결과를 보면, 지방을 연소하는 식단으로 전환하면 미토콘드리아 생합성을 자극하게 됩니다. 최소한 쥐 모델에서는 사실이죠.[12] 지방 연소 식단을 섭취하면 미토콘드리아는 활성산소를 처리하느라고 바쁘지 않게 됩니다.(지방 연소 과정은 당 연소 과정보다 해로운 반응성 산소 종을 적게 만드니까요.) 이 현상의 장점은 미토콘드리아가 건강한 새 미토콘드리아를 만드는 데 더 많은 에너지를 쏟을 수 있다는 것이죠. 어떤 의미에서는 여러분의 미토콘드리아가 더 강력해졌다는 뜻이랍니다!

케톤의 영향

미토콘드리아 대사요법으로 '지방을 태운다'라고 말하지만, 정확하게는 케톤을 연소하는 겁니다. 케톤은 생화학 용어로 케톤체라고도 부릅니다. 케톤과 케톤체는 서로 대체할 수 있는 단어이며, 종종 혼용됩니다. 이 책에서는 케톤이라는 단어를 사용하겠습니다.

케톤은 물에 녹는 에너지 분자로 여러분의 간에 있는 미토콘드리아에서 지방을 이용해서 만들며, 포도당의 대체 연료로 사용합니다. 케톤은 물에 녹으므로 혈액을 타고 갈 때 수송 단백질이 필요 없고, 세포막을 쉽게 뚫고 드나들며, 혈액-뇌장벽도 통과할 수 있습니다.[13]

사실 케톤은 음식이 풍족하지 않을 때 우리 몸과 뇌에 매우 중요한 연료를 제공하는 생물 적응성의 영리한 예시입니다. 케톤이 없다면 음식을 먹지 않고는 몇 주도 살아남지 못합니다. 이전에는 뇌가 오직 당만 연료로 사용한다고 생각했고, 많은 건강 전문가와 단체는 지금도 이 뒤떨어진 지식을 옹호하지만, 조지 케이힐이 이미 50년도 전에 이를 반증했습니다.[14] 우리 몸은 뇌에 연료를 제공하는 기전이 정교하게 연계되어 있습니다. 이는 우리가 섭취하는 총열량의 20%를 뇌가 소비하기 때문입니다. 케톤 대사로 전환하는 뇌의 능력은 기아에 빠진 사람의 생존 가능성을 수주에서 한 달 이상으로 늘립니다. 사람이 단식에서 가장 오래 생존한 기록은 1년하고도 17일이었습니다. 효율성 높은 케톤만이 이런 놀라운 일을 해낼 수 있습니다.

케톤은 미토콘드리아 대사요법에서도 아주 중요한 요소입니다. 케톤의 존재는 여러분이 포도당 대신 지방을 주 연료로 태우고 있다는 지표입니다.

케톤에는 세 가지 종류가 있습니다.

- <u>베타하이드록시뷰티레이트(BHB)</u>는 가장 일반적인 케톤으로, 혈액을 타고 순환하면서 에너지로 사용됩니다.
- <u>아세톤</u>은 호흡을 통해 발산됩니다.
- <u>아세토아세테이트</u>는 다른 두 종류 케톤의 전구체이며, 소변으로 배출됩니다.

케톤은 악당일까, 영웅일까?

슬프게도 아직도 대중은 심각한 혼란에 빠져 있고, 대부분의 의학 전문가조차도 케톤에 대해 오해하고 있습니다. 이 혼란은 영양적 케톤증과 당뇨병 케토산증의 차이점에서 생겼습니다. 두 증상이 '케토-'라는 접두어를 공유하긴 하지만 엄연히 다른 대사 상태입니다.

영양적 케톤증은 지방을 연소하는 상태에 들어서면 나타납니다. 여러분의 몸을 건강하게 유지하고 노화를 조절하는 매우 건강한 상태입니다. 영양적 케톤증에서는 혈액 속의 케톤 농도가 보통 0.5~3mmol/l이며 드물게 6~8mmol/l를 웃돌기도 합니다. 혈당 농도도 건강한 수준인 70mg/dl 이하로 낮아집니다.

한편 당뇨병 케토산증은 통제되지 않는 당뇨가 생명을 위협하는 증상으로 적절하게 치료하지 않으면 치명적일 수도 있습니다. 당뇨병 케토산증은 케톤 농도가 보통 20mmol/l를 넘습니다. 당뇨병 케토산증이 진짜 위험한 것은 혈당 농도 때문입니다. 최소한 250mg/dl이며, 심각한 경우에는 400mg/dl을 넘기도 합니다! 이는 심각한 대사성 산성증을 일으키며, 2차적으로 집중적인 의료처치가 필요한 탈수증을 동반합니다.

케토산증은 인슐린 농도가 매우 낮은 1형 당뇨병에서 나타납니다. 간에서 일어나는 포도당 생성을 억제하려면 인슐린이 있어야 하는데 이 병은 음식을 먹지 않을 때도 포도당을 만듭니다. 포도당 농도가 높으면 케톤 생성이 억제되지만, 인슐린이 부족하다는 뜻은 케톤 생성을 멈추라는 신호가 없다는 뜻이기도 합니다. 사용할 수 있는 포도당이 풍부하므로 케톤은 뇌에서 연료로 사용되지 않습니다. 연소하지 않은 케톤은 축적되어 대사성 산성증을 일으키게 됩니다.

이와 대조적으로 영양적 케톤증은 오랫동안 단식을 하지 않는 한 인슐린이 충분해서 간에서의 포도당 생성을 억제할 수 있습니다. 혈당 농도는 여러분이 탄수화물 섭취를 줄일수록 낮아지며, 뇌는 여러분이 만드는 케톤을 연료로 연소하므로 높은 농도로 축적되는 일은 없습니다.

따라서 극도로 높은 농도의 케톤과 극도로 높은 혈당 농도, 그리고 탈수증이 동시에 발생해서 생명을 위협하는 대사가 나타나는 것이 당뇨병 케토산증입니다. 이 상태는 영양적 케톤증에서는 나타날 수 없지만 일반 의사들은 여전히 구식이 된 지식에 갇혀 있습니다.

앳킨스 박사는 탄수화물을 줄여서 나타나는 바람직한 상태인 케톤증을 대중에게 소개한 최초의 의사입니다. 그러나 '영양적 케톤증'이라는 용어는 신조어로 자리 잡지 못했습니다. 지방을 악마로 여기는 생각과 더불어 당뇨병 케토산증과의 혼동 때문에 앳킨스 박사는 이 단어를 책에 사용하는 데에 대한 저항에 부딪혔습니다. 이것이 앳킨스 박사가 자신의 식단에서 저탄수화물이라는 측면만 강조하고 지방을 연소하는 장점을 설명하지 않은 이유입니다.

그 이후(앳킨스 박사는 2004년 사망했습니다.) 나쁜 지방과 건강한 지방의 차이점이 명확하게 밝혀졌습니다. 다행스럽게도 21세기에는 수많은 논문이 발표되어 영양적 케톤증의 장점을 증명했습니다. 여기에 영양적 케톤증의 장점을 경험한 사람들의 증언이 덧붙여지면서 두 증상의 혼동이 정리되기 시작했고, 더 많은 건강 전문가와 주류 의사가 영양학에서 지금까지 무단이탈로 간주했던 식단을 사용하는 데 마음을 열기 시작했습니다.

우리 몸은 왜 케톤을 만들까?

케톤은 1800년대 후반, 통제되지 않는 당뇨병 환자의 소변에서 품위 없는 데뷔를 하기 전까지(당뇨병 케토산증으로 발견되었죠.) 한 번도 발견되지 않았습니다.[15] 몇십 년이 지나자 과학자는 케톤 생성에 긍정적인 측면도 있다는 점을 알아냈습니다.

탄수화물을 적게 공급하거나 아예 공급하지 않으면 짧게는 이틀 만에도 몸은 지방을 케톤으로 전환합니다. 이 대사의 유연성은 인류가 생존할 수 있었던 주요 원인으로, 우리가 다양한 식품에 적응하도록 돕기도 합니다.

케톤은 음식이 없을 때 인간의 생존을 돕는 일 외에도 건강상의 장점이 많습니다.

· 세포가 케톤을 연료로 사용하면 포도당을 연소할 때보다 활성산소가 훨씬 더 적게 생성됩니다. 본질적으로 케톤은 포도당보다 훨씬 더 '청정한' 에너지입니다. 이는 케톤이 포도당보다 미토콘드리아 손상을 더 적게 일으킨다는 뜻이죠.

· 케톤을 포함해서 지방을 연소하는 방향으로 전환하면 암세포가 사용하는 당을 줄이게 됩니다. 세포에 노출되는 활성산소의 양도 줄어들어서 애초에 암세포가 형성될 가능성이 줄어듭니다.

· 가장 풍부한 케톤은 베타하이드록시뷰티레이트(BHB)로 유전자 발현에 영향을 미칠 수 있는 다양한 신호 전달 기능을 수행합니다.[16]

· 케톤은 염증 반응을 촉진하는 사이토카인을 하향 조절하거나 감소시키고, 항염증 반응을 하는 사이토카인을 상향 조절하거나 증가시켜서 염증 반응을 억제합니다.[17]

· 케톤은 분자사슬 아미노산(BCAAs)과 구조면에서 매우 유사합니다. 그런데 우리 몸은 분자사슬 아미노산보다 케톤을 더 선호합니다. 케톤은 강력한 단백질 절약 효과를 나타내기 때문에 근육을 만들거나 유지할 때 더 적은 양의 단백질을 섭취해도 문제없습니다.[18] 분자사슬 아미노산은 매우 중요한 대사 경로로, 암과 같은 질병 상태에서 종종 과잉 활성화하는 mTOR 신호 전달 경로의 잠재적인 촉진인자이기도 합니다. 따라서 영양적 케톤증을 유지하면 mTOR 경로를 억제해서 건강한 기간의 지속과 장수에 긍정적인 영향을 미칩니다.[19](그러나 mTOR은 긍정적인 역할도 합니다. 특히 청소년에게는 근육 단백질 합성 경로의 잠재적인 자극인자입니다. 많은 운동선수와 보디빌더가 근육을 얻기 위해 mTOR 경로를 활성화하려 노력합니다.[20])

- 연구 결과에 따르면, 케톤은 과산화수소에 노출된 뇌세포를 보호하는 중요한 장점이 있습니다. 과산화수소는 치매나 알츠하이머병 같은 신경 퇴행성 질병을 앓는 사람의 뇌에 흔히 존재하는 물질입니다.[21] 과산화수소는 몸속의 철 농도가 높으면 해로운 하이드록실 활성산소로 전환되는데, 이에 대해서는 4장에서 설명하도록 하겠습니다. 따라서 철 농도를 최적화하면 케톤을 통해 더 많은 혜택을 얻을 수 있습니다.
- 케톤은 뇌에서 미토콘드리아 합성을 상향 조절하거나 증가시킵니다.[22] 케톤이 미토콘드리아 수를 늘려서 에너지를 더 많이 생산하도록 몸의 능력을 향상하는 일을 돕는다는 뜻이죠.
- 사례 보고를 보면, 단식하거나 저탄수화물 식단으로 바꾼 사람 중에는 가벼운 행복감을 느끼는 사람이 있습니다. 케톤이 행복을 느끼는 경험을 증진하는 중요한 역할을 한다는 증거로 볼 수 있습니다.[23]

이렇게 장점이 많음에도 미토콘드리아 대사요법의 주요 목표는 케톤을 충분히 생성해서 영양적 케톤증을 유지하는 것이 아닙니다. 건강한 식단을 섭취해서 몸이 지방을 연소하는 상태를 유지하는 것이 궁극적인 목표죠. 그래서 나는 여러분에게 미토콘드리아 대사요법을 '케톤 식이요법'이라고 말하지 않습니다. '케톤 식이요법'이라는 단어는 종종 고지방저탄수화물 식단을 묘사하는 데 사용되지만, 이 말은 식단 조절을 통해 많은 케톤을 생성하는 일이라고 암시하기 때문입니다. 이는 옳지 않습니다. 이미 말했듯이, 미토콘드리아 대사요법의 궁극적인 목표는 미토콘드리아를 최적화해서 활성산소에 의한 손상을 줄이고 질병의 근원을 없애는 것입니다.

케톤은 이를 이루기 위한 수단이지 목적이 아닙니다.

미토콘드리아 대사요법의 소아 뇌암 치료 사례

이 책을 도맡아 편집한 미리엄 칼라미안은 암 치료에 미토콘드리아 대사요법을 적용하는 일에서는 어떤 임상의보다도 가장 폭넓은 경험을 했습니다. 나는 미리엄이 많은 암 환자에게 용기를 심어 주게 된 계기가 된 그녀의 아들 이야기를 공유해 달라고 요청했습니다.

아들 라피는 네 살이 되었을 때 뇌암을 진단받았습니다. 경악한 나와 남편은 즉시 표준 치료법에 동의했죠. 14개월 동안 매주 항암 화학요법으로 치료를 받았습니다. 치료가 실패로 끝나자, 라피에게는 성공 확률이 훨씬 더 낮은 치료법만이 선택사항으로 남았죠. 그다음 해와 또 반년 동안 라피는 위험한 수술을 견뎌야 했고, 수두증을 앓았으며, 약의 부작용도 겪었습니다. 치료가 실패할 때마다 절망하는 경험을 반복하면서 우리는 어린 아들이 힘든 전투에서 패배하고 있다는 현실을 깨달아야 했습니다.

일곱 살이 된 라피는 완화치료에 들어갔습니다. 이야기가 여기서 끝날 수도 있겠지만, 어느 밤 아들이 처방받은 수많은 약을 조사하던 나는 우연히 토머스 사이프리드 박사의 놀라운 연구를 보게 되었습니다. 사이프리드 박사는 암이 근본적으로 대사 질환이며, 식이치료로 다룰 수 있다는 자신의 이론을 설명하고 있었습니다. 과연 라피의 끈질긴 질병을 유독한 약 없이도 다룰 수 있을까요?

가능성을 상상하는 일만으로도 전율이 일었지만, 여기에는 극복해야 할 난제가 많았습니다. 첫째, 나는 영양학에 대해 아무런 지식이 없었습니다. 또 다른 난제는 고지방저탄수화물 식이요법을 암 치료법으로 적용했던 실제 전례가 없다는 점이었죠. 다행인 점은 케톤 식이요법을 이용해서 치료 저항성 소아 뇌전증 환자를 치료한 경험이 많은 존스홉킨스병원 진료팀이 케톤 식이요법이 이런 뇌암에 도움이 될 수도 있다는 '추측'을 담은 실용서 개정판을 출판했다는 점이었습니다.

그 뒤 나는 찰리 재단 홈페이지에서 케톤 식단에 관한 실용적인 지식을 나누어 주고 격려해 준 부모들을 만났습니다. 그래도 라피의 담당 종양학자와 소아청소년과 전담의가 격려해 주지 않았다면 나는 이 길을 걸어갈 수 없었을 겁니다. 전문가로 이루어진 의료팀은 우리 부부가 맞닥뜨린 위협과 장애물을 극복하도록 지지해 주었습니다.

2007년 봄, 우리 부부는 케톤 식이요법이라는 작은 도구 하나만을 쥐고 시작했습니다. 뇌전증 사례에서 사용한 모델을 따르면서 나와 라피는 단식부터 시작했죠. 첫날은 신체적으로나 정신적으로나 너무나 힘들었지만, 다행히도 아이들은 성인보다 대사가 매우 유연해서 라피는 금방 케톤과 지방 대사에 적응했습니다. 사실 상당히 혹독해 보이는 출발은 라피가 약물치료를 받으면서 겪었던 장관 부작용에 비교하면 더 힘들지도 않았습니다.

놀랍게도 라피의 증상은 거의 즉시 개선되기 시작했습니다. 라피는 활력이 넘쳤고, 사고도 더 명료했으며, 암이 빼앗아 간 시력도 일정 부분 회복했습니다.

우리는 우리가 올바른 길을 가고 있다는 확신을 얻었습니다. 새로운 식단을 통해 더 나아지기까지는 시간이 지나고, 몇 가지 수정을 거쳐야 했지만, 우리의 노력은 충분한 보상을 받았습니다. 케톤 식이요법을 시작한 지 단 3개월 만에 MRI 사진으로 라피의 종양 크기가 줄어들었다는 사실을 확인했거든요!

나는 머리를 망치로 맞은 듯한 충격을 받았습니다. 모두의 삶을 바꿀 수 있는 이 놀라운 정보를 알려야 하지 않을까? 친숙한 식품을 다른 방법으로 섞었을 뿐인 케톤 식이요법을 왜 주류 의학계와 영양학계에서는 강도 높게 저항할까?

라피의 성공은 다른 사람에게 케톤 식이요법을 알려 주고 싶다는 내 바람을 충동질했습니다.(표준 치료법을 대체하는 방법이 아니라 보조 방법으로 권하고 싶었습니다.) 몇 주 안에 나는 영양학 대학원 과정에 등록했고, 더 나은 삶의 질, 혹은 장수를 위해 식단을 바꾸려는 사람들에게 지식을 전할 수 있다는 생각으로 흥분했습니다.

라피는 결국 질병으로 쓰러졌지만 나는 이 식단이 실패했다고는 생각하지 않습니다. 케톤 식이요법을 하는 6년 동안 우리 가족은 현재를 즐기려고 노력했고, 여기에는 암 병동에 묶여 있는 대신 바하반도에서 5개월간 캠핑하면서 '느긋하게' 태양을 즐기던 멋진 시간도 포함되어 있습니다. 이런 생생한 결과는 최근 몇 년간 케톤 식이요법이 부여한 자신감과 통제력, 더불어 다른 이들을 돕고 싶은 내 열정에 불을 지폈습니다. 내가 직접 라피를 돌보며 누린 것들은 즐거운 보너스였습니다.

나는 공식적으로 2010년부터 수백 명의 암 환자가 치료 식이요법으로 전환하도록 도왔습니다. 대부분 환자는 주치의가 '놀라운 치료 반응'이라고 평가하는 현상을 경험했지만, 케톤 식이요법은 슬프게도 이 파괴적인 질병으로 수백만 명이 죽어도 '증거에 근거한' 치료법을 고수하는 태도를 자랑스럽게 여기는 주류 사회에 활용되지 않고 거부당한 채로 남아 있습니다.

나는 케톤 식이요법을 진심으로 믿으며, 그렇기 때문에 더 나은 건강에 이르는 길을 제시하는 이 책에 내 경험과 통찰을 기꺼이 더했습니다.

3장. 단백질의 역설

　서문에서 말했듯이 로즈데일 박사는 내 첫 번째 영양학 멘토였는데, 특히 이 책을 쓰는 데 촉매제가 된 지식의 퍼즐 조각을 끼워 맞추던 지난 한두 해에는 더더욱 그랬습니다. 특히 미토콘드리아 대사에서 단백질과 인슐린의 역할과 같은 중요한 개념을 이해하도록 도와준 로즈데일 박사에게 다시 한번 감사 인사를 전합니다.

　단백질은 건강의 필수요소입니다. 단백질은 효소, 세포 수용기, 신호 전달 분자의 구조 성분이며, 근육과 뼈의 주요 구성요소이기도 합니다. 단백질은 수송 기능도 담당하며, 단백질을 구성하는 아미노산은 호르몬과 비타민의 전구체이기도 합니다.

　하지만 몸에서 필요한 양보다 단백질을 많이 섭취하면 신장은 늘어난 질소 쓰레기를 혈액에서 제거하느라 과부하에 걸립니다. 만약 신장 질병을 앓고 있다면 이것이 스트레스로 작용해서 신장 기능을 더 악화시킬 것입니다.[1] 많은 매체에서, 그리고 앳킨스 다이어트와 팔레오 다이어트처럼 인기 있는 수많은 다이어트에서 권장하는 것과는 반대로, 단백질이 우리 몸에 꼭 좋지만은 않습니다.

실제로 몸에 유익한 단백질량에는 상한선이 있습니다. 평균적으로 미국인은 필요한 양보다 너무 많은 단백질을 섭취하면서, 너무 많은 탄수화물과 불충분한 양의 건강한 지방을 섭취하죠. 식단 구성요소를 완전히 재편성해야 한다는 점은 명백합니다.

단백질을 너무 많이 섭취하는 일이 왜 좋지 않은지 이해하려면 다음의 개념을 먼저 이해해야 합니다.

열량 제한

60년 동안 동물실험을 통해 밝혀진 건강을 유지하고, 수명을 연장하며, 노화 과정을 늦추는 금과옥조는 바로 열량 제한입니다. 단순히 섭취하는 열량을 낮추면서 영양실조는 예방할 만큼 먹어야 하죠. 열량을 제한하면 수백에서 수천 개의 유전자 발현이 바뀐다고 알려져 있습니다. 이중 일부는 장수와 관련 있고, 다른 일부는 신진대사, 세포 성장, 생식, 면역 반응, 그 외 중요한 생물 과정과 연관되어 있습니다. 이 결과는 지렁이부터 효모, 쥐, 생선까지 다양한 종의 생물에서 관찰되었고, 열량 제한이 사람의 생애 주기에서도 유사한 효과를 보인다는 강력한 증거도 있습니다.[2]

단순 명쾌하게 밝혀진 장점에도 불구하고 열량 제한은 사람들이 쉽게 선택할 수 있는 전략은 아닙니다.

여기서 좋은 소식은 고지방, 적정량의 단백질, 저탄수화물 식단이 박탈감이나 어려움 없이 열량 제한의 장점을 누리도록 돕는다는 사실입니다.

과학계는 최근 열량 제한 식이요법의 유익한 효과가 총열량 제한에서 나오는 것이 아니라는 사실을 알아냈습니다. 대신 이 현상이 실제로는 단백질 섭취량이 감소하면서 나타났으며, 특히 육류에 많이 들어 있는 메티오닌 아미노산의 섭취량이 감소한 결과라고 합니다.[3] 미리 일러두는데, 그렇다고 메티오닌을 모두 제거하면 안 됩니다. 메티오닌은 우리가 지닌 가장 중요한 항산화제인 글루타티온에 메틸기를 전달하는 물질이거든요. 그냥 섭취량만 줄이면 됩니다.

인슐린

인슐린은 아주 오래된 호르몬으로 지렁이부터 파리, 사람까지 대부분의 생명체에 존재하고 있습니다. 사람 인슐린의 주요 기능은 영양소를 저장하는 일로, 음식이 풍부할 때 에너지를 저장했다가 음식이 부족할 때 에너지를 보충합니다. 더 자세하게 말하면 인슐린은 남아도는 탄수화물을 지방으로 전환합니다.

노화 과정에서 인슐린은 이중 기능을 합니다. 음식이 풍부하다고 감지하면 인슐린은 생식과 관련된 신호를 보내고, 몸의 모든 과정은 새로운 생명을 만드는 방향으로 전환합니다. 그리고 에너지를 저장하는 일은 멈추게 되죠.

반대로 음식이 부족하다고 감지하면 방어적인 재생 기전 스위치가 켜지면서 기아를 이겨 내고 생존 가능성을 높이는 방향으로 바뀝니다. 이 또한 생물에게 중요한 생식이라는 과정을 충족하기 위한 행동입니다.

전반적으로 평균 인슐린 농도를 낮추면 인슐린 수용기 민감도가 높아지며 노화 과정이 늦춰집니다. 실제로 전 세계에서 장수한 사람들을 연구한 결과를 보면, 인슐린 농도가 낮고 인슐린 수용기 민감도는 높은 상태가 장수와 연관성을 보입니다.

인슐린 유사 성장인자-1(IGF-1)

과잉의 단백질은 인슐린 유사 성장인자-1(IGF-1)이라는 호르몬 생성을 자극합니다. 이름을 보면 이 호르몬에 대해 많은 사실을 알 수 있습니다. 인슐린과 유사하며 기능도 비슷하리라는 점은 어찌 보면 당연합니다. 인슐린과 인슐린 유사 성장인자-1은 서로 너무나 비슷해서 각자의 수용기에 교차 결합해서 작용할 수도 있습니다.

인간 성장 호르몬(HGH)은 IGF-1의 전달자입니다. 일단 뇌하수체에서 분비되면 인간 성장 호르몬은 IGF-1의 생성과 분비를 자극하며, IGF-1은 인간 성장 호르몬 효과로 알려진 아나볼릭 효과(호르몬에 의해 근육과 뼈의 양이 늘어나며 남성적 특징이 뚜렷해지는 효과 ─ 역주)와 성장을 유도합니다. 정확하게 말하면 IGF-1은 세포 재생을 촉진해서 몸을 성장시킵니다. 하지만 이 과정은 치러야 할 대가가 아주 큽니다. 인슐린처럼 IGF-1은 강력한 노화 촉진제입니다. 적은 IGF-1을 생산하는 동물은 IGF-1을 고농도로 생산하는 동물보다 훨씬 더 오래 살고 질병에 걸릴 확률이 낮다는 사실이 여러 논문을 통해 입증되었습니다.

도시에서 멀리 떨어진 벽지에 살며 라론 증후군으로 인한 왜소증을 앓는 에콰도르인들을 연구한 결과에서 IGF-1과 질병의 연관성이 입증되었습니다.[4] 라론 증후군을 앓는 사람이 장수하고, 당뇨병과 암에 면역이 있다는 사실이 보고되자 전 세계 과학자는 충격을 받았습니다.

라론 증후군 환자 99명을 5년 동안 추적 연구한 결과, 당뇨병에 걸린 사례는 단 한 건도 발견할 수 없었고, 암이 발병한 사례를 한 건 발견했지만, 이 환자도 암에서 살아남았습니다. 과학자들은 이 결과를 정상 신장을 가진 라론 증후군 환자의 친척 1,000명 이상과 비교했는데, 암 사망률은 5명 중 1명의 비율이었습니다. 게다가 친척 중 5%는 당뇨병으로 사망했습니다. 라론 증후군 환자는 비만에 걸릴 확률이 높지만 놀랍게도 인슐린 민감도는 높습니다. 이 놀라운 발견은 유럽에 사는 라론 증후군 환자들을 대상으로 한 연구에서도 증명되었습니다.

라론 증후군 환자에게서 인간 성장 호르몬의 농도가 높게 나오자 과학자들은 당황했습니다. 그러나 시야를 넓히니 답을 찾을 수 있었죠. 인간 성장 호르몬 수용기에 돌연변이가 일어난 겁니다. 다시 말하면, 라론 증후군 환자는 IGF-1을 생산해도 인간 성장 호르몬에 반응할 수가 없습니다. 선진국에서 가장 치명적이며 파괴적인 질병 두 가지에 IGF-1 결핍이 이렇게나 놀라운 효과를 나타낼 수 있다는 점은 그 자체로 과학자에게 충격적인 사실이었습니다.

포유류 라파마이신 표적물질(mTOR)

2장에서 설명했던 mTOR은 복잡한 단백질로, 우리 몸에서 가장 중요한 영양소 신호 전달 경로에 관여합니다. mTOR은 1960년대 말 이스터섬에서 발견한 세균에서 암 치료제 라파마이신을 개발하다가 발견했습니다.[5] 의사는 대부분 이 경로에 대해 배우지 않지만, mTOR은 모든 포유류의 근육 발달 기전에서 중요한 경로입니다. mTOR 경로가 자극되지 않으면 세포는 세포 복구나 유지 기전으로 방향을 틀게 되고, 오토파지(세포 속 쓰레기를 청소하는 작업입니다.), DNA 복구, 세포 내 항산화제와 열충격단백질(HSPs)을 활성화하는 작업에 집중합니다. 보통 과량의 단백질로 인해 mTOR이 활성화되면 세포는 성장과 증식 기전으로 방향을 돌립니다. 동시에 세포와 미토콘드리아의 복구와 재생 기전은 억제되죠.

혈당 농도는 낮게, 아미노산과 인슐린, IGF-1 같은 성장인자의 농도는 높게 유지하면 mTOR 경로는 억제되면서 세포와 미토콘드리아의 유지와 복구를 증진하는 유전자 발현을 상향 조절하게 됩니다. 따라서 식단은 여러분의 건강과 수명에, 더 중요하게는 여러분이 실제로 사는 기간과 건강한 삶을 유지하는 동안에 근본적인 영향을 미칠 수 있습니다.

단백질에서 나오는 아미노산은 mTOR 경로를 강하게 자극합니다. 과량의 단백질을 섭취해서 mTOR을 자극하는 일은 세포와 미토콘드리아 오토파지를 억제하는 가장 빠른 방법이죠. 그러면 여러분의 몸은 손상된 세포와 찌꺼기를 효율적으로 청소하기 어려워집니다. 혈당과 인슐린 농도를 낮추기 위해 다른 모든 것을 최적화하더라도, 단백질을 너무 많이 먹으면 mTOR 경로는 계속 활성화됩니다. 질병을 치료하고 장수하고 싶다면 만성적으로 단백질을 과량으로 섭취하는 일을 멈춰야 합니다.

실제로 모든 암은 mTOR 활성화와 연관됩니다. mTOR의 이름에 기여한 라파마이신 같은 약물로 mTOR을 억제하는 방법은 효과적인 항암 치료법입니다. 로즈데일 박사와 내가 식단에서 순탄수화물(총 탄수화물량에서 식이섬유를 뺀 것) 섭취 제한보다 단백질 섭취 제한이 더 중요하다고 믿게 된 이유이기도 합니다.

이 이론은 사실 생쥐를 대상으로 한 실험에서 입증되었지만, 사람에서는 다른 양상을 보였습니다. 연구는 2014년에 실시되어《세포대사(Cell Metabolism)》에 발표되었으며,[6] 생쥐 시료에서 단백질을 탄수화물로 대체하면 생쥐가 장수하고 건강해진다는 결과를 보여 주었습니다. 즉 탄수화물을 줄이기보다 단백질 섭취를 줄이는 편이 더 mTOR을 억제한다는 결론이죠.

연구자들이 고지방 식단을 시험해 보지 않았다는 점, 연구대상이 사람이 아닌 생쥐라는 점에 주목해야 합니다. 이 연구는 탄수화물과 단백질에만 초점을 맞추어 진행되었습니다. 선택의 여지가 없다면 사실 탄수화물 제한보다는 단백질 제한 쪽이 더 중요합니다. 앞으로 여러분에게 설명하겠지만, 순탄수화물을 과잉으로 섭취하면 장기적인 면에서 문제가 있으므로, 순탄수화물을 고품질의 건강한 지방으로 대체하고 몸의 유지와 복구를 위해 단백질은 필요한 만큼만 섭취하는 편이 합리적인 선택이 될 겁니다.

청소년이나 운동선수는 mTOR 경로를 자극해서 근육을 만들고 근력과 속도, 운동 능력을 향상하는 일이 가치 있는 목표가 될 수 있습니다. 청소년과 운동선수는 생식이 일어나는 집단이기 때문에 과잉의 단백질 섭취는 생식을 뒷받침할 수 있습니다.

최적의 건강을 위해 만성적으로 mTOR 경로를 억제하는 것만이 능사는 아닙니다. 이 점에 대해서는 10장 포식-기아 주기에서 더 깊이 설명하도록 하겠습니다. 이 주제에 관한 연구는 아직 진행 중이며 누구도 확실한 사실은 모릅니다만, 일단 생식이 가능한 시기를 지나면 단백질을 적절하게 유지해서 mTOR 경로를 억제하는 편이 좋습니다. 건강을 개선하고 수명을 연장하는 길이기 때문이죠. 물론 근력 운동을 해서 근육량을 늘리는 시기라면 예외가 되겠지요.

또 다른 중요한 예외는 65세 이상의 노년층입니다. 나이가 들수록 지방 없는 근육의 손실을 막기 위해 단백질 섭취가 더 중요해집니다. 따라서 노년층은 단백질 섭취 제한을 살짝 풀어 주는 편이 더 현명한 방법입니다. 이상적으로는 근력 운동을 하는 시기에 단백질 섭취를 늘려서 여분의 단백질이 늘어나는 근육으로 전환되도록 하면 좋겠지요.

론 로즈데일 박사와의 인터뷰

로즈데일 박사의 업적에 덧붙여 『암, 더 이상 감출 수 없는 진실』의 저자인 트래비스 크리스토퍼슨도 내게 큰 영향을 미쳤으며 이 책을 쓰도록 영감을 주었습니다. 나는 트래비스에게 로즈데일 박사와의 인터뷰를 부탁했습니다.

트래비스: 1980년대와 1990년대에 박사님의 진료실을 나서는 환자는 혼란스러워했죠. 박사님이 말씀하신 내용이 모두 자신들이 과거에 들었던 사실과 반대였으니까요. 당뇨병, 심혈관계 질환, 골다공증, 암, 통증과 고통, 혹은 단순히 더 건강해지려는 사람 모두에게 박사님의 처방전은 항상 같았죠. 탄수화물을 적게 먹고, 단백질도 줄이고, 지방을 더 먹으라고요.

지방 포비아 시대에서는 하나의 정점이기도 했습니다. 박사님의 권고는 의학 전문가 사이에서는 흔치 않은 방식으로 현재를 지배하는 신조에 적극적으로, 그리고 직접적으로 도전하는 일이니까요. 지난 몇 년 동안 박사님의 이론이 어떻게 진화했는지 알고 싶습니다.

질병에 관한 의학계의 관점과 역할이 잘못되었다고 처음 깨달은 때는 언제였나요?

로즈데일 박사: 주류 의학 지식에 의문을 가지기 시작한 것은 의대생이었을 때 2형 당뇨병에 관해 배우면서였습니다. 혈당이 높은 당뇨병 환자에게 왜 더 많은 당을 먹이고 약을 주어 치료하려고 할까? 이상하게 생각했죠. 그런데 우리가 배우는 것이 바로 그런 것들이었죠. 근본 원인을 찾아내지 않고 혈당을 치료하는 법이요. 대안은 명백합니다. 몸이 당으로 전환하는 탄수화물을 먹지 않고 필요한 열량을 지방으로 대체하는 겁니다.

그저 증상만 완화하려는 것은 잡초를 뿌리 뽑는다면서 잎을 하나씩 떼어 내는 행동이나 마찬가지로 보였습니다. 절대 성공하지 못할 방법입니다. 하지만 진짜 문제는 의학계가 질병의 근본 원인을 모른다는 점이었습니다.

내가 졸업하고 병원을 열었을 때 환자들에게 고지방저탄수화물 식단을 처방했더니 놀라운 결과를 얻었습니다.

두 번째 혈관 우회술을 하루 앞둔 남성이 진료 대기실에 나타난 적도 있었죠. 그는 수술하지 않으면 몇 주 내로 죽는다는 말을 들었다고 합니다. 그 환자는 또다시 수술받는 일은 사양하고 싶은 상태였죠. 첫 번째 혈관 우회술이 끔찍한 기억만 남겼거든요. 환자는 겉보기에도 끔찍한 상태였습니다. 매일 인슐린 102u를 투여받았는데 환자의 혈당은 300을 넘었어요. 게다가 그 환자는 다른 만성 질환도 앓고 있어서 여덟 종류의 약물을 복용하고 있었습니다.

각각의 질병을 약으로 치료하는 대신, 나는 그 환자에게 고지방저탄수화물 식단을 처방하고, 몇 가지 약물은 바로 복용을 중단시키고 다른 약물은 서서히 끊게 했습니다.

나는 환자의 유전자들이 서로 교류하고 호르몬과 수용기가 다시 대화할 때까지 환자의 20조 개 세포가 서로 의사소통을 재개하도록 하는 데 목표를 두었습니다. 환자의 혈관을 흘러 다니는 대량의 인슐린이 너무 많은 명령을 내리고 있어서 세포가 그 명령을 들을 수 없는 상태가 되었는데, 이를 인슐린 저항성이라고 합니다. 계속되던 명령들이 취소되자, 세포는 인슐린 수용기를 복구하여 신호를 받을 수 있었고, 그 후로는 적절하게 반응할 수 있었습니다.

인슐린과 몸 사이의 의사소통이 복구되자 다른 문제도 해결되기 시작했죠. 전해질 균형도 회복되고 혈관은 확장되어 혈압이 정상으로 돌아왔습니다. 혈관폐색도 해결되고 신경 역시 치유되기 시작했죠. 결과는 놀라웠습니다. 수술 없이 약물도 끊고, 가슴 통증이나 신경통도 사라졌습니다. 이 환자는 이후 15년이나 골프를 치러 다녔습니다.

나는 다양한 질병을 앓는 환자들을 같은 방법으로 치료했고, 이들도 비슷하게 놀라운 결과를 얻었습니다.

이 식이요법으로 치료한 질병이 많아질수록 나는 사회를 덮친 다수의 만성질환이 기만적이라는 사실을 깨달았습니다. 질병은 그저 증상일 뿐이고 인슐린이 근본 원인이었죠.

트래비스: 1999년에 열렸던 '인슐린과 인슐린 대사 효과'라는 강연이 인터넷에 널리 회자되면서 대중의 눈과 마음을 사로잡았는데요. 21세기에 들어선 현재는, 인슐린 수용기의 저항성이 미토콘드리아 기능 장애의 주요 원인이라는 점을 대부분 알고 있습니다. 사람들이 이 사실을 알기까지 도움이 된 일이 더 있을까요?

로즈데일 박사: 1980년대와 1990년대는 노화 연구가 막 시작된 시기였습니다. 나도 노화 연구에 뛰어들었어요. 많은 질병의 원인이 알려지지 않은 노화 과정과 연관되어 있으리라는 예감이 들었기 때문이죠. 아마도 인슐린이 열쇠를 쥐고 있으리라고 추측했습니다.

본질적으로 생명체의 유일한 목적은 생식입니다. 일단 생식 능력이 절정에 이르는 시기를 지나면 자연은 개체의 생존에 흥미를 잃고 노화라고 부르는 예정된 퇴화 과정을 걷게 됩니다.

과잉의 인슐린이 일으키는 노화 효과는 노골적으로 나타납니다. 텍사스대학 건강과학센터 외과의사인 아나톨리오 크루즈 박사가 1970년대 초 우연히 발견했던 것처럼, 개의 넙다리동맥에 인슐린을 투여하면 단 석 달 만에 침전물이 쌓여서 거의 완전히 폐색됩니다. 이 연구 결과는 인슐린 저항성이 수많은 노화 과정, 즉 트리글리세리드의 증가, 마그네슘 결핍, 세포 분열의 증가, 단백질의 당화 반응, 오토파지 억제의 근본 원인이라는 점을 깨닫게 해 주었습니다.

내가 볼 때 답은 이미 나왔습니다. 대부분 건강 문제의 핵심이 노화에서 시작한다면, 그리고 인슐린과 IGF-1이 노화 신호를 전달한다면, 우리는 인슐린과 IGF-1 농도를 최대한 낮추어서 노화를 늦추는 동시에 복구 경로를 활성화해야 합니다.

트래비스: 박사님은 인슐린이 중요한 만큼 비만과 만성 질환에서 렙틴도 중요하다고 말씀하셨는데, 이 결론은 어떻게 얻으셨나요?

로즈데일 박사: 렙틴은 지방 축적의 설정값을 결정하는 아주 단순한 기전으로 작용합니다. 이 설정값은 지방이 스스로 조절합니다. 다시 말하자면, 지방은 렙틴을 생산해서 스스로 운명을 결정하는 거죠.

예전에는 적절한 양의 지방을 섭취하면 렙틴이 충분히 분비되어 먹는 행동을 멈추고 지방을 연소하라는 명령을 내린다고 생각했습니다. 반대로 몸무게가 심각하게 줄면 렙틴 농도가 낮아져서 많이 먹고 지방을 더 저장하라는 신호를 보낸다고 생각했습니다. 본질적으로 렙틴은 기아가 닥쳤을 때 생존할 수 있도록 에너지를 충분히 저장하는 일과 생물체가 너무 비대해져서 사냥하거나 포식자에게서 달아날 때 불리해지지 않도록 하는 일 사이에서 균형을 유지하는 매개자라고 생각했습니다.

그러나 과학자가 측정한 비만 환자의 렙틴 농도는 높았고, 렙틴 호르몬 작용 방식은 나를 비롯한 모든 이들의 예측을 뒤엎었습니다. 나는 내가 개발한 항노화 식단이 렙틴 저항성도 교정할 수 있을지 궁금해졌습니다. 인슐린처럼 고농도의 렙틴 신호에서 나오는 잡음을 제거하고, 시상하부와 몸속 세포가 렙틴 신호에 스스로 '민감도를 회복'하게 하는 것은 단순한 일일까요?

인슐린과 렙틴 수용기 저항성은 감도를 상실하는 과정입니다. 강한 냄새가 나는 방 안으로 들어가면 점차 냄새를 인식할 수 없는 것과 마찬가지죠. 냄새에 저항성을 갖게 되는 겁니다. 하지만 잠깐이라도 방을 나오면 다시 감각이 살아나고, 이때 다시 방으로 들어가면 냄새를 다시 인식할 수 있습니다. 내 가설을 시험해 보기 위해서는 렙틴 관련 실험을 할 수 있는 실험실이 필요했습니다. 당시 미국에는 단 한 곳만이 있을 뿐이었죠. 연구를 한 결과, 탄수화물과 단백질 섭취를 줄여서 특정 아미노산 섭취량을 줄이면 환자의 렙틴 농도가 며칠 만에 절반으로 낮아진다는 사실이 나타났습니다. 렙틴 농도만 낮아지는 것이 아니라 공복감도 줄고 몸무게도 줄었지요. 렙틴 민감도를 재설정할 수 있었습니다.

트래비스: 단백질 제한은 필요한가요?

로즈데일 박사: 내가 제일 먼저 알아낸 것은 단백질에서 나오는 아미노산은 당으로 전환되어 인슐린 분비를 자극한다는 사실입니다. 그럼에도 단백질은 건강에 중요한 요소이기 때문에 충분하면서도 넘치지는 않는 최적의 단백질량을 찾기 시작했습니다. 또 mTOR 연구도 시작했습니다. mTOR은 노화를 늦추는 신호 전달 경로 중 가장 중요한 경로입니다. 나는 mTOR 경로가 단백질 섭취에 큰 영향을 받으리라고 생각했습니다.

다른 저지방고탄수화물 식이요법은 건강에 적합한 양보다 많은 단백질을 권장한다고 생각했습니다. 내 환자들도 육류에 많이 든 아미노산인 메티오닌 섭취를 제한하면, 내장지방이 줄어들면서 인슐린과 혈당, 렙틴을 억제하는 인슐린 효과를 누릴 수 있었습니다. 또 유전자 발현 양상이 라파마이신 치료를 받은 사람과 유사하게 변합니다. 라파마이신은 인간이 발견한 가장 강력한 항암 치료제죠.

팔레오 다이어트는 인간의 진화와 식이요법을 연관 지으려 애씁니다. 하지만 생명체는 에너지와 생식, 성장과 복구, 돌봄과 무관심 사이에서 위태롭게 균형을 잡아야 합니다. mTOR 경로를 자극하면 인간의 몸은 노화와 죽음으로 향하는 모험을 감행할 겁니다. 인간의 몸은 그렇게 프로그램되어 있으니까요. 내가 개발한 식이요법은 부자연스러운 길을 가는 것입니다. 자연 자체에 개입해서 노화 과정을 늦추려는 시도입니다.

우리가 나이 들수록 과잉의 단백질은 눈먼 세포를 노화의 길로 인도합니다.

그러나 단백질을 제한하면 아름답게 조화를 이루는 체내 네트워크를 촉진해서 질병을 예방하고, 수명을 연장하며, 자연의 본질인 생식 능력을 발휘할 가능성을 높입니다. 이런 내용을 모두 담아 2006년에 「단백질, 좋거나, 나쁘거나, 불쾌하거나(Protein-the Good, the Bad, and the Ugly)」라는 제목으로 강연을 했습니다. 검색 엔진에 제목을 쳐 보면 온라인으로 볼 수 있습니다.

목표는 젊음을 가능한 한 오래 누리고, 만성 질환을 피하며, 윤택한 삶을 사는 겁니다. 그래서 나는 "여러분의 건강과 수명은 여러분이 평생 연소하는 지방과 포도당의 비율로 결정됩니다. 그리고 그 비율은 여러분이 선택한 음식에 달려 있죠."라고 말합니다.

여러 측면에서 건강은 시소의 정 가운데에 존재합니다. 단백질 섭취는 근육을 사용하고 성장하고 복구하는 데 필요하지만, 너무 많이 먹으면 몸무게가 늘어나고, 노화가 찾아오며, 질병이 생깁니다. 자연은 하나를 주면 다른 하나를 빼앗아 가죠.

다행스럽게도 노화 과정을 늦추는 비결을 우리는 이미 알고 있습니다. 그저 단백질을 조직 복구에 필요한 양보다 많이 먹지 않으면 됩니다. 단백질 섭취량을 줄이는 일은 매우 효율적이라 앞으로는 항암 식이요법이나 항노화 식이요법의 필수요소가 될 겁니다.

여러분이 정확히 얼마만큼의 단백질을 섭취해야 할지 결정하는 방법은 8장에서 소개하겠습니다.

고지방저탄수화물 식이요법과 단식으로
2형 당뇨병 치유하기

2015년 10월, 지노는 2형 당뇨병을 진단받았습니다. 섭취하는 음식이 혈당에 어떤 영향을 미치는지 알아보기 위해 지노는 혈당 농도를 식사 전과 후에 측정하고, 저녁 시간과 한밤중에도 측정했습니다. 당뇨병 환자를 위해 개발한 저혈당 식이요법도 실천했지만 증상은 개선되지 않았습니다.

  11월에 당뇨병 클리닉에 간 지노는 영양사에게 캐나다 식품 지침과 운동의 중요성에 대해 듣고, 담당 주치의의 진료를 통해 혈당을 낮추는 데 자주 쓰는 메트포르민을 처방받도록 권고받았습니다. 지노는 식이요법과 운동을 철저히 지키기로 다짐했지만 주치의를 찾아가는 일은 미루었습니다. 지노는 약물치료를 받지 않고 스스로 건강을 개선할 수 있을지 시험해 보고 싶었습니다.

  그 후 몇 주 동안 지노는 식품 지침 권고안을 지켰습니다. 주간 혈당 농도는 미미하게 낮아졌지만 공복혈당과 저녁 혈당 농도는 매우 높았습니다. 지노는 혈당 농도가 전보다 더 높아진 이유를 알 수 없었습니다.(사실 이는 '새벽 현상'의 전형적인 사례로, 당뇨병 환자는 이른 아침에 혈당이 치솟는 경험을 하게 됩니다.)

  12월까지 지노의 노력은 거의 보상받지 못했고, 오히려 혈당 농도가 이전보다 더 높아지자 지노는 무력감을 느꼈습니다. 약물 치료를 피하기 위한 마지막 방편으로 지노는 인터넷에서 당뇨병에 관한 정보를 검색했습니다. 곧 지노는 당뇨병이 완화된 사람들이 생활습관의 변화를 논의하는 온라인 포럼을 발견하고 제이슨 펑 박사에 대해 알게 됩니다. 펑 박사는 신장 전문의로 고지방저탄수화물 식이요법과 다양한 단식요법을 조합해서 당뇨병 환자를 치료한 경험이 많았습니다.

지노는 펑 박사를 찾아가 크리스마스와 신정, 생일, 가족과의 저녁 식사 때 많이 먹는 전형적인 고탄수화물 식사와 균형을 맞출 수 있는 고지방저탄수화물 식이요법을 처방받고 단식 기간도 상담받았습니다. 지노는 하루걸러 하루를 단식하는 계획을 세웠고, 단식 뒤에는 바로 '보상'을 주기로 하였습니다.

프로그램을 시작한 지 5개월이 지난 2016년 4월이 되자, 지노의 공복 혈당은 당뇨병 전 단계 수준까지 내려갔고 몸무게는 20kg이나 줄었습니다. 이제 지노는 단식 기간을 기다리기까지 합니다.

"한 끼 정도는 음식을 탐닉해도 실망하지 않습니다. 나는 고지방저탄수화물 식이요법을 실천하고 있고, 짧은 단식으로 다시 정상으로 돌아갈 수 있으니까요. 내게는 이 자유와 통제의 조합이 가장 놀랍고 동기가 부여되는 부분입니다."

4장. 철이 미토콘드리아 건강에 미치는 효과

여러분은 철이 중요한 무기물이며, 대부분이 지금보다 더 많이 섭취해야 한다고 생각할 겁니다. 철을 충분히 섭취하는 일이 건강에 중요하기는 하지만, 많이 먹는다고 반드시 좋지만은 않습니다. 사실 몸속 철 농도가 높아지면 건강에 심각한 위협이 됩니다.

주치의에게 식사나 영양보충제로 충분히 섭취해야 한다고 듣거나, 언론을 통해 상식처럼 들어왔을 테니 중요한 영양소에 대한 생각을 바꾸는 일이 어렵다는 점을 이해합니다. 그러나 연구 결과는 높은 철 농도가 우리의 기관과 조직, 관절에 영구적인 손상을 남길 수 있다고 말해 줍니다. 과량의 철은 암, 심장 질환, 조기 사망 위험률도 높입니다. 그리고 이건 시작에 불과하죠.

왜 이런 결과가 나오는지는 단순한 대사 과정만 이해해도 알 수 있습니다. 여기에는 미토콘드리아가 관련되어 있죠.

미토콘드리아 호흡의 정상적인 생성물 중의 하나로 과산화수소가 만들어집니다. 네, 우리가 약국에서 감염을 예방하기 위해 사는 바로 그 물질입니다. 과산화수소는 미토콘드리아가 ATP를 생성하는 과정에서 만들어지며, 다양한 대사 경로를 조절하는 데 꼭 필요합니다. 문제는 철 농도가 너무 높을 때 일어납니다. 과잉의 철은 팬톤 반응의 촉매제로 작용해서 상대적으로 해가 없는 과산화수소를 하이드록실 활성산소(OH-)로 전환합니다. 의심의 여지없이 팬톤 반응은 우리 몸에서 일어나는 가장 위험한 반응 중의 하나로, 하이드록실 활성산소는 미토콘드리아 DNA, 단백질, 세포막을 손상시킵니다. 또 온갖 만성 질환의 전조 현상인 염증 반응도 증가시키지요.

미토콘드리아 대사요법을 시작하기 전에 철 농도를 꼭 측정하도록 권하는 이유가 바로 여기에 있습니다. 미토콘드리아 기능을 최적화하려면 철 농도가 꼭 정상이어야 합니다. 완벽한 식사를 하더라도 철 농도가 높으면 여러분의 미토콘드리아 건강은 위협받게 됩니다.

좋은 소식은 과잉의 철 문제는 발견하기 쉽고 해결하기도 쉽다는 점입니다. 간단한 혈액 검사면 충분합니다. 사실 나는 건강 검진에서 기본적인 정규 검사로는 혈액 검사가 가장 중요하다고 생각합니다. 그러나 철의 위험성에 대해 잘 알지 못하는 의사가 철이 일으키는 위험을 측정하지 못하는 상황을 막으려면 어떻게 해야 할지 여러분은 알아야 합니다.

이 장에서 이 부분에 대해 더 자세하게 설명하겠지만, 결론부터 말하면, 여러분이 받아야 할 검사는 혈청 페리틴 검사입니다. 페리틴은 세포에서 철을 저장했다가 몸이 필요할 때 배출하는 단백질입니다. 몸속에 저장된 철의 양을 가늠할 수 있는 강력한 예측 변수이며, 철분 과다 상태를 알려 주는 정확하고도 신뢰할 만한 유일한 지표입니다.[1]

성별과 나이는 철 농도와 연관성이 높다

가임기 여성은 매년 월경을 하면서 500ml의 철을 배출합니다.[2] 여성이 30여 년간 매달 철을 배출한다는 사실은 여성이 남성보다 장수하는 중요한 요인일 수 있습니다. 남성은 정기적으로 다량의 철을 배출할 수단이 없으므로 남성의 철 농도는 폐경 전의 여성보다 항상 높습니다.

인간의 몸에는 과잉의 철을 배출할 자연스러운 기전이 월경 외에는 없습니다. 폐경 후 여성은 매달 과잉의 철을 배출하는 장점을 잃습니다. 평균 1mg 정도만이 땀, 각질 세포의 탈락, 장관 내 미량의 출혈을 통해 배출되는데, 음식물을 통해 흡수하는 철의 평균 농도는 1~2mg이나 됩니다.[3] 이런 이유로 사람은 나이가 들수록 자신의 몸을 잘 관찰하고 사전 조치를 통해 철 농도를 줄여야 합니다.

미토콘드리아를 손상하고 유전자 돌연변이를 일으키는 일 외에도, 과잉의 철은 다음과 같은 방법으로 건강에 부정적인 영향을 미칩니다.

· **병원체의 성장 촉진**

철은 성장을 촉진합니다. 따라서 어린이는 철을 충분히 섭취해야 합니다. 그러나 과잉의 철은 병원성 세균, 균류, 원생동물의 성장을 촉진하며,[4] 건강에 해로울 수 있는 미생물에 쾌적한 환경을 제공할 수도 있습니다.

· **비만**

지난 70년 동안 식품의 영양 강화로 철의 추가 섭취량이 늘어나면서 비만의 비율도 높아졌습니다. 철은 성장인자입니다. 따라서 임신부의 낮은 철 농도는 태아의 저체중으로 이어지며, 철 농도의 증가는 태아의 체중 증가로 이어집니다.[5, 6] 비만인 사람은 페리틴 농도가 높다는 사실은 논문에서 확인할 수 있습니다.[7]

최근 한국 남성을 대상으로 한 대규모 역학 연구에서는 혈청 페리틴 농도가 증가하는 양상을 통해 미래의 몸무게 증가량, 비만, 고도 비만 여부를 예측할 수 있다고 발표했습니다.[8] 따라서 몸무게를 줄이려고 이 책을 집어 든 독자는 몸무게가 줄지 않는 이유가 단순히 식단이나 운동 처방 때문이 아닐지도 모른다는 또 다른 추측을 할 수 있을 겁니다.

· **당뇨병**

철은 혈당과 인슐린 농도에 영향을 미친다고 알려졌으며,[9] 혈청 페리틴 농도와 2형 당뇨병 사이에는 긴밀한 연관성이 있습니다. 3만 명의 건강한 남성과 여성을 추적 연구한 간호사 건강연구에서는 혈청 페리틴 농도가 높아지면 2형 당뇨병 위험도가 심각하게 높아지는 것으로 나타났습니다.[10] 철 보유량이 많은 남성은 철 보유량이 낮은 남성보다 2형 당뇨병에 걸릴 위험이 2.4배나 높았습니다. 자주 헌혈하는 사람은 인슐린 민감도가 높고 당뇨병 위험도가 낮아지므로, 헌혈을 하면 당뇨병 발병

위험이 낮아질 수도 있습니다.[11]

심혈관계 질환

앞에서 언급한 간호사 건강연구는 헌혈하는 사람은 뇌졸중이나 심장 마비가 올 확률이 50% 이하로 낮아진다는 사실도 발견했습니다. 철은 LDL의 산화 과정에 관여하고 내피세포를 손상해 죽상 동맥 경화증을 일으키면서 심장 질환을 유발하는 데 중요한 역할을 한다고 추정되고 있습니다.[12, 13]

1980년대 이후 과학자들은 성별에 따른 철 농도의 차이가 심장 질환 발병률에 어떠한 영향을 미치는지 설명할 수 있으리라고 생각했습니다. 병리학자 제롬 설리번 박사는 《란셋》에 발표한 「철과 성별에 따른 심장 질환 위험도」라는 논문에서 처음으로 이 이론을 내세웠습니다. 간호사 건강연구는 여성의 심장 질환 위험도가 폐경기를 지나거나 자궁 적출술을 한 이후, 즉 매달 월경을 통해 철을 배출하는 일이 멈추면 심각하게 높아진다는 사실을 발견했습니다. 이는 철 농도와 심혈관계 질환에 연결고리가 존재한다는 뜻입니다.[14]

알츠하이머병이나 파킨슨병, 루게릭병 등의 신경 퇴행성 질환

뇌는 다른 기관보다 산소 요구량이 더 많으며, 철은 산소를 운반하는 데 필요한 요소입니다. 그러나 몸속 다른 조직처럼 뇌에도 과잉의 철은 확실히 좋지 않습니다. 나이 들수록 철 농도가 높아진다는 사실은 알츠하이머병이나 파킨슨병 같은 신경 퇴행성 질환이 노화와 연관된 이유를 설명해 줄 수 있습니다. 철은 알츠하이머병 환자의 뇌에 있는 침착물에서 높은 농도로 발견되며,[15] 알츠하이머병과 파킨슨병이 조기 발병한 환자의 뇌에서도 철 농도가 비정상적으로 높게 나타납니다.[16, 17]

2014년 연구에서는 뇌척수액의 페리틴 농도가 높아지면 경증 인지 장애가 완전한 알츠하이머병으로 발전한다는 사실을 발견했습니다.[18] 뇌의 철 농도가 높아지는 현상이 인지 장애가 더 심각해지는 현상과 연관성이 있다는 점도 밝혀졌습니다.[19] 산화 스트레스와 그 결과로 일어나는 염증 반응은 과잉의 철이 뇌 기능을 손상하는 기전과 관련된 것으로 보입니다.

암

과잉의 철은 하이드록실 활성산소를 생성해 미토콘드리아 DNA 손상을 일으키면서 암을 유발합니다. 췌장암, 유방암, 악성 흑색종, 신장암, 호지킨스 림프종 등 암 환자의 혈청 페리틴 농도는 높습니다.[20] 국민건강영양조사 분석에 따르면, 섭취하는 음식과 몸속 철 저장량과 대장암 위험도 사이에 연관성이 있는 것으로 나타났습니다.

몸속의 철 저장량은 대장에 생기는 폴립이나 전(前)암성 병변과 상관관계를 보입니다. 철은 붉은 고기 섭취가 대장암의 위험 요인인 이유도 설명할 수 있습니다. 과잉의 철이 대장에서 염증 반응을 증가시켜 점막을 손상하는 것이죠. 식이섬유는 이를 예방한다고 알려졌는데, 식이섬유가 철과 결합해서 이 금속이 소화관을 빠져나가도록 돕습니다.[21] 과량의 철이 간암을 유발한다는 주장을 뒷받침하는 유사한 자료도 있습니다.[22] 과잉의 철과 암 사이의 연관성을 입증하는 증거를 더 제공하자면, 정기적으로 헌혈하는 사람은 암 위험도가 낮다는 결과도 있습니다. 무작위 시험 결과, 채혈은 모든 암의 발생률을 37% 정도 감소시킨다고 합니다.[23]

골다공증

적절한 철의 농도는 뼈 건강에 이롭습니다. 그렇지만 과량의 철은 뼈를 손상시킵니다. 혈색소증 같은 철분 과다 질병에 걸린 환자가 골다공증에 걸리는 이유가 여기에 있습니다.[24]

과량의 철이 쌓여 있는지 어떻게 알 수 있을까?

과량의 철이 가져오는 위험은 너무나 크고, 이와 관련된 증상은 철 농도가 위험할 만큼 높아질 때까지는 나타나지 않으므로 정기적으로 혈액 검사를 통해 확인해야 합니다. 여러분의 건강관리자가 혈액 검사 결과를 이해하지 못한다면, 이 분야에 지식이 있는 다른 누군가를 찾아야 할 수도 있습니다.(이 검사를 하는 방법에 대해서는 6장에서 더 자세히 설명하겠습니다.)

철 과다 증상

불행히도 건강을 해칠 만큼 철 농도가 높아져도 즉각적인 증상이 나타나지는 않습니다.(고혈압이나 비타민 D 결핍이 그렇듯이 말이죠.) 하지만 너무 오랫동안 높은 농도가 유지되면 다음과 같은 증상이 나타날 수 있습니다.[25,26]

· 관절 통증
· 피부가 갈색이나 회색으로 변화(청동 당뇨병)

- **불규칙한 심장 박동**

- **피로**

- **복통**

- **심장의 급속한 박동**

- **기억력 감퇴**

정확한 검사의 중요성

아래 표에서 보이듯이, 의사는 몇 가지 검사를 통해 몸속 철 상태를 측정합니다. 문제는 대부분의 의사가 이 분야를 자세히 연구하지 않아서 페리틴 농도를 측정하는 검사의 중요성을 인식하지 못한다는 점입니다. 의사는 대개 다른 검사를 한 뒤, 여러분에게 철 농도가 정상이니 걱정할 필요가 없다고 말할 겁니다.

가장 중요한 검사는 혈청 페리틴 검사로 혈액 속의 페리틴양을 측정하는 것입니다. 혈청 철과 철 결합 능력 검사는 트랜스페린 포화도를 계산하기 위해 측정합니다. 혈청 철은 혈액을 타고 순환하는 철의

검사	임상 기준치[27]
혈청 페리틴	남성: 20~200ng/ml(밀리리터당 나노그램) 여성: 15~150ng/ml
혈청 철	60~170μg/dl(데시리터당 마이크로그램)
철 결합 능력	240~450μg/dl
트랜스페린 포화도	20~50%

양이고, 철 결합 능력은 트랜스페린 분자가 철을 운반하는 능력을 측정합니다.[28]

이 검사는 혈청 철이나 철 결합 능력이 아니라 혈청 페리틴 검사를 위한 것이며, 두 수치는 페리틴 농도가 높아져도 정상치에 머무를 수 있다는 점을 기억하세요. 주치의가 페리틴 농도를 측정하지 않아도 괜찮다고 여러분을 설득하도록 놔두지 마세요. 결코 괜찮은 것이 아닙니다.

여러분도 볼 수 있듯이, 임상 기준치는 상당히 범위가 넓지만 '건강'하다고 인정하는 범위를 최적의 수준으로 반영하지는 않습니다. 이런 관점은 한때 우리가 비타민 D 농도를 바라보던 관점과 비슷합니다. 20세기에는 비타민 D 농도가 20ng/ml 이하일 때만 결핍 상태로 생각했지만, 최신 과학은 최소 40ng/ml은 되어야 건강한 범주로 봅니다.

페리틴의 경우는 임상 기준치와 최적 수준 사이의 불일치 현상이 훨씬 더 심각합니다. 더 자세히 살펴보면, 다양한 역학 연구는 장수와 80~90ng/ml의 혈청 페리틴 농도 사이에 연관성이 있다고 보고했으며, 이는 폐경기 여성에게 전형적으로 나타나는 안정 상태 농도이기도 합니다.[29] 건강한 범주의 혈청 페리틴 농도는 20~80ng/ml 사이입니다. 20ng/ml 이하로 낮아지면 철 결핍이 일어나고, 80ng/ml 이상으로 높아지면 철 과다 현상이 나타납니다. 가임기 여성의 평균 페리틴 농도는 35ng/ml이며, 같은 연령대의 남성은 평균 150ng/ml입니다.[30] 페리틴 농도는 매우 높아질 수 있습니다. 내가 본 최고 수치로는

1,000ng/ml인 사례도 있었지만, 80ng/ml만 넘어가도 문제가 생깁니다. 그러므로 가장 이상적인 범위는 40~60ng/ml입니다.

철 농도를 측정해서 아버지를 구하다

철 과다 현상의 위험성을 처음 인지한 때는 약 20년 전입니다. 당시 아버지의 페리틴 농도를 측정했는데, 수치가 1,000ng/ml에 가까운 결과를 보고 충격을 받았습니다. 물론 아버지가 65세의 고령이란 점도 한몫했죠. 그러나 대부분은 적혈구의 대사 순환율을 높여 철의 축적을 유도하는 유전성 혈액 질병인 베타 지중해빈혈 때문이었습니다.

정기적으로 채혈하면서 아버지의 철 농도는 정상으로 돌아왔지만 과량의 철은 이미 아버지의 췌장 속 랑게르한스섬세포를 손상한 뒤였습니다. 현재 아버지는 '청동 당뇨병'을 앓고 있어서 인슐린을 투여해야 합니다. 이 질병을 일찍 발견하지 않았더라면 아버지는 10년이나 15년 전에 벌써 돌아가셨을 겁니다. 이 글을 쓰는 지금, 아버지는 90세가 되셨습니다.

나는 아버지에게 베타 지중해빈혈을 물려받았습니다. 다행히 나는 아직 젊고, 질병의 영향을 받기 전에 철 농도를 관리해야 한다는 점을 배웠으며, 이를 실천해서 이 유전 질병 문제에서 벗어났습니다. 나는 6주마다 110g씩 채혈해서 혈청 페리틴 농도를 60ng/ml 이하로 유지합니다.

철 농도를 계속 관찰하는 방법

여러분의 몸에서 철을 제거하는 마술 같은 방법은 없습니다. 과잉의 철을 제거하는 안전하고, 효율적이며, 가장 비용이 낮은 방법은 몸에서 피를 빼내는 것입니다. 적혈구는 어마어마한 양의 철을 함유한 헤모글로빈을 갖고 있으니까요.

여러분의 철 농도가 높다고 생각한다면, 혈청 페리틴 농도를 낮추는 방편으로 헌혈을 할 수도 있습니다. 헌혈은 다른 사람을 도우면서 철 과다 증상도 치료할 수 있는 간단한 방법입니다. 헌혈을 한 번 할 때마다 페리틴 농도가 30~50ng/ml 감소합니다.[31] 헌혈을 하기로 했다면 아래의 권고안을 참고하세요.

어떤 이유로든 페리틴 검사를 하고 싶지 않거나 할 수 없다면, 나이와 성별에 따른 평균 수치에 근거한 일반적인 권고안을 따를 수도 있습니다. 폐경기 여성이나 성인 남성이라면 매년 2~3번 헌혈을 해서 철 저장량을 최소한으로 줄이는 편이 좋습니다. 아직 월경을 하고 있다면 페리틴 검사를 한 다음 아래 표를 참고해야 합니다.

페리틴 농도	헌혈 계획
<60ng/ml	헌혈할 필요 없음
100~125ng/ml	매년 1~2회 헌혈
126~200ng/ml	매년 2~3회 헌혈
201~250ng/ml	매년 3~4회 헌혈
>250ng/ml	가능하다면 두 달마다 헌혈

나이나 저체중, 다른 금기 때문에 헌혈을 할 수 없다면 치료 목적의 사혈 처방전을 받으면 됩니다. '사혈'은 몸 상태를 치료하기 위해 방혈한다는 뜻의 의학용어입니다. 헌혈을 받는 대부분 센터에서는 연방법에 따라 치료 목적의 사혈 처방전을 수용해야 합니다.(혈액은 사용하지 않고 버립니다.)

가장 편리한 최선의 방법은 채혈할 수 있는 사람에게 매달 혈액 56~110g을 채혈해 달라고 부탁하는 겁니다. 저도 이렇게 합니다. 이방법은 여성의 자연스러운 월경 주기에 일어나는 철 배출과 유사하고, 몸에 대사 스트레스를 부과하지 않습니다.

덧붙여서 건강에 해로울 정도의 철을 먹거나 흡수하지 않도록 조심해야 합니다. 여기에는 두 가지 방법이 있습니다.

철 흡수를 증가시키는 요인을 최소화한다

· 철로 된 냄비나 프라이팬을 사용하지 않습니다. 이런 조리 도구는 음식을 조리할 때 어느 정도 철을 침출합니다. 토마토소스 같은 산성식품을 철 냄비나 철 프라이팬에 조리하면 더 많은 철이 음식으로 스며듭니다.

· 철 성분이 '강화된' 시리얼 같은 가공식품이나 흰 빵을 먹지 않습니다. 이런 식품에 든 철은 저품질의 무기물 철로 녹과 비슷하며, 육류에 들어 있는 자연적인 헴철('혈액 속 철'이란 뜻입니다.)보다 훨씬 위험합니다.

· 철 함량이 높은 지하수를 마시지 않습니다. 마시는 물의 철 농도를 최소화하려면 철 침전제를 이용하거나 역삼투 여과 장치를 설치하면 됩니다.

· 철을 함유한 비타민과 무기물 영양보충제를 먹지 않습니다. 영양보충제 성분을 확인하세요.

- 식사할 때 비타민 C 영양보충제나 비타민 C를 강화한 주스를 마시지 않습니다. 이 방법은 철 흡수를 증가시킵니다. 아주 단순하게는 토마토와 소고기를 같이 먹어도 철 흡수량이 많아집니다.

- 동물 단백질을 과하게 먹지 않습니다. 3장에서 설명했듯이, 미국인은 대부분 단백질을 너무 많이 섭취하고 있습니다. 몸에서 필요한 양보다 훨씬 많이 먹어서 과잉의 단백질은 포도당으로 전환된 뒤 지방으로 저장되죠. 육류를 과량으로 섭취할 때 일어나는 또 다른 폐해는 육류에 많이 들어 있는 헴철로 인해 일어납니다. 강화식품에 들어 있는 무기물 철보다는 덜 해롭지만, 헴철이 이미 몸속에 풍부한 상황에서 철의 흡수를 저지할 기전이 우리 몸에는 없습니다. 그러니 여러분의 단백질 섭취 목표량을 꼭 지키세요.(체중 1kg당 단백질은 1g을 섭취합니다.)

- 술을 마시지 않습니다. 술은 여러분의 식단에 있는 철 흡수율을 높입니다. 예를 들어 여러분이 스테이크를 먹으면서 위스키 한 잔을 마시면 건강에 적당한 양보다 훨씬 많은 철을 흡수하게 될 겁니다.

철 흡수량을 조심스럽게 줄인다

- 홍차를 마십니다. 홍차는 철 흡수율을 약 95%까지 억제합니다.(녹차나 백차, 허브차는 같은 작용을 하지 않습니다.)

- 칼슘을 섭취합니다. 칼슘은 철 흡수를 억제합니다. 철 함량이 많은 식사를 할 때 칼슘 영양보충제를 먹으면 가장 좋겠죠.

- 붉은 포도주를 마십니다. 붉은 포도주는 음식에 들어 있는 철의 흡수율을 65%까지 억제합니다.

- 커피를 마십니다. 커피는 홍차와 비슷한 효과를 내며, 음식에 든 철의 흡수를 강력하게 억제합니다.[32]

- 음식을 먹지 않는 기간을 둡니다. 289쪽에 소개한 피크 단식을 하면 좋습니다. 피크 단식은 음식 속의 철 흡수를 억제하는 헵시딘 호르몬을 증가시킵니다.[33]

· 규칙적으로 운동합니다. 운동은 철의 총섭취량을 줄여서 몸이 철을 흡수하는 방식을 바꿉니다. 운동선수가 철 결핍 증상에 잘 걸리는 이유이기도 합니다.[34]

사혈을 할 수 없거나, 사혈이 너무 극단적인 방법이라고 생각하는 사람이 선택할 수 있는 마지막 전략은 저용량의 아스피린을 복용하는 것입니다. 아스피린은 오랫동안 심장 질환 위험을 낮춘다고 알려졌습니다. 아스피린의 효과는 혈액을 맑게 하는 것이라고 추측되었지만, 사실은 미량의, 가끔은 검출하기도 어려울 만큼 적은 출혈을 창자에서 일으켜 철 농도가 낮아지기 때문이라는 설명이 더 타당해 보입니다. 매일 아스피린을 먹으면 헌혈할 때와 똑같이 철 농도가 감소합니다. 물론 사혈과 똑같은 치료 효과를 얻으려면 상당히 오랫동안 복용해야 합니다. 장기간 저용량의 아스피린을 복용하면 식도암 발생률이 75% 낮아지고, 전체 암 발생률의 20%가 줄어들며, 암 전이 위험성을 50%까지 억제하는 항암효과가 있다는 수많은 논문이 발표된 바 있습니다. 그 이유는 철 농도가 낮아졌기 때문이라고 짐작할 수 있습니다.[35]

5장. 미토콘드리아 대사요법에 가장 적합한 음식

1장에서 설명했듯이, 미토콘드리아 대사요법의 강점은 세포 속 활성산소의 과다 생성을 피할 수 있다는 점입니다. 미토콘드리아 대사요법은 주로 세 가지 방법으로 이 균형을 유지합니다. 여러분이 섭취하는 음식(잠시 뒤에 설명할 겁니다.), 음식을 먹는 시기(10장에서 설명합니다.), 몸속의 철 농도 관리(4장에서 설명했습니다.)입니다.

이 장에서는 식품의 3대 영양소인 탄수화물, 단백질, 지방에 대해 설명하겠습니다. 각각의 범주에서 미토콘드리아 대사요법에 가장 잘 맞는 특별한 식품을 예로 들어 말할 겁니다.

이 장을 읽으면 무엇을 먹을지에 대한 생각이 바뀔 테니 먼저 식료품 목록부터 만드세요. 공식적으로 미토콘드리아 대사요법을 시작하기 전에 이 식품들을 당장 식단에 넣어 적응하는 시간을 갖는 것도 좋습니다. 이 목록에 오른 식품들은 모두 그 자체로 맛있기도 하지만,

이 식품을 요리해서 먹다 보면 여러분은 가공식품과 빵, 파스타 같은 고탄수화물 음식을 찾지 않게 될 겁니다. 이 장에서 영감을 받고 당장 식품 선택에 변화를 주세요.

탄수화물

여러분의 몸이 지방을 연료로 사용하고 활성산소 손상에 노출되지 않도록 훈련시키는 가장 효율적인 방법은 식단에서 순탄수화물량을 줄이는 겁니다.

미토콘드리아 대사요법에서는 순탄수화물을 제한하는 부분이 중요합니다. 포도당이 활성산소를 과량으로 생성하는 '지저분한' 연료일 뿐만 아니라 과량의 순탄수화물 섭취가 지방 연소를 억제하기 때문이죠. '순탄수화물'이라는 용어에 주목하세요. 순탄수화물은 총탄수화물에서 식이섬유를 뺀 것입니다. 따라서 미토콘드리아 대사요법은 저총탄수화물 식이요법이 아닙니다. 식이섬유는 장에서 유익한 단쇄지방으로 바뀌는 매우 중요한 탄수화물이기 때문입니다. 그보다는 저순탄수화물 식이요법이라는 편이 맞겠지요.

가공식품 포장의 영양 성분표를 자세히 보면 총탄수화물량이 표시되어 있습니다. 이 숫자는 내가 말하는 순탄수화물이 아닙니다. 식이섬유 함량을 확인해서 식이섬유 수치를 총탄수화물에서 빼야 합니다. 중요한 사실이니 꼭 이해해야 합니다. 아니면 식단 계획을 짜는

데 선택의 폭이 너무 좁다고 느끼게 될 테니까요.

식단에서 탄수화물이 급격하게 줄어들면 모자라는 열량을 다른 식품으로 메우게 됩니다. 미토콘드리아 대사요법에서는 비섬유성 탄수화물의 열량(과자, 설탕이 든 음료수, 빵, 파스타, 크래커, 감자칩, 프렌치프라이 등의 음식에서 나오는 열량)을 유기농 채소와 건강한 지방으로 대체합니다. 그러면 여러분의 몸은 지방을 주 연료로 태우는 방향으로 바뀌고 대부분의 만성 질환을 근본에서부터 감소시키게 될 것입니다.

미토콘드리아 대사요법을 따르면서 먹게 될 많은 양의 채소와 견과류, 씨앗류(조금 뒤에 소개할 겁니다.)는 하루에 필요한 식이섬유를 평균 미국인이 섭취하는 양보다 더 많이 제공합니다.

여러분이 먼저 챙겨야 할 채소는 저탄수화물 유형입니다. 셀러리, 푸른잎채소, 콜리플라워(상대적으로 탄수화물이 적습니다.)와 당근, 고구마, 감자(상대적으로 탄수화물이 많습니다.)를 떠올려 보세요. 물론 고구마는 유기농이고 비타민과 무기물 등 영양학적으로 장점이 많은 식품이지만, 미토콘드리아 대사요법을 지키기에는 탄수화물 함량이 너무 많습니다. 탄수화물은 몸에서 포도당으로 바뀐다는 사실을 잊지 마세요. 특히 프로그램을 시작하면 고구마 속의 탄수화물은 지방을 연소하는 방향으로 몸을 전환하는 과정을 방해할 수 있습니다.

자연 설탕을 함유한 과일도 일단 먹으면 모두 포도당으로 바뀝니다.(당 농도가 낮은 과일이 있기는 합니다. 이런 과일은 조심하면서 소량 먹을 수 있습니다. 여기에 대해서도 잠시 뒤에 설명하겠습니다.) 특히 미토콘드리아 대사요법을 시작한 지 얼마 되지 않았다면 과일을 적게 먹을수록 지방을 연소하는 방향으로 쉽게 전환할 수 있습니다.

미토콘드리아 대사요법에서 섭취할 수 있는 채소와 과일은 다음과 같습니다.

미토콘드리아 대사요법과 어울리는 채소

- 아스파라거스
- 아보카도
- 브로콜리
- 방울양배추
- 양배추
- 콜리플라워
- 셀러리
- 오이
- 케일
- 버섯
- 샐러드용 푸른 채소
- 익힌 푸른 채소
- 시금치
- 돼지 호박

지방에 적응한 후에는 다음 식품을 제한된 양이지만 먹을 수 있습니다.

- 가지

- 마늘

- 양파

- 설탕당근

- 후추

- 루타바가(스웨덴에서 나는 뿌리가 노란 순무의 일종—역주)

- 토마토

- 겨울 시금치(소량)

미토콘드리아 대사요법과 어울리는 과일

- 딸기류(한 줌)

- 자몽(몇 조각)

앞의 채소와 과일이 목록에 올라간 이유는 탄수화물이 적고 식이 섬유가 많기 때문입니다. 식이섬유는 건강에 매우 중요한 요소이므로 식품 외에 영양보충제로도 섭취하기를 권합니다. 식이섬유는 미토콘드리아 대사요법에서 네 가지 이유로 매우 중요한 구성요소입니다.

- **식이섬유는 몸속 유익균의 먹이입니다. 건강한 장내 미생물군은 건강을 최적화하는 데 필수요소입니다.**(장내 미생물군을 돌보아야 하는 이유와 방법에 관해 더 깊이 알려면 내 전작인 『쉽게 치유하기』를 참고하세요.)

- **여러분이 섭취하는 불용성 식이섬유는 소화되지 않고 몸속을 통과합니**

다. 반면 수용성 식이섬유는 단쇄지방산으로 바뀌어 여러분의 장내 미
생물군을 건강하게 키우고, 세포에서 연료로 사용되며, 중요한 생물 신
호 전달 분자로 이용됩니다.

· 식이섬유는 항영양소 작용을 합니다. 탄수화물 흡수를 막아서 결국 혈
당과 인슐린 농도가 치솟는 현상을 억제합니다.[1]

· 불용성 식이섬유는 장에 그물망을 만들고, 수용성 식이섬유는 그물망의
구멍을 메웁니다. 불용성 식이섬유와 수용성 식이섬유는 함께 장벽을
만들어서 간을 보호합니다.

나는 오랫동안 식이섬유가 건강에 미치는 유익한 영향에 관심이
많았습니다. 의과대학을 다니던 1970년대에는 친구들이 내게 '식이
섬유 박사'라는 별명을 붙여 주었죠. 나는 지금도 식이섬유가 고품질
(유기농이면 더 좋겠죠.) 채소에서 나온 저순탄수화물이라면 유익할 것
이라고 굳게 믿고 있습니다.(다행스럽게도 나는 식이섬유 박사라는 별명은
졸업했습니다.)

식이섬유가 총체적인 건강과 장수에 유익하다는 점은 의심의 여지
가 없습니다. 좋은 먹이를 공급해서 건강한 장내 미생물군의 증식을
촉진해 질병 위험도를 낮추는 긍정적인 기능도 있습니다. 최근에는
건강해지려면 장이 건강해야 한다는 사실이 명백하게 밝혀졌습니다.

장내 미생물군이 식이섬유를 풍부하게 먹으면 면역 기능을 조절하
고 뇌 건강도 개선하는 화합물을 생성합니다. 이 화합물은 면역세포
인 조절 T 세포 수를 증가시킵니다. 조절 T 세포는 혈액세포를 형성

하는 조혈 작용에도 관여합니다.

식이섬유가 결핍되면 유익한 장내 미생물군이 굶게 되어 건강이 나빠집니다. 이는 면역체계에 부정적인 영향을 미쳐서 자가 면역 질환을 일으킬 뿐만 아니라, 장내 보호벽을 파괴해 장 누수 증후군을 일으킵니다. 장 누수 증후군을 앓는 사람은 종종 전신 염증 반응과 염증성 질환으로 고통받습니다.

과학자는 식이섬유가 많은 식단은 원인과 상관없이 조기 사망 위험률을 낮춘다는 사실도 발견했습니다. 생명을 위협하는 수많은 만성 질환, 즉 2형 당뇨병, 심장 질환, 뇌졸중, 암의 위험도를 낮추기 때문으로 보입니다.

연구 결과는 고식이섬유 식이요법이 콜레스테롤과 혈압의 감소, 인슐린 민감도의 향상, 염증 반응 감소와 같은 유익한 현상과도 관련 있다고 밝혔습니다. 이 모든 반응은 여러분의 사망 위험에 영향을 미칠 수 있죠. 식이섬유는 두 종류가 있습니다.

- **수용성 식이섬유**는 오이, 딸기류, 콩, 견과류에 들어 있으며, 장에서 겔 형태의 덩어리를 형성해서 소화 작용을 늦추는 역할을 합니다. 더 오래 포만감을 느끼게 해서 체지방 감량을 돕기도 합니다. 포도당 흡수도 늦춰서 인슐린 농도도 낮춥니다. 수용성 식이섬유는 장에서 발효되어 장내 미생물군의 건강을 유지하는 데 중요한 역할을 합니다.

- **불용성 식이섬유**는 푸른잎채소, 줄기콩, 셀러리에 들어 있으며, 소화 과정에서 소화되지 않습니다. 장점은 수없이 많지만 가장 중요한 두 가지만 설명하면, 독소를 제거하고 장의 pH를 안정시켜 해로운 미생물에 적

대적인 환경을 조성합니다. 불용성 식이섬유는 부산물을 빠르게 이동시켜 규칙적인 장운동을 유지하게 도와줍니다. 또 대변을 정상화하는 데도 뛰어난 능력을 발휘합니다. 변비에 걸리면 대장으로 물을 끌어와서 부피를 늘려 대변을 부드럽게 만듭니다. 변이 묽다면 과잉의 물을 흡수해서 변을 단단하게 만듭니다. 불용성 식이섬유는 장 표면을 문질러 청소도 합니다. 장을 충분히 문질러서 독소와 찌꺼기를 제거하지만 장벽을 보호하는 점막까지 제거하지는 않습니다. 주목해야 할 또 다른 사실은 불용성 식이섬유가 무기물이나 약물과 결합해서 독소와 찌꺼기를 제거할 수 있다는 점입니다. 따라서 식이섬유 영양보충제를 먹을 때는 타이밍이 중요합니다. 수용성 식이섬유를 먹기 한 시간 전이나 후에 먹어야 가장 좋은 효과를 볼 수 있습니다.

많은 식품 특히 채소, 과일, 견과류, 씨앗류는 수용성과 불용성 식이섬유를 모두 함유하고 있습니다. 식이섬유는 하루 최소 35g, 이상적으로는 50g 이상을 유기농 식품에서 섭취하도록 권하지만 두 배, 혹은 세 배를 섭취해도 좋습니다. 나는 하루에 두 배 반에 해당하는 75g을 섭취합니다.

권장량인 35g을 섭취하지 못하거나, 총량은 채웠지만 그보다 더 많이 섭취해서 혜택을 누리고 싶다면, 유기농 차전자(부록 B에 차전자에 대해 자세한 정보를 실었습니다.)로 보충하면 됩니다. 수용성 식이섬유를 보충하는 상대적으로 값싸고 쉬운 방법입니다. 나는 유기농 차전자를 한 숟가락씩 하루에 세 번 먹습니다. 유기농이 아닌 차전자는 살충제 덩어리일 테니 먹으면 안 됩니다. 유기농 차전자 가루는 MCT 기름

(곧 상세히 설명할 겁니다.)을 섭취할 때 많은 사람이 겪는 묽은 변을 조절해 줍니다. 식이섬유를 추가로 섭취하기 위해 나는 두세 숟가락 정도의 치아시드를 매일 먹습니다. 더불어 아마씨 한 숟가락을 밤새 불렸다가 아침에 스무디에 섞어 먹습니다. 여러분의 장이 대량의 식이섬유에 익숙해지지 않았다면 서서히 양을 늘려 나가는 편이 좋습니다. 식이섬유를 한꺼번에 대량으로 섭취하면 여러분의 장내 미생물군이 다시 적응할 때까지 가스가 차고, 복부 팽만감이 느껴지며, 변비에 걸릴 수도 있습니다.

안전한 설탕 대체재 세 가지

미토콘드리아 대사요법의 효과를 보려면 단것을 좋아하는 식성을 억누르고 인공적이든 자연산이든 거의 모든 감미료를 먹지 말아야 합니다. 이 일이 얼마나 힘든 일인지 나도 알고 있습니다. 하지만 좋은 소식이 있습니다. 일단 지방 연소 스위치를 만들면 설탕에 대한 갈망은 아마 마술처럼 사라질 겁니다. 식사 후 디저트가 필요하다는 생각이 더는 들지 않고, 떨어진 에너지를 보충하려고 오후 3시에 먹던 달콤한 과자를 찾지 않게 됩니다.

· **당알코올은 설탕처럼 달지는 않지만 열량이 '0'인 것은 아닙니다.**
   당알코올에는 에리스리톨, 자일리톨, 소르비톨, 말티톨, 마니톨, 글리세롤이 있습니다. 설탕처럼 달지는 않고 열량도 거의 없지만 열량이 '0'인 것은 아닙니다. 그러니 이런 감미료가 든 식품 포장지에 쓰인 '설탕 무첨가'라는 말에 현혹되지 마세요. 식품에 설탕 무첨가, 저당분이라고 쓰여 있더라도 모든 식품의 영양 성분표에 기재된 열량과 탄수화물 함량을 자세히 읽어야 합니다.

에리스리톨은 케토 세계에서 최고의 지위를 차지하면서 모든 요리법에서 자일리톨을 대체하고 있습니다. 에리스리톨은 두루 사용하기에 좋고, 자일리톨과 달리 장에서 발효되지 않으며, 장내 미생물군을 파괴한다는 증거도 없습니다. 그러나 에리스리톨에 너무 의존하지 않도록 사용을 자제하라고 권하고 싶습니다.

당알코올이 설탕보다 열량이 적은 이유 중 하나는 몸에 완전히 흡수되지 않기 때문입니다. 대신 당알코올은 대부분 장에서 발효됩니다. 그래서 당알코올이 함유된 식품을 너무 많이 먹으면 배에 가스가 차고 설사를 하게 되죠. 널리 사용하는 말티톨은 고순탄수화물 작물인 뉴포테이토만큼이나 혈당을 높인다는 사실도 기억하세요. 그에 비해 자일리톨과 에리스리톨은 혈당에는 별 영향을 미치지 않으니 단것이 필요할 때 조금씩 맛보는 용도로는 제격입니다.

요약하면 당알코올 중 몇 종류는 적절히 섭취하면 고도로 정제한 설탕, 과당, 인공감미료를 대체할 뛰어난 식품입니다. 다양한 당알코올 중에서 자일리톨과 에리스리톨이 가장 좋은 후보죠. 자일리톨은 실제로 충치가 생기지 않는 장점이 있습니다. 대체로 자일리톨은 상당히 안전하고 유익한 감미료입니다.(덧붙이자면 자일리톨은 개나 몇몇 동물에게는 해로우므로 반려동물이 먹지 않도록 주의해야 합니다.)

· **스테비아는 단맛이 나는 허브로 완벽하게 안전한 식품입니다.**

남아메리카에서 자라는 스테비아 식물의 잎에서 추출하는 스테비아는 액체나 가루로 살 수 있고, 자연 상태 그대로도 완벽하게 안전한 식품입니다. 거의 모든 요리나 음료에 단맛을 더할 수 있지만 조심해서 사용해야 합니다. 단맛이 너무 강해서 조금만 넣어도 음식이 굉장히 달아지니까요. 트루비아는 스테비아의 특정 성분만 뽑아서 만든 제품으로 스테비아 식물 전체를 이용하지 않아서 스테비아와 같은 효과가 있다고 보기 어렵습니다. 보통 식물은 모든 성분의 상승 작용으로 총체적인 건강을 개선하는 효과를 얻을 수 있는데, 종종 식물체에는 손상을 일으킬 가능성에 대항하는 '내장된 예방책'이 있기도 합니다. 트루비아는 매우 훌륭한 설탕 대체재로 밝혀질 수도 있지만, 이 물질을 열정적으로 치켜세우기 전에 더 자세히 살펴봐야 한다고 봅니다. 아직 안전성을 입증할 증거가 충분하지 않습니다.

· **나한과는 단맛이 설탕보다 200배나 강합니다.**

나한과는 스테비아와 비슷한 또 다른 자연 감미료인데, 스테비아보다 조금 더 비싸고 구하기도 힘듭니다.

중국에서 나한과 열매는 오랜 세월 동안 감미료로 사용되었는데, 단맛이 설탕보다 200배나 강합니다. 2009년에 미국식품의약국 그라스 목록(FDA GRAS, 보편적으로 안전하다고 여겨지는 물질)에 올랐습니다.

지방

미토콘드리아 대사요법이 고지방 식이요법이라는 점은 명백합니다. 대사를 지방 연소로 전환하려면 열량 대부분을 지방에서 얻어야 합니다. 하지만 섭취할 지방을 선택할 때는 현명해져야 합니다.

반드시 건강한 지방을 선택해야 하고(잠시 뒤에 자세히 설명하겠습니다.), 산업적으로 가공한 지방은 모두 제외해야 합니다. 여기에는 샐러드드레싱이나 땅콩버터, 마요네즈 대부분, 가공식품이나 포장식품에 든 트랜스지방뿐만 아니라 카놀라유, 땅콩기름, 면실유, 옥수수기름, 콩기름 같은 식물 기름도 포함됩니다. 식품의 상표뿐만 아니라 영양성분표도 꼭 읽어야 합니다. 만약 '경화유지'가 재료에 포함되어 있다면 비록 상표에 표기할 의무가 없는 미량이더라도 그 식품은 트랜스지방을 포함한 제품입니다.

1장에서 자세히 설명했듯이 정제한 기름은 다양한 이유로 치명적입니다. 오메가-6 지방과 오메가-3 지방 비율의 균형을 무너뜨리고, 산화 반응에 민감합니다.(미토콘드리아 안에 활성산소 폭풍을 일으켜 손상을 입히죠.) 또 대부분 글리포세이트 범벅인 유전자 변형 식물에서 추출하므로 고농도의 살충제가 들어 있고, 열을 가하면 휘발성이 강해지면서 더 해로운 물질이 됩니다.

여러분이 미토콘드리아 대사요법을 시작하기로 결심했는데, 현재의 고탄수화물 열량을 산업적으로 가공한 지방 열량으로 대체한다면 이 식이요법의 혜택을 전혀 누리지 못할 겁니다. 대신 미토콘드리아에 더 큰 해를 입히고 건강을 망치겠죠.

깨끗하게 연소되고 미토콘드리아를 치유하도록 도와주는 지방을 지금부터 소개하겠습니다.(풀을 먹고 자란 소고기나 방목한 달걀 등은 단백질과 함께 결합되어 있으므로 이런 식품은 단백질을 설명할 때 소개하겠습니다.)

- 유기농, 풀을 먹고 자란 소에서 나온 버터와 기(ghee)
- 코코넛 밀크
- 닭기름
- 오리 기름
- 코코넛 기름
- MCT 기름
- 아보카도 기름
- 엑스트라 버진 올리브유

코코넛 기름과 MCT 기름

코코넛 기름은 수천 년 동안 식용으로, 그리고 미용으로 이용되었습니다. 대개 우리 몸에 해로운 바이러스부터 세균, 원생생물까지 다양한 미생물을 방어하는 고품질 지방의 훌륭한 원료입니다.

코코넛 기름 중 약 50%는 자연에서는 발견하기 힘든 라우르산을 함유하고 있습니다. 사실 코코넛 기름은 어떤 식품보다 라우르산을 많이 함유하고 있습니다. 우리 몸은 라우르산을 모노라우린으로 전환하며, 모노라우린은 모노글리세리드(지방 하나가 글리세롤 분자에 결합한 형태로, 지방 세 개가 있는 트리글리세리드와는 다릅니다.)로 HIV, 헤르페스 바이러스, 인플루엔자 바이러스, 홍역 바이러스, 그램 음성 세균, 람블편모충 같은 원생생물 등 지질막을 가진 병원체를 파괴할 수 있습니다.

빠르게 작용하는 공복감 억제제이자 에너지 부스터이므로 코코넛 기름을 한 숟가락만 먹어도 충분합니다. 코코넛 기름을 차나 커피에 감미료로 대신 넣어도 좋습니다. 코코넛 기름은 지용성 비타민 흡수를 도와주므로 코코넛 기름을 한 숟가락 먹을 때 비타민제를 함께 먹으면 효율성을 높일 수 있습니다.

미토콘드리아 대사요법의 장점을 누리려면 식단에 MCT 기름도 넣는 편이 좋습니다.

MCT(중쇄트리글리세리드) 기름은 코코넛 기름을 더 농축한, 사촌 격인 기름입니다. 코코넛 기름에서 추출해서 상업적으로 판매하는 대부분의 MCT 기름은 동량의 카프릴산(C8, 탄소 원자가 8개 들어 있는 분자 구조의 지방산)과 카프릭산(C10, 탄소 원자가 10개 들어 있는 분자 구조의 지방산)으로 구성됩니다.

보통 우리가 지방이 많은 음식을 먹으면 지방은 주로 소장에서 담즙염과 췌장 효소인 리파아제에 의해 분해됩니다. 하지만 MCT 기름은 이 과정을 피해 갈 수 있습니다. MCT 기름은 장막을 통과해서 간문맥을 통해 직접 간으로 이동합니다. 일단 간에 도착했을 때 몸 상태가 영양적 케톤증을 유지한다면, 혹은 지방을 연소한다면, MCT 기름은 재빨리 케톤으로 전환되어 혈액을 통해 몸과 뇌 속으로 퍼져 나가 청정 연료로 사용됩니다.

이런 이유 외에도 MCT 기름은 냄새도 없고 맛도 느껴지지 않아서 여분의 지방으로 섭취하기에 좋습니다. MCT 기름은 에너지로 빠르게 전환되므로 여러분이 공복감을 심하게 느끼는데 적절히 섭취할 식품이 없을 때 좋습니다.

유일한 문제점은 이 식품을 섭취할 때 작은 대가가 따른다는 점입니다. 간이 대량의 지방을 빠르게 대사하는 데 익숙하지 않아서 지방을 장으로 되돌려 보낼 수도 있는데, 그러면 소화불량이나 묽은 변을 볼 수 있습니다. 그러므로 천천히 시작하고 서서히 양을 늘려서 내성을 길러야 합니다.(MCT 기름은 변비 증상을 완화하는 데 도움이 되지만 변비를 없애기 위해 과량으로 섭취해서는 안 됩니다.)

처음에는 하루 한 티스푼으로 시작합니다. 음식에 섞어서 섭취하는 편이 좋고, 변이 묽어지지 않고 다른 장내 증상이 없으면 점차 양을 늘리세요. 끼니마다 한두 테이블스푼을 먹는 사람도 있지만, 대개 하루에 한두 테이블스푼이면 충분합니다. 언제든 소화불량이 나타나면 이전의 양으로 줄여서 섭취하고 며칠 동안은 양을 늘리지 않습니다. 식이섬유 섭취량을 늘리면 MCT 기름 때문에 생기는 설사와 복부 팽만감을 막을 수 있습니다. MCT 기름 1테이블스푼마다 식이섬유 약 25g을 먹으면 충분합니다.

나는 더 비싸기는 하지만 순수한 C8(카프릴산)을 섭취합니다. 카프릴산은 C8과 C10(카프릭산) 지방이 50:50으로 섞인 대부분의 MCT 기름보다 더 빠르고 효율적으로 케톤으로 전환됩니다. 소화도 훨씬 잘 됩니다. 어떤 MCT 기름을 사더라도 빛을 막아 주는 불투명한 병에 담아 햇빛이 닿지 않는 곳에 보관해야 합니다.

MCT 기름은 요리용 기름으로는 잘 사용하지 않지만, 몇몇 조리법에는 사용할 수 있습니다. 160℃ 이상으로만 가열하지 마세요. 예를 들어 마요네즈나 샐러드드레싱을 만들 때 사용하는 요리 기름의 일부를 MCT 기름으로 대체할 수도 있고, 채소와 섞어서 소스를 만들거나 스무디나 수프에 넣을 수도 있습니다. 커피나 차에 기 같은 다른 지방과 함께 섞어서 에너지 부스터로 마셔도 좋습니다.

꼭 기억해야 할 것이 하나 있습니다. MCT 기름은 빠르게 연료로 전환되어 뇌와 심장에 사용되므로, 밤에 섭취하면 정신이 너무 또렷해져서 잠들기 어려울 수 있습니다. 그렇지만 미토콘드리아 대사요법 프로그램을 제대로 따르고 있다면 잠들기 최소 세 시간 전에는 모든 음식 섭취를 금지하고 있을 테니(10장에서 자세히 설명합니다.) 이 효과는 걱정하지 않아도 됩니다.

※주의: 간암, 간 기능 장애, 광범위한 간암 전이, 간 질환이 있는 사람은 MCT 기름을 섭취하면 안 됩니다. 그래도 코코넛 기름은 섭취할 수 있습니다.

아보카도

아보카도는 건강에 가장 좋은 식품 중의 하나입니다. 나는 매일 하나에서 세 개까지 먹습니다. 아보카도는 쉽게 에너지로 연소할 수 있는 건강한 불포화지방 공급원이며, 비타민과 항산화제도 들어 있는 뛰어난 식품입니다. 이 슈퍼 과일은 수많은 장점이 있습니다.

· **몸무게가 줄어듭니다.**
  《영양학》에 발표된 논문에 따르면, 표준 점심 식사에 아보카도 반 개를 곁들이면 아보카도를 먹지 않은 사람과 비교할 때 식사를 마친 후 3시간 뒤에 느끼는 공복감이 40% 줄어들고, 5시간 뒤에 느끼는 공복감은 28% 줄어든다고 합니다. 이 논문은 아보카도가 혈당을 조절하는 데 도움이 된다는 사실도 발견했습니다.[2]

- **영양이 풍부합니다.**

아보카도에는 건강에 좋은 필수 영양소가 20여 종이나 들어 있고, 여기에는 포타슘, 비타민 E, 비타민 B, 엽산이 포함됩니다. 포타슘은 심장 기능과 뼈 건강, 소화 작용, 근육 기능에 중요하며, 몸속 모든 세포와 조직, 기관이 적절한 기능을 수행하는 데 필수요소입니다.[3] 다양한 식품에 들어 있지만 미국 성인의 2%만이 하루 권장량을 섭취합니다.[4] 이 사실은 특히나 골칫거리입니다. 나트륨이 일으키는 고혈압 증상을 포타슘이 상쇄하기 때문이죠. 나트륨과 포타슘 비율의 불균형은 고혈압을 일으킬 뿐만 아니라 심장 질환이나 뇌졸중 같은 수많은 질병의 원인이 될 수 있습니다.

아보카도 두 개 반을 매일 먹으면 포타슘의 하루 권장량인 4,700mg을 섭취할 수 있습니다. 덧붙여서 아보카도는 마그네슘 40mg을 포함하고 있으며, 이는 마그네슘의 하루 권장량의 10%에 해당합니다.

마그네슘은 칼슘과 균형을 이루는 중요한 무기물입니다. 한 조사를 보면, 미국인의 최대 80%는 마그네슘 결핍 상태일 수 있습니다. 원인불명의 피로감이나 쇠약감이 들고, 비정상적인 심장 박동, 근육경련, 눈꺼풀 떨림이 있다면 마그네슘이 부족해서 그럴 수도 있습니다.

아보카도는 비타민 C와 비타민 E를 상당량 함유하며, 식이섬유도 아보카도 반 개에 4.6g이나 들어 있어[5] 아보카도를 먹으면 영양소 종합선물세트를 먹는 것이나 다름없습니다.

- **영양소 흡수를 촉진합니다.**

건강한 지방이 많이 들어 있는 아보카도는 다른 식품에서 나온 지용성 영양소가 잘 흡수되도록 돕습니다. 《영양학》에 발표된 논문을 보면, 신선한 유기농 아보카도를 주황색 토마토소스나 날당근과 함께 먹으면 카로티노이드 흡수를 촉진하고, 이들을 활성화된 형태의 비타민 A로 전환한다고 합니다.[6] 2005년 논문도 샐러드에 아보카도를 넣으면 카로티노이드 항산화 분자가 3~5배 더 흡수되어 우리 몸을 활성산소에 의한 손상에서 보호한다는 비슷한 결과를 내놓았습니다.[7]

· __암과 맞서 싸웁니다.__

아보카도에 들어 있는 아보카틴 B는 매우 희귀하고 치명적인 암인 급성 골수성 백혈병에 맞서는 물질로 밝혀졌습니다. 아보카도 지방은 건강한 세포는 건드리지 않고 백혈병에 걸린 줄기세포만 제거합니다.[8] 아보카도는 암에 저항하는 카로티노이드가 풍부한데, 카로티노이드는 주로 아보카도 과육 중에서도 껍질에 가까운 어두운 초록색 부분에 많습니다.

나는 여행할 때도 아보카도를 챙겨 갑니다. 가방 속에서 부딪혀도 뭉개지지 않도록 아주 단단한 것을 골라 넣으면 여행하는 중에 적절한 정도로 숙성합니다. 단단한 보관 용기라면 무엇이든 괜찮은데, 나는 딱딱한 종이 튜브에 넣어서 화물칸에서 눌려도 으깨지지 않도록 합니다.

아보카도는 살충제에 관해서는 가장 안전한 작물로 평가받습니다. 두꺼운 껍질이 살충제가 과육으로 스며드는 것을 막아 주기 때문이죠. 따라서 비싼 유기농 아보카도를 살 필요가 없습니다. 내 연구팀에서 여러 나라의 다양한 농장에서 파는 아보카도를 구매해 시험했는데, 해로운 화학물질이 나온 적은 한 번도 없었습니다.

항산화 물질이 최고로 농축된 부분을 보존하려면 아보카도 껍질을 벗길 때 바나나 껍질을 까듯이 손으로 벗겨야 합니다. 아보카도를 잘 까는 방법은 다음과 같습니다.

· 먼저 아보카도를 씨 주변을 둘러가며 길게 자릅니다.
· 각각의 반쪽을 잡고 반대 방향으로 비틀어서 씨앗에서 과육을 분리합니다.
· 씨앗을 제거합니다.
· 각각의 과육을 길게 반으로 자릅니다.
· 엄지손가락과 집게손가락을 사용해서 과육 껍질을 벗깁니다.

※주의: 라텍스 알레르기가 있다면 아보카도와 교차 반응(면역 반응을 일으킬 때 항체가 항원이 아닌 유사 항원이나 유사 구조를 가진 항원과도 반응하는 현상—역주)을 일으킬 수 있습니다. 또 계절 알레르기가 있다면 꽃가루가 날릴 시기에는 아보카도에도 알레르기를 일으킬 수 있습니다. 알레르기를 일으키거나 민감해지지 않도록 특정 시기에는 아보카도를 섭취하는 일을 잠시 중단해도 좋습니다.

아보카도는 한 가지 심각한 단점이 있습니다. 아보카도는 비싸고, 특히 아보카도가 재배되지 않는 나라에서는 더 비쌉니다. 그러니 조금이라도 싸게 사려면 세일할 때를 이용하세요. 초록색이고 돌처럼 단단한 것을 고르면 냉장고에 최대 석 달까지 보관할 수 있습니다. 먹기 이틀 전에 냉장고에서 꺼내 두면 딱 알맞게 숙성합니다.

올리브와 올리브유

올리브는 특별히 주목해야 할 식품입니다. 올리브유 100g에는 지방이 거의 100g이 들어 있는데, 불포화지방이 77g, 다중불포화지방이 8.4g, 포화지방이 13.5g이 들어 있습니다. 올리브는 짭짤하고 만족스러운 간식으로 포만감을 주는 훌륭한 식품이며, 샐러드에도 잘 어울립니다. 식단에 올리브를 더하면 건강하게 지방을 섭취할 수 있습니다. 올리브와 올리브유, 올리브 속 화합물은 다음과 같은 측면에서 건강에 좋습니다.

- **항산화 물질의 보고입니다.**
  올리브는 고품질의 항산화 물질을 함유합니다. 여기에는 페놀(하이드록시티로솔, 티로솔), 폴리페놀(올러유러핀 글루코시드), 올러유러핀이 있으며, 특히 이 물질은 올리브에만 들어 있습니다. 올리브의 항산화 특성은 비타민 E보다 강력합니다.

· **심장을 보호합니다.**

올리브와 올리브유에 들어 있는 대부분의 지방은 불포화지방인 올레산으로, LDL 콜레스테롤 농도와 혈압을 낮춰서 심장 질환의 위험을 낮춘다고 알려졌습니다. 올러유러핀은 올리브에 들어 있는 항산화 물질로 LDL 콜레스테롤의 산화 반응을 억제하고 산화 스트레스를 낮출 수 있습니다.

· **항암 작용을 합니다.**

올리브에 든 항산화제와 항염증제, 항암 화합물은 암 예방에 유용합니다. 예를 들어 올리브와 올리브유에 든 화합물은 종양 억제 유전자와 예정된 세포 자살을 일으키는 세포 자살 유전자를 활성화합니다.[9]

· **항노화 작용을 합니다.**

엑스트라 버진 올리브유에 있는 페놀의 일종인 티로솔은 회충의 수명을 연장하고 스트레스 저항력을 높입니다.[10] 올리브에 든 올러유러핀과 또 다른 항산화제인 하이드록시티로솔, 스쿠알렌도 피부를 자외선에서 보호할 수 있습니다. 올러유러핀은 특히 피부 보호에 좋으며, 피부에 직접 항산화 작용을 일으킵니다.[11]

· **뼈 건강에 좋습니다.**

올리브유와 올리브를 섭취하면 노인성 골다공증의 뼈 손실을 막아 준다는 사실이 동물실험에서 밝혀졌습니다. 노인 127명을 대상으로 한 연구에서 버진 올리브유가 풍부한 지중해식 식단을 2년 동안 섭취하면 뼈를 구성하는 단백질이 증가한다는 사실이 밝혀졌습니다. 이는 올리브에 뼈를 보호하는 효과가 있다는 뜻입니다.[12] 엑스트라 버진 올리브유에 들어 있는 페놀 화합물도 뼈를 만드는 조골세포 증식을 촉진합니다.[13]

품질 좋은 올리브를 구하는 일은 상대적으로 쉽지만(구멍 모양이 온전하고 캔이 아니라 유리병에 담긴 제품을 고르세요.), 올리브유의 경우는 좀 다릅니다. 미국 약전의 식품 사기 데이터베이스에 따르면,[14] 올리브유는 헤이즐넛 기름, 대두 기름, 옥수수기름, 해바라기씨 기름, 야자유, 참기름, 포도씨 기름 같은 저품질의 값싼 기름과 섞어 고의로 희석하는 일이 흔하며, 가짜 식품 검사를 피해 가려고 종종 사람이 먹지 않는 더 낮은 등급의 올리브유와 섞기도 합니다. 믿을 수 없는 일이지만 섞은 기름은 상표에 표시하지 않으며, 대부분은 이런 올리브유의 순도를 식별할 수 없습니다.

2016년 「60분」이라는 프로그램에서 이탈리아 올리브유 산업을 파헤치며 마피아가 이런 부패를 저지른다고 고발했습니다. 이탈리아 올리브유 산업계는 값싼 오메가-6 식물성 기름, 주로 해바라기씨 기름을 대량으로 섞어서 해마다 17조 640억 원을 부당하게 취득했습니다. 가능하다면 사기 전에 맛을 보세요. 품질을 보장하는 데 꼭 필요한 과정은 아니지만(아주 미묘한 차이를 구별하는 훈련을 받지 않았다면 말이죠.), 가장 신선한 기름을 고를 수는 있습니다. 그리고 집에서 뚜껑을 열고 맛보았을 때 산패하거나 '상한' 것 같다면 가게에서 환불받으세요.

요리용 기름으로는 올리브유보다 코코넛 기름이 더 적합합니다. 코코넛 기름은 열 손상에 대한 저항력이 있어서 조리해도 안전한 유일한 기름입니다. 엑스트라 버진 올리브유는 차가운 요리에는 훌륭하게 어울리지만, 이 민감한 기름은 높은 온도로 가열하면 분자 구조가 분해되면서 활성산소가 생성되어 손상되기 쉽습니다. 하지만 높은 열을 가하는 조리법은 어떤 기름이든 심지어 코코넛 기름조차도 손상하기 마련입니다. 나는 인덕션 기구를 사용해서 음식을 조리합니다. 보통 60~65℃로 조리하지만 인덕션을 사용하면 38℃ 이하로 식품을 조리하게 됩니다.

불포화지방이 많아서 산화 스트레스에 약하다는 점 외에도 엑스트라 버진 올리브유는 차갑게 사용할 때도 심각한 단점이 있습니다. 바로 상하기 너무 쉽다는 점이죠. 클로로필이 들어 있어서 변질되기 쉽고 상당히 빨리 산패합니다.

단백질

자연에서 거의 모든 동물 단백질의 공급원은 엄청난 양의 지방 공급원이기도 합니다. 단백질 하루 권장량을 넘기는 일 없이 지방의 하루 할당량을 채우려면 저지방 유제품이나 '지방이 없는' 고기는 먹지 말아야 합니다. 대신 단백질을 섭취할 때 고지방 단백질 식품을 주로 선택하세요. 예를 들면 껍질이 없는 닭가슴살보다 껍질이 붙은 닭다리를 선택합니다.

9장에서 언급하겠지만 단백질 섭취량은 하루 세 끼를 먹는다고 할 때, 식사 때마다 여성은 12~15g, 남성은 15~20g 정도 먹어야 합니다. 하지만 면역 기능이 손상되었거나, 수술이나 질병에서 회복하는 단계거나, 신체 활동량이 많을 때라면 25%가량의 단백질을 더 섭취하는 것이 좋습니다.

처음 고지방 식이요법을 접했을 때는 동물성 식품을 먹지 않고도 단백질의 하루 권장량을 충족할 수 있다는 사실을 이해하지 못했습니다. 동물성 식품은 대개 가축 사육장에서 기른 동물에서 나오며 환경, 가축의 삶의 질, 가축이 생산하는 고기 속 영양소가 떨어집니다.(오해가 없도록 말해 두자면, 나는 동물성 식품을 먹는 데 찬성이지만 대신 방목해서 키우고 호르몬이나 항생제를 투여하지 않은 가축만 먹자는 주의입니다. 미국목초사육협회(AGA)가 만든 '미국목초사육' 인증을 확인하세요.) 지금은 더 많은 사실을 알고 있습니다. 견과류와 씨앗류는 뛰어난 단백질 공급원으로 1/4컵에 평균 4~8g의 단백질이 들어 있고, 채소는 대부분 30g당 1~2g의 단백질을 함유합니다. 하루에 단백질 45~55g이라면 식물성 식품으로도 쉽게 채울 수 있습니다.

해산물

인간의 건강에서 가장 중요한 단 하나의 지방을 꼽으라면 DHA를 들 수 있습니다. DHA는 연료로 연소되지 않고 직접 세포막과 미토콘드리아 막에 통합되는 유일한 지방입니다. 해산물은 오메가-3 지방인 EPA와 DHA의 이상적인 공급원이죠.

수은을 비롯한 오염물질에 물이 심각하게 오염되고 있으므로 해산물을 선택할 때는 신중해야 합니다. 오염 정도가 낮고 건강한 오메가-3 지방을 많이 함유한 생선에는 알래스카 연어와 홍연어가 있습니다. 두 종 모두 양식할 수 없으므로 야생에서 잡아들입니다. 홍연어는 생애 주기가 짧아서 수은과 독소를 높은 농도로 축적할 시간이 적습니다. 덧붙여서 두 종의 연어는 자기보다 작은 생선을 먹지 않아서 독소의 생물 농축 현상이 줄어듭니다.

생선이 먹이사슬의 하위층에 가까울수록 오염물질을 몸속에 축적할 가능성이 적으므로, 해산물 중 안전한 먹을거리는 정어리, 멸치류, 고등어, 청어 같은 작은 생선입니다. 정어리는 오메가-3 지방이 가장 많이 농축된 공급원 중의 하나로, 한 마리가 하루 권장량의 50%를 함유해서 동물성 오메가-3 지방의 식품 공급원으로는 최고로 꼽힙니다.[15] 올리브유에 담긴 정어리 말고 물에 담긴 정어리를 사야 하는 점만 주의하세요. 정어리를 보관하는 데 사용하는 올리브유는 사람이 먹기에 적당한 등급의 기름이 아닙니다.

· **양식 생선은 피하세요.**

양식 연어가 알래스카 야생 연어보다 더 많고 값도 싸지만 양식 연어는 영양소가 뒤떨어지고, 환경적 결점이 있으며, 염료가 더해지고, 건강을 위협하는 다른 요인도 있을 수 있어서 나는 양식 연어는 권하지 않습니다.

가장 중요한 점은 오메가-6 지방을 다섯 배나 많이 함유하고 있다는 점입니다. 보통의 미국인은 이미 오메가-6 기름을 필요한 양보다 10~20배나 더 많이 섭취하고 있습니다. 대체로 양식 연어는 지방 함량이 14.5~34%가량이지만 야생 연어는 지방 함량이 5~7%밖에 되지 않습니다. 많은 독소가 지방에 거의 바로 축적되므로 양식 연어는 야생 연어보다 축적한 독소량이 훨씬 많습니다.

양식 생선은 밀집 동물 사육시설에서 생산하는 소고기나 돼지고기와 똑같은 문제도 안고 있습니다. 즉 대량의 항생제와 살충제가 사용되며 GMO 사료를 먹는 문제가 발생하죠. 해양 보호 활동을 하는 국제 단체인 오세아나의 최근 조사에 따르면, '자연산'으로 표시된 생선의 80%가 실제로는 양식한 생선이며, 여기에는 연어도 포함된다고 합니다. 식당에서 파는 연어의 90~95%는 양식 연어지만, 메뉴판에는 '자연산'이라고 표시되기도 하죠.[16]

부정확한 표기가 난무하는 가운데, 여러분이 먹는 연어 필렛이 자연산인지 양식인지 어떻게 구별할 수 있을까요? 우선 연어 살을 보면 단서를 찾을 수 있습니다. 자연산 홍연어는 자연스럽게 축적되는 강력한 항산화제인 아스타크산틴 때문에 밝은 붉은색입니다. 홍연어는 실제로 자연산 아스타크산틴 농도가 가장 높은 식품 중의 하나입니다.

또 자연산 연어는 아주 날씬해서 살코기 사이에 보이는 지방층인 흰 줄도 상당히 얇습니다. 만약 생선이 옅은 분홍색이거나, 염료로 붉게 물들었거나, 지방층인 흰 줄이 두껍다면 그 연어는 양식 연어입니다. 대서양 연어는 거의 모두 양식이므로 먹지 마세요.

- • '가짜' 해산물에 대한 상식을 갖추세요.

  해산물 산업계는 속임수가 만연합니다. 래리 옴스테드가 『진짜 음식, 가짜 음식(Real Food Fake Food)』에서 지적했듯이, 미국에서 팔리는 방대한 해산물은 대부분 소비자에게 광고하는 것과 실체가 다릅니다. 위에서 말했듯이 자연산이라고 표시한 생선은 실제로는 양식 생선입니다. 항상 해로운 화학물질에 오염된 상태이며, 노예나 다름없는 노동자들이 양식하는 중국산 새우는 다른 나라에서 수입한 새우로 둔갑합니다. 식당은 생선을 자주 다른 생선으로 변신시킵니다. 예를 들어 적도미 요리는 진짜 적도미로 요리하는 경우가 거의 없습니다. 식당에 나오는 적도미는 값싼 양식 생선인 틸라피아로, 동남아시아에서 수입했거나 수상쩍은 곳에서 양식한 생선입니다.

  "한 주 동안 외식하면서 매일 적도미 요리를 주문해 보면 적도미를 절대로 먹을 수 없다는 사실을 알게 될 겁니다."라고 옴스테드는 인터뷰에서 말했습니다.

  오세아나는 최근 보고에서 미국 식료품점과 식당에서 판매하는 새우의 30%는 식품 정보가 잘못 기재되었다고 발표했습니다.[17, 18] 15%는 영양 정보에 양식과 자연산 표기를 잘못했거나 종을 잘못 표시했습니다.

  자주 일어나는 잘못된 식품 정보의 파급력은 품질 낮은 식품에 비용을 비싸게 지불하는 일을 넘어서 훨씬 더 심각해질 수 있습니다. 2013년에 발표한 조사 결과에서 오세아나는 미국 소매점에서 수거한 흰색 참치의 84%가 은고등어라는 사실을 발견했습니다. 은고등어는 심각한 소화 문제를 일으킬 수 있어서 '설사약 생선'이라는 별명이 붙은 생선입니다.[19]

  속지 않고 원하는 해산물을 고르려면 어떻게 해야 할까요?

  여기 몇 가지 전략이 있습니다.

  ① 믿을 수 있는 지역의 생선가게나 대형 할인점을 이용합니다. 초대형 상점은 산업계에 영향력이 크며, 상표를 정확하게 붙입니다.

  ② 식료품점에서 생선을 살 때는 제3자가 붙인 품질 보증 상표를 확인합니다. 해양관리협의회(MSC) 인증을 받은 제품은 생선이 그려진 파란색 마크에

MSC 로고가 새겨져 있습니다. MSC에는 생선 산지와 유통 과정을 인증하는 감사관이 있습니다. 그 외 지속 가능성을 개선했다는 의미의 인증 라벨에는 유기농 책임경작회(Whole Foods Market Responsibly Farmed), 글로벌양식장협회(Global Aquaculture Alliance Best Pratices), 피시와이즈(Fishwise), 해산물안전협회(Seafood Safe)가 있습니다.

③ 알래스카산 생선을 구입하세요. 알래스카는 양식을 허가하지 않으므로 모든 알래스카산 생선은 자연산입니다. 알래스카 수산업은 청정한 바다에서 최상의 상태로 유지되며, 지속 가능성이 큰 어장을 갖고 있습니다. 진짜인지 확인하려면 알래스카주의 '와일드 알래스카 퓨어' 로고를 확인하세요. 이 로고는 가장 신뢰할 만한 인증 중의 하나이며, 특히 연어 스테이크보다 값싼 알래스카산 연어 통조림을 살 때 확인하면 좋습니다.

④ 《디 애틀랜틱(The Atlantic)》[20]은 해산물을 더나은해산물청(Better Seafood Bureau)[21]에서 사라고 권합니다. 더나은해산물청은 해산물 공급체계의 부정을 고발하는 무역기구입니다.

⑤ 수입 해산물을 사지 않으면 사기를 피할 수 있습니다. 국내 수산업은 해산물 상표법을 따릅니다. 많은 연안 지역 수산시장에서는 매일 잡아 오는 신선하고 품질 좋은 해산물을 팝니다. 이런 수산시장에서는 주인과 직접 이야기를 나누면서 해산물을 어디서 잡아 왔는지 상세하게 들을 수 있습니다.

⑥ 만약 새우를 먹으러 간다면 멕시코만에서 잡은 야생 새우를 고르고, 새우의 산지를 제대로 표기했다는 제3자 인증 상표를 확인하세요. 새우의 무게당 최저 가격은 대개 2만 원 이상입니다. 새우 가격이 믿기지 않을 정도로 싸다면 대부분은 먹지 말아야 할 새우입니다.

⑦ 마지막으로 가장 중요한 점은, 가능하다면 생선은 통째로 구입하세요. 잘라서 토막 내지 않은 상태에서는 생선 종을 속이기 어렵습니다.

해산물을 좋아하고 다양한 생선과 갑각류를 즐긴다면, 다음 목록을 참고해서 최소한으로 오염된 종을 선택하세요. 다음 목록은 미국 천연자원보호협회에서 만든 겁니다.[22]

· **수은 함량 최소 종(권장 종)**

멸치

버터피시

메기

조개

게(국내산)

가재

조기(대서양산)

가자미

해덕대구(대서양산)

남방대구

청어

은줄멸

고등어(북대서양산)

숭어

굴

넙치

대구류

연어(통조림 제품)

연어(자연산)

정어리

가리비

새우

서대(태평양산)

오징어(칼라마리)

틸라피아(양식산 제외)

송어(민물고기)

뱅어

명태

· **수은 함량 적정 종**(적당하게 섭취합니다.)

베스(해수, 줄무늬, 검은색)

버펄로 피시

잉어

대구(알래스카산)

바닷가재

마히마히(하와이에서 식용으로 먹는 돌고래 고기—역주)

아귀

농어(민물고기)

쉽스헤드(도밋과의 식용어—역주)

눈가오리

도미

옥돔(대서양산)

참치(통조림에 든 덩어리 고기, 가다랑어)

· **수은 함량 높은 종**(먹지 마세요.)

조기(태평양산)

넙치(대서양산, 태평양산)

고등어(스페인산, 만에서 어획한 것)

농어(바닷물고기)

은대구(북태평양산)

참치(날개다랑어, 노란색 지느러미)

- 수은 함량이 가장 높은 종(섭취 금지)

블루피시

그루퍼

동갈삼치

청새치

오렌지 러피

상어

황새치

참치(눈다랑어, 황다랑어)

마지막으로 어떤 종의 생선이든지 해양관리협의회의 MSC 인증을 받은 품종을 선택하세요. MSC 인증은 식품 제조 과정의 모든 구성요소, 즉 원재료를 수확하는 방법부터 제조하는 과정까지 MSC의 면밀한 검사를 받았으며, 독립적인 지속 가능성 검사도 시행했다는 점을 보장합니다.

유제품

유제품은 고지방이나 고단백질, 혹은 지방과 단백질이 모두 많은 식품으로 분류됩니다. 하지만 미토콘드리아 대사요법에서는 고지방

옵션을 고수해야 합니다. 우유나 코티지치즈처럼 유제품 중에는 젖당(우유당)이 많은 제품이 있는데, 젖당은 포도당 분자와 갈락토스 분자가 결합한 형태입니다. 일단 젖당이 소화되면 포도당이 나와 혈당을 높입니다. 따라서 유제품 섭취는 다음의 '고지방 유제품' 목록 안의 식품으로만 제한해야 합니다. 고기와 달걀처럼 유제품도 방목하면서 유기농 농법으로 키운 소에서 나온 제품을 선택합니다. 소고기의 경우 미국목초사육협회(AGA)에서 새롭게 만든 '미국목초사육' 인증 표시를 확인하세요. 가능하다면 저온 살균 처리한 유제품보다 가공하지 않은 유제품을 선택합니다. 고지방 유제품도 단백질을 일부 포함하고 있으므로, 하루 단백질 섭취량에 유제품에 든 단백질을 포함하는 것을 잊지 마세요.

- **고지방 유제품**(적당히 먹으면 좋습니다.)

  버터(1테이블스푼당 지방 12g, 최소한의 단백질)

  기(1테이블스푼당 지방 13g, 단백질 없음)

  진한 휘핑크림(1테이블스푼당 지방 5~6g, 최소한의 단백질)

  크림치즈(1테이블스푼당 지방 4~5g, 약간의 단백질)

  사워크림(1테이블스푼당 지방 2~3g, 약간의 단백질)

  파르메산치즈(1테이블스푼당 지방 1.4g, 다량의 단백질, 치즈는 양념으로만 사용)

  체더치즈(30g당 지방 9g, 다량의 단백질)

  브리치즈(30g당 지방 8g, 다량의 단백질)

- **고단백 유제품**(되도록 섭취하지 마세요.)

  우유

  코티지치즈

  리코타치즈

  요구르트

  케피어(카프카스 산악지대에서 먹는 발포성 발효유—역주)

※주의: 고지방 유제품은 에스트로겐 대사산물을 함유하고 있어서 유방암, 자궁암, 난소암, 전립선암 등 호르몬 민감성 암에 영향을 미칠 수도 있습니다. 해당 암을 앓고 있다면 유제품은 자주 먹지 마세요. 유기농이 아니라면 라운드업, 호르몬, 항생제에 오염되었을 수 있고, 최악의 경우는 항생물질 내성균이 들어 있을 수도 있습니다.

달걀

공중보건기구와 대부분의 주류 언론에서 지난 10년 동안 비방을 받았지만, 달걀은 우리가 먹을 수 있는 가장 건강한 식품 중의 하나입니다. 영양학적인 면에서 본전을 뽑고도 남는 식품이죠. 불행하게도 많은 사람이 콜레스테롤이 들어 있다는 이유로 이 건강식품을 멀리했는데, 다행히도 자연 재료에 들어 있는 식이 콜레스테롤은 건강에 위협이 되지 않는다는 사실이 점차 알려지고 있습니다. 사실은 유익하죠. 2015년 미국 식생활 지침은 식이 콜레스테롤의 제한 항목을 없애고 달걀노른자를 단백질 공급원으로 추천했습니다. 한참이나 뒤늦은 이 변화는 식생활 지침 자문위원회의 권고로 이루어졌습니다. '콜레스테롤은 과잉 섭취를 우려할 만한 영양소가 아니다.'라고 과학이 밝힌 사실을 마침내 인정한 것입니다.[23]

달걀은 단백질을 합성하는 데 필요한 필수 아미노산 8종을 제공합니다. 이 필수 아미노산은 우리 몸이 스스로 합성할 수 없는 영양분으로 식품을 통해 섭취해야 합니다. 반드시 풀밭에 방목해서 키워 본래의 먹이인 씨앗, 지렁이, 곤충, 녹색 식물을 먹은 닭이 낳은 유기농 달걀을 선택해야 합니다. 달걀에는 단백질 7g이 들어 있다는 점을 기억해서 과잉의 단백질을 섭취해서 mTOR 경로를 자극하지 않도록 주의해야 합니다. 방목해서 키운 닭이 낳은 달걀은 뛰어난 영양소를 함유한다는 사실이 시험을 통해 확인되었습니다. 밀집 동물 사육시설에서 키운 닭이 낳은 달걀과 비교하면 다음과 같은 점이 좋습니다.

- 비타민 A를 2/3 더 함유합니다.
- 비타민 E를 3배 더 함유합니다.
- 오메가-3 지방산을 2배 더 함유합니다.
- 베타카로틴을 7배나 더 함유합니다.

다양한 이유로 많은 사람이 달걀에 민감성을 보이지만, 오리알이나 메추라기알, 거위알은 그렇지 않습니다. 규칙적으로 알을 섭취하려면 달걀에만 얽매이지 말고 다양한 알을 먹어야 합니다. 또 비타민 B 비오틴과 특이적으로 결합하는 아비딘이 많으므로 알을 날로 먹으면 비오틴 결핍을 일으킬 수 있습니다. 따라서 날달걀을 많이 먹는다면 비오틴 보충제를 먹어야 할 수도 있습니다.

달걀을 어떻게 요리하는지도 중요합니다. 날로 먹거나 가능하면 거의 익히지 않은 상태로 먹어야 영양소를 온전하게 섭취할 수 있습니다. 달걀에 살모넬라균이 묻어 있을 확률은 희박합니다. 방목해서 키운 닭이 낳은 달걀이라면 더더욱 확률은 낮아집니다.

그래도 알을 날것으로는 먹지 못하겠다면 수란을 만들거나 반숙으로 요리하는 것도 좋은 방법입니다. 스크램블드에그나 달걀프라이는 가장 나쁜 요리법으로 높은 온도로 가열하면 달걀 속 콜레스테롤이 산화해서 콜레스테롤 수치가 높은 사람에게 문제가 될 수 있습니다. 달걀을 가열하면 달걀 단백질의 화학적 구성을 바꾸어 알레르기 반응을 일으키거나 민감성을 높일 수 있습니다. 달걀은 소량의 탄수화물을 포함하므로 하루 탄수화물 섭취량에 넣어서 계산해야 합니다.

견과류와 씨앗류

식물 세계에서 견과류와 씨앗류는 동물 세계의 달걀과 비슷합니다. 지구에서 영양소가 최고로 응집된 식품 중의 하나죠. 견과류는 유기농이고, 조리하지 않았으며, 방사능 처리를 하지 않고, 해로운 기름에 볶지 않으며, 저온 살균 처리를 하지 않고, 설탕이나 조미료에 버무리지 않은 제품을 고르는 일이 가장 중요합니다. 유기농 품종은 항균물질과 살충제가 없습니다. 퀴퀴한 냄새는 나지 않고, 상하지 않고 신선하며, 산패하지 않은 것을 골라야 합니다. 그렇지 않으면 간을 손상하는 곰팡이 독소가 있을 수 있습니다.

견과류의 총섭취량은 하루 몇 g 정도로 제한해야 하며, 씨앗류도 하루 몇 테이블스푼 정도만 섭취해서 오메가-6 지방을 과잉 섭취하지 않도록 주의해야 합니다. 미토콘드리아 대사요법에서 견과류는 날것의 유기농 마카다미아너트와 피칸을 권장합니다. 탄수화물과 단백질이 적게 들어 있고 지방은 많기 때문이죠. 다른 견과류를 먹고 싶다면 오메가-6 지방과 오메가-3 지방 비율을 무너뜨리지 않는지 확인하세요. 구운 견과류는 맛있지만, 가열하면 견과류 속의 영양소를 파괴하고 유익한 지방과 아미노산의 유용성도 떨어뜨립니다.[24]

구운 견과류와 씨앗류를 더 좋아한다면 직접 볶아서 가열하는 온도와 시간을 조절하세요. 예를 들어 익히지 않은 호박씨는 히말라야 소금이나 다른 자연 소금을 뿌려서 오븐에 저온으로 15~20분 정도 굽습니다. 절대로 76℃ 이상으로 가열하면 안 됩니다. 76℃ 이하로 하면 열 손상을 최소화할 수 있습니다.

※주의: 견과류와 씨앗류가 뛰어난 영양 공급원이며 미토콘드리아 대사요법에서 중요한 위치를 차지하지만, 오메가-6 지방도 풍부하게 함유하므로 너무 많이 섭취하지 않도록 조심해야 합니다.

오메가-6 지방은 인간에게 필수 영양소지만 실제로는 식품으로 섭취할 필요는 거의 없습니다. 오메가-6 지방이 많은 가공한 기름의 가장 큰 문제는 정제 과정에서 분해된다는 점인데, 대부분의 견과류와 씨앗류에 자연스럽게 들어 있는 오메가-6 지방도 마찬가지로 염증 반응을 촉진할 가능성이 있으므로 과잉 섭취하면 건강에 좋지 않습니다. 예를 들어 아주 흔한 오메가-6 지방산인 리놀레산을 지나치게 많이 먹으면, 이 불안정한 지방산은 미토콘드리아 막의 주요 지질 성분인 카르디올리핀에 끼어들어 가서 막을 파괴합니다. 미토콘드리아 막이 손상되면 미토콘드리아 대사와 에너지 생성 과정이 심각하게 훼손됩니다.[25] 리놀레산과 리놀렌산을 혼동하지 마세요. 리놀렌산은 카르디올리핀에 필요한 성분입니다. 다행스럽게도 우리는 리놀레산이 많은 식품을 올리브유와 견과류로 대체해서 카르디올리핀에 끼어드는 리놀레산량을 줄일 수 있습니다. 특히 마카다미아너트는 오메가-6 지방산이 적은 훌륭한 대체품입니다.

리놀레산은 미토콘드리아에만 영향을 미치는 것이 아닙니다. 2013년 발표된 논문을 보면, 과잉의 리놀레산은 연골의 염증 반응을 촉진하는 것으로 나타났습니다. 골관절염 환자의 연골에 있는 리놀레산은 염증 반응을 촉진하고, 불포화지방인 올레산과 포화지방인 팔미트산은 연골이 파괴되지 않도록 보호합니다. 즉 리놀레산의 과량 섭취와 골관절염으로 이어지는 연골 손상 사이에는 연관 관계가 있다고 볼 수 있습니다.[26] 그 외에도 여러 이유로 다음 목록의 씨앗류와 견과류를 하루 권장량보다 많이 섭취하지 않도록 조심해야 합니다.

- **미토콘드리아 대사요법에서 추천하는 견과류와 씨앗류**

아몬드(단백질 함량이 높으므로 제한된 소량만 먹습니다.)

블랙 커민 씨앗

검정깨

브라질너트

카카오 파우더, 카카오닙스, 카카오 버터(모두 익히지 않은 날것으로 먹습니다.)

치아시드

아마씨

마카다미아너트

피칸

차전자 껍질

호박씨

해바라기씨

견과류와 씨앗류에 관한 더 많은 정보는 부록 B에 소개했습니다.

위 목록에 없는 다른 견과류는 단백질 함량이 너무 높아서 권장하지 않습니다.

견과류는 무엇보다 유기농이고, 익히지 않은 것을 골라야 합니다. 게다가 방사선 처리를 하지 않고, 저온 살균하지 않았으며, 설탕을 입히지 않은 제품을 찾아야 합니다. 항균제와 살충제를 뿌린 견과류는 섭취해서는 안 되므로 유기농 품종으로 선택하세요.

fat
for
fuel

제2부

미토콘드리아 대사요법으로 건강을 개선하라

6장. 미토콘드리아 대사요법을
시작하기 전에

여기까지 읽었다면 여러분은 미토콘드리아 대사요법으로 건강을
돌볼 준비가 된 상태입니다. 하지만 이 요법은 정확성이 중요하므로
변화에 착수하기 전에 거쳐야 할 단계가 있습니다. 그러면 더 매끄럽
게 전환할 수 있고 목표를 이룰 확률도 높아집니다. 다음에 소개하는
사항을 따라 하면서 계획을 실천해 봅시다. 중요한 물건 두어 개를 주
문하는 것은 쉬운 일이지만, 먹은 음식을 기록하는 일은 의지가 있어
야 합니다.

물품 몇 가지를 선택해서 구입한다

식단에 주요 변화를 일으키기 전에 먼저 몇 가지 사항을 관리하는

데 시간을 들이면 성공할 확률을 더 높일 수 있습니다.

혈당 측정기기와 검사용지

미토콘드리아 대사요법을 실천하면서 매일 확인해야 할 가장 중요한 생체 정보는 혈당 수치입니다. 미국에는 네 명 중 한 명이 당뇨 환자이거나 당뇨병 전(前)단계에 들어선 상태입니다. 그 결과 혈당 검사 수요가 늘어나면서 혈당 측정기기는 상대적으로 값이 싸졌고 처방전 없이도 살 수 있습니다.

대부분 혈당 측정기기는 1만 원에서 5만 원이면 살 수 있고, 할인 쿠폰이 돌아다니기도 합니다. 혈당 검사 비용은 주로 검사용지를 살 때 발생합니다. 어느 곳에서나 검사용지는 약 200원에서 2,000원 정도인데, 가격은 기기 상표와 특징에 따라 다릅니다. 하루에 여러 번 혈당을 검사하면 이 비용이 올라갑니다.

기기는 선택할 수 있는 종류가 다양하지만, 이미 구입한 기계가 있는 상황이 아니라면 이 책을 집필하는 시점에서 가장 무난한 기기를 두 개 추천하려 합니다. 기술은 계속 발전하므로 직접 새 기계를 찾아도 좋습니다. 여러분이 이 책을 읽을 때쯤에는 더 좋은 기계가 나왔을지도 모르겠군요. 온라인 사이트는 이런 기계들을 비교하기 좋습니다. 여기 기록한 가격정보는 대부분 온라인 사이트(아마존)에서 가져온 정보입니다.

- **바이엘 컨투어**(Bayer Contour, 혈당만 측정하며 값이 싼 최고의 기기입니다.)
  바이엘 컨투어 기기는 경제적이므로 대부분의 사람에게 가장 좋은 선택이 될 겁니다. 기기와 함께 혈당 시험지 100매가 든 것이 2만 원 정도 합니다.

- **애보트 프리시전 엑스트라, 혹은 프리스타일 옵티멈 네오**(Abbott Precision Xtra or Freestyle Option Neo, 혈당과 케톤을 모두 측정하는 기기입니다.)

이 기기들은 혈액 속 케톤 농도를 검사하기에 좋습니다. 혈당도 측정할 수 있지만 두 수치 모두 장기간 측정하려면 비용이 좀 듭니다. 기기 자체가 비싸지는 않습니다. 이 책을 쓰는 현재 아마존닷컴에서 프리시전 엑스트라와 프리스타일 옵티멈 네오를 3만 원대에 살 수 있습니다. 이 기기는 검사용지가 비쌉니다. 검사용지가 두 종류 필요한데, 하나는 혈당 검사용지이고 하나는 케톤 검사용지이며, 두 종류의 검사용지 모두 상대적으로 비쌉니다. 이 기기의 혈당 검사용지는 하나에 500원짜리도 있지만, 측정 범위가 더 넓어서 많이 팔리는 검사용지는 가격이 두 배이므로 어느 것을 살지 잘 선택해야 합니다. 케톤 검사용지는 훨씬 더 비싼데, 하나당 대략 4,000원에서 6,000원입니다. 케톤 검사가 중요하다면 이베이에서 기기에 맞는 검사용지를 절반 가격으로 살 수 있습니다. 다만 검사용지를 살 때는 유통기한을 잘 살펴보고 그 기간 안에 다 사용할 수 있는지 따져 보세요. 따라서 케톤 농도를 검사하려고 이 기기를 사더라도 혈당은 바이엘 컨투어 기기를 사서 검사하기를 권합니다. 장기적인 안목에서 볼 때 이편이 비용이 적게 듭니다.

케톤 측정기기와 부속품

여러분 몸속의 케톤 농도를 측정하는 방법은 세 가지가 있습니다.

- **혈액 검사**

케톤 농도를 측정하는 장치는 혈액 속에서 순환하는 베타하이드록시뷰티레이트(BHB)의 양을 측정합니다. 가장 적합한 기계는 위에서 소개한 애보트 프리시전 엑스트라와 프리스타일 옵티멈 네오입니다. 초기 비용은 적게 들지만 장기적으로 볼 때는 케톤 검사용지를 사는 비용이 더해지면서 비용이 많이 듭니다. 케톤 검사용지 하나에 4,000원에서 6,000원입니다.

· **음주측정기**

호흡에 포함된 아세톤을 측정하는 이 장치는 효율적이고 장기적인 비용이 적게 들어서 혈액 검사의 대안이 될 수 있습니다. 대개 호흡 속 아세톤 양은 혈액 속 베타하이드록시뷰티레이트 양과 상관관계를 나타냅니다. 음주측정기에 대고 20~30초 숨을 불면 세 종류의 불빛이 정해진 수만큼 깜빡이면서 여러분의 케톤증 수치를 나타냅니다. 음주측정기는 초기 비용이 많이 듭니다. 예를 들어 케토닉스사는 15만 원대에 기계를 판매하지만, 대신 검사용지를 살 필요가 없고 혈액을 채취할 필요도 없어서 장기적으로는 가장 좋은 방법입니다. 나는 거의 매일 한두 번씩 케토닉스 기계로 검사를 하는데, 특히 프로그램을 바꾸거나 케톤증 수준을 측정할 때 사용합니다.

· **소변 검사**

소변 속에 있는 아세토아세테이트 농도를 측정하는 소변 검사는 수십 년 동안 케톤증을 확인하는 가장 보편적인 방법이었습니다. 앳킨스 다이어트가 유행하던 시절에 한 번쯤 들어 본 적이 있을 겁니다. 케톤이 없으면 검사용지 끝부분의 반응 패드가 베이지색으로 변화가 없고, 소량의 케톤이 있으면 분홍색으로, 다량의 케톤이 있으면 보라색으로 변합니다. 그러나 이 검사는 아세토아세테이트만 검출할 수 있고, 세포가 더 선호하는 연료인 베타하이드록시뷰티레이트는 검출할 수 없으므로 소변 검사는 우리 몸이 실제로 지방을 연료로 연소하는지에 대해 한정된 정보만 보여 줍니다. 하지만 소변 검사는 비용이 싸고, 사용하기 편리하며, 손가락을 찔러 피를 내지 않아도 되는 장점이 있습니다. 간단하게 검사용지를 보고 우리 몸이 케톤을 생산하는지(옅더라도 분홍색이기만 하면 케톤을 생산하는 것입니다.) 알 수 있습니다. 하지만 너무 맹신하지 말아야 합니다.

케톤 농도를 확인해야 하는 경우

케톤 농도를 확인할 필요가 있는 경우를 몇 가지 정리했습니다.

· 미토콘드리아 대사요법을 시작할 때

미토콘드리아 대사요법을 시작할 때는 케톤 농도를 세밀하게 관찰해야 합니다. 그러면 두 가지 면에서 중요한 정보를 얻을 수 있습니다. 먼저 어느 시점에서 성공적으로 지방 연소로 전환했는지 알 수 있고, 그 다음으로 지방을 연소하는 상태에서 벗어나지 않으면서 탄수화물을 얼마나 먹을 수 있고 어떤 종류의 탄수화물을 먹어도 되는지 개인적인 한계선을 찾아 미세하게 조정하는 데 도움이 됩니다. 여러분은 혈액 속 케톤 농도가 0.5~3.0mmol/l일 때 지방 연소로 전환한다는 점을 알게 될 겁니다. 케톤 농도가 이 범위를 벗어나지 않도록 식단을 섬세하게 조절하고, 각자의 계획이 얼마나 효율적인지를 수치화할 수 있는 데이터로 활용할 수 있습니다.

· 탄수화물 섭취량을 알고 싶을 때

탄수화물을 얼마나 먹을 수 있는지, 그러면서도 계속 케톤을 충분히 생산하는지 정확하게 알려면 2~3일 동안 탄수화물을 매일 30g만 먹어 본 뒤 케톤 농도의 평균치를 구해 봅니다. 그다음에는 탄수화물을 40g만 먹어 보고 케톤 평균치를 다시 계산해 봅니다. 얼마큼의 탄수화물이 어느 정도의 케톤을 만드는지에 대한 정보를 얻으면 자신의 몸에 맞게 미토콘드리아 대사요법을 최적화할 수 있습니다. 이런 개인 맞춤 과정은 프로그램에서 필수요소이기도 합니다. 여러분의 탄수화물 한계선은 계속 변하므로 주기적으로 시험해서 탄수화물 섭취량을 몸의 변화에 따라 조절해야 합니다.

· 대사 유연성을 확보할 때

보통 케톤증 상태가 오래 유지될수록 대사 과정은 더 유연해집니다. 대사의 유연성이 우리의 궁극적인 목표입니다. 따라서 처음 몇 주 동안 케톤증 상태에서 벗어나게 되면 되돌아오는 데 한 주, 혹은 그 이상이 걸릴 수도 있습니다. 일단 지방을 연소하는 '지방 적응' 상태로 완전히 들어서면 이런 변화는 더 쉽게 일어납니다.

여러분의 궁극적인 목표는 건강한 아이였을 때처럼 대사의 유연성을 갖는 것입니다. 아이들은 엄청난 양의 순탄수화물을 먹으면서도 쉽게 케톤증에 적응합니다. 아이가 어른이 되면 수십 년 동안 고순탄수화물 식단을 먹었기 때문에 몸이 지방 연소 상태로 쉽게 전환하는 능력을 잃어버립니다. 미토콘드리아 대사요법에 적응하면 여러분은 대사 유연성을 다시 얻을 수 있습니다.

· 식품 선택을 크게 바꾸려고 할 때

일단 지방 연소 상태에 이르고 한 달 동안 유지되었다면, 케톤 농도는 식단을 바꿀 때만 확인하면 됩니다. 예를 들면 스트레스를 받았을 때, 일상생활에 변화가 생겼을 때, 장기간 여행을 할 때 등이 있습니다. 이럴 때는 충분한 양의 지방을 연료로 연소하고 있는지 확인하는 편이 좋습니다. 케톤 농도가 예전 범위로 돌아올 때까지 매일매일 검사하세요.

· 혈당이 높아지는 상태를 인지했을 때

혈당 수치가 점점 높아지고 있다면 최소 며칠 동안은 정기적으로 케톤 검사를 해야 합니다. 하루에 세 번 검사하기를 권장합니다. 첫 번째는 아침에, 두 번째는 점심 식사 후에, 세 번째는 잠들기 전에 합니다. 케톤 농도가 적정 범위에 있다면 혈당의 변화는 인슐린 신호체계에 좋은 변화가 일어나고 있다는 신호일 수 있습니다. 하지만 케톤 농도가 낮다면 탄수화물이나 단백질을 너무 많이 섭취한다는 신호입니다. 2~3일 동안 탄수화물 섭취량을 줄이고 케톤 농도를 검사해 보세요. 그다음에는 단백질 섭취량을 줄이면서 같은 실험을 해 봅니다. 어느쪽이 케톤 농도를 높이고 혈당을 낮추는 데 더 효과적인 전략인지 확인해 보고 그에 따라 식단을 조절합니다.

· 장기간의 변화를 추적 관찰할 때

장기적인 관점에서는 케톤 농도를 한 주에 한두 번, 하루 중 다양한 시간을 선택해서 검사해야 이상적입니다. 건강 상태가 나빠서 관리해야 한다면 추적 관찰이 더욱 중요하지만, 그렇지 않더라도 느긋하게나마 관리하면 적절한 피드백과 동기 부여가 될 겁니다.

랜싯과 랜싯 고정 장치

어떤 측정기기를 선택하든지 검사할 혈액을 뽑으려면 랜싯(양날의 끝이 뾰족한 의료용 칼 — 역주)과 랜싯 고정 장치가 필요합니다. 랜싯 100개가 든 상자 하나는 5,000원 정도이고, 랜싯 고정 장치는 대략 1만 원 이하입니다. 각 회사 제품마다 다른 점은 거의 없으니 편한 것을 고르세요. 바이엘 컨투어 기기에 딸려 오는 것도 문제없이 사용할 수 있습니다.

랜싯 장치를 사용할 때 주의할 점이 하나 있습니다. 검사용지를 기기에 넣기 전에 혈액을 충분히 묻혀야 한다는 것이죠. 혈액량이 너무 적으면, 혹은 비스듬하게 날을 갖다 대면 용지에 혈액이 빨리 흡수되지 않아서 오류가 납니다. 검사 수치가 너무 높으면 항상 이 점을 생각해 보세요. 이런 경우는 혈액을 다시 뽑아서 새로운 검사용지에 묻히고 다시 측정해야 합니다. 케톤을 측정하기 전에 혈당을 먼저 검사하세요. 그러면 케톤 검사를 할 때는 검사용지를 낭비하지 않을 수 있습니다!

디지털 주방저울

조금 뒤에 설명하겠지만, 미토콘드리아 대사요법에서 중요한 부분은 섭취하는 음식을 추적할 수 있는 도구를 잘 사용하는 일입니다. 음식 섭취량을 검사하려면 무게 측정 도구(g 단위)가 필요하며, 특히 적은 양도 측정할 수 있어야 합니다. 사람들이 가장 많이 하는 실수가 자신이 먹는 음식의 양을 눈대중으로 어림해서 음식 일기에 기록하는 일입니다. 예를들어 씨앗 1테이블스푼을 15g으로 어림하지 말고 저울에 올려서 정확한 양을 측정하세요. 나도 처음 미토콘드리아 대사요법을 시작할 때 이런 실수를 했습니다. 기록이 부정확하다는 점을 깨달은 후로는 씨앗도 저울로 정확하게 무게를 쟀습니다. 이를 통해서 차전자 1테이블스푼의 무게가 4g인 반면, 카카오닙스 1테이블스푼의 무게는 거의 3배에 달하는 11g이라는 점을 알 수 있었죠.

그러니 디지털 주방저울을 가지고 있지 않다면 하나 사 두세요. 저렴한 제품은 1만 원이면 살 수 있습니다. 소량까지 잴 수 있는지 꼭 확인하세요. 이런 저울은 보통 1g까지 정확하게 잴 수 있습니다. 더 정확한 계량이 필요하다면 비슷한 가격으로 0.1g까지 잴 수 있는 저울도 있습니다. 대량의 식품도 잴 수 있는지 주의하기만 하면 괜찮습니다.

모든 디지털 저울에는 중량 산정 기능, 혹은 자동 영점 기능이 있어서 자동으로 용기의 무게를 공제하는 기능이 있습니다. 그저 저울에 그릇을 먼저 올려놓고 저울 전원을 켜면 됩니다. 그러면 그릇이나 접시 무게는 빼고 식품의 무게만 측정됩니다. 그런 다음 그릇에 무게를 재려는 식품을 올려놓고 표시되는 무게를 크로노미터닷컴에 입력합니다.(크로노미터닷컴은 섭취한 음식을 추적 관찰할 수 있는 온라인 도구로, 우리가 섭취한 식품에 관해 유용한 정보를 알려 줍니다. 이에 대해서는 뒤에서 더 설명하겠습니다.)

계량스푼

스테인리스 스틸 계량스푼이 한두 세트 있으면 디지털 저울로 측정하기 전에 계량할 수 있습니다.

실험실 검사로 기준을 설정한다

이 책에서 설명하는 식이요법은 여러분의 건강을 놀라울 정도로 개선하겠지만, 두 가지 요인이 여러분을 방해할 수 있습니다. 하나는 비타민 D 결핍이고, 다른 하나는 과량의 철이죠. 그래서 처음 여러분에게 미토콘드리아 대사요법을 시작하기 전에 비타민 D와 철 농도를 측정하고 두 성분의 농도를 최적의 상태로 유지하라고 강력하게 권한 것입니다.

나는 건강을 최적화하는 데 이 두 가지 검사가 꼭 필요하다고 생각합니다. 검사하지 않고서는 비타민 D와 철의 농도를 감지할 방법이 없고, 두 성분의 농도는 미토콘드리아 건강에 막대한 영향을 미치니까요. 수은 분석도 함께 해서 흔하고 해로운 독소인 수은 농도도 검사하기를 권합니다.

미토콘드리아 대사요법을 시작하기 전에 다음 세 가지 검사를 권합니다. 그러면 미토콘드리아 대사요법에 성공적으로 적응한 후 얼마나 건강 상태가 개선되었는지 알 수 있습니다.

비타민 D

비타민 D는 대부분이 지속적으로 결핍을 겪는 가장 중요한 영양소입니다. 비타민 D 결핍은 대개 태양에 노출되는 시간이 부족하거나 태양에 노출하는 피부 표면적이 너무 적기 때문에 생깁니다. 나이와 피부색도 피부에서 합성하는 비타민 D의 양에 영향을 줍니다.

이 검사는 최소한 1년에 한 번은 해야 하고, 비타민 D 농도가 최적 수준인 40~60ng/ml을 유지한다고 확신할 수 있을 때까지 두세 달마다 한 번씩 해야 할 수도 있습니다. 비타민 D 검사는 두 종류가 있는데, 25-하이드록시비타민 D, 혹은 25-(OH)D라고도 부르는 물질을 측정하는 검사를 해야 합니다. 비타민 D 농도를 최적화했을 때의 장점과 최적화하는 방법을 여기서 모두 다룰 수는 없습니다. 세부사항이 궁금하다면 '머콜라닷컴'을 방문하거나 『쉽게 치유하기』를 참고하세요.

여기서는 비타민 D 농도를 최적화하는 가장 이상적인 방법이 햇빛을 받는 일이란 점을 알아 두면 됩니다. 햇빛을 충분히 받으려면 일상생활을 바꿔야 할 수도 있습니다. 비타민 D 보충제는 태양에 노출하는 일을 대체하기 어렵지만, 태양에 노출되기 힘든 환경에 있는 사람들에게는 현실적인 대안입니다. 대부분은 비타민 D가 자외선 B 노출의 생물표지라는 점을 모릅니다. 자외선 B에 노출되면 비타민 D 합성 외에 다른 작용도 일어나죠. 따라서 태양에 노출되지 않고 비타민 D를 경구용 보충제로만 섭취하면 중요한, 그러나 아직 역할이 분명하지 않은 많은 반응이 가져다 줄 혜택을 놓치게 됩니다.

나는 개인적으로 이 문제를 심각하게 여겨서 1년 내내 햇빛을 받아 비타민 D를 합성할 수 있는 아열대 지역으로 이사했습니다. 10년 동안 비타민 D 보충제를 한 번도 먹은 적이 없지만 최적의 비타민 D 농도를 유지하고 있지요. 나는 집 밖으로 나가 햇빛을 받는 일을 최우선으로 여깁니다. 나는 햇빛을 받으면서 일하고, 거의 매일 1~3시간씩 태양이 빛나는 바닷가를 산책합니다. 겨울에는 자외선이 충분하지 않으므로 정오에 산책을 합니다. 여름에는 자외선 노출이 너무 심하고 온도도 높은 낮을 피해서 아침 일찍 산책합니다. 이렇게 오랜 시간을 밖에서 보내는 일을 합리화하려고 킨들로 전자책을 읽는데, 자그마치 1년에 150권이나 읽었답니다.

페리틴

간단한 혈액 검사인 혈청 페리틴 검사로 철 농도를 알 수 있습니다. 검사는 간단합니다. 세포 속의 철을 운반하며 저장하기도 하는 페리틴을 측정합니다. 페리틴 농도가 낮으면 철 농도가 낮다는 뜻입니다.

4장에서 설명했듯이, 나는 이 검사가 건강을 위한 사전적 조치 중에서 정기적으로 할 수 있는 가장 중요한 검사 중의 하나라고 생각합니다. 특히나 여러분이 매달 월경을 통해 혈액을 내보내지 않는다면 아주 중요한 사실이죠.

4장을 다시 읽어 보고 이 검사가 왜 중요한지 되새겨 보세요.

수은 분석

수은은 해산물 대부분에 축적되고, 수은과 은의 합금인 아말감을 치아 충전재로 사용하므로 우리는 대부분 어느 정도 수은에 중독되어 있습니다. 수은 농도를 측정하는 검사는 수없이 많지만, 내가 볼 때 가장 좋은 검사는 수은이 어디에서 나왔는지 검출하는 검사입니다. 이런 종류의 검사는 내가 알기로는 퀵실버사이언티픽에 있는 검사 키트가 유일합니다. (www.quicksilverscientific.com)

(선택사항이지만 권장할 만한) 혈액 검사

이 검사들을 꼭 할 필요는 없지만 할 수 있다면 하는 편이 좋습니다. 검사 결과는 여러분에게 중요한 정보를 제공할 겁니다. 미토콘드리아 대사요법에 적응하고 몇 달이 지난 뒤에 검사를 해서 여러분의 수치가 올바른 방향으로 움직이고 있는지 확인하는 것이 중요합니다.

· **공복 인슐린 검사**

인슐린을 측정하면 지방을 얼마나 효율적으로 연소하는지에 관한 좋은 정보를 얻을 수 있습니다. 이 검사는 단식한 후에 해야 정확한 결과가 나옵니다. 수치는 낮을수록 좋습니다. 2~3mIU/l가 가장 이상적인 농도입니다. 5mIU/l 이상이 나오면 주 연료로 지방을 연소하지 않는 상태임을 알 수 있죠.

· **공복 지질판 검사**

우리 문화는 콜레스테롤 농도에 예민해서 미국 성인 네 명 중 한 명은 콜레스테롤 농도를 낮추려고 스타틴을 복용합니다. 높은 트리글리세리드 농도는 심장 질환의 위험요소지만, 높은 콜레스테롤 농도가 심장 질환의 위험요소로 작용하는 사례는 거의 없습니다. 다행스럽게도 트리글리세리드 농도는 미토콘드리아 대사요법으로 쉽게 낮아지며, 이상적인 수치인 75 이하로 떨어집니다. 트리글리세리드-HDL 비율 검사도 도움이 되며, 이 수치는 2 이하여야 합니다. HDL 콜레스테롤 비율도 검사할 수 있으며, 이 수치는 24% 이상이어야 합니다. 이 검사는 숫자가 클수록 좋은 결과입니다.

· **고감도 C-반응성 단백질(HS-CRP) 검사**

이 검사는 혈액 속에 있는 C-반응성 단백질(CRP)량을 측정합니다. C-반응성 단백질은 몸속 염증 반응 수준을 나타냅니다. 검사 유형은 두 가지가 있는데, 정규 검사와 고감도(HS) 검사가 있습니다. 민감도가 높은 고감도 C-반응성 단백질 검사를 하는 편이 더 좋으며, 이상적인 수치는 0.7mg/l 이하입니다.

몸 측정 결과를 기록한다

원하는 목표에 도달하려면 출발점이 어디인지 정확하게 알아야 합니다. 시간을 들여서 '생체 정보'를 분석하고 기록해 두면 두 가지 면에서 중요한 역할을 합니다.

- **변화를 일으킬 의지를 여러분에게 심어 줍니다.** 건강 상태를 나타내는 주요 표지자를 수량화하고 현재 상태를 객관적으로 보면 동기부여가 되어 행동에 변화를 일으킵니다.
- **여러분이 발전하는 모습을 보여 줍니다.** 몸 상태를 보여 주는 숫자들이 개선되기 시작하면서 여러분의 노력이 결과로 나타나면 생각보다 훨씬 만족스럽습니다.

앞의 검사들을 여러분에게 하나의 기준으로 권장하고 싶습니다. 음식 섭취량을 추적할 수 있는 크로노미터닷컴에 이 숫자들을 넣고 추적 관찰해도 좋습니다. 이 놀라운 사이트에 대해서는 뒤에서 설명하겠습니다.

체지방 비율

체지방은 건강의 중요한 요소입니다. 장기를 보호하고 에너지와 필수 영양소(지용성 비타민인 비타민 A, D, E, K를 생각해 보세요.)를 저장합니다. 체지방이 너무 적으면 근육 단백질을 연료로 사용하는 이화 작용이 일어납니다. 한편 체지방, 특히 내장지방이 너무 많은 상태는 치명적인 유행병의 증상입니다. 이는 심장 질환, 당뇨병, 암 같은 만성 질환으로 이어집니다. 체지방 비율을 건강한 범위에서 유지하는 일은 정말 중요합니다. 아주 중요한 요소이므로 운에 맡겨 두면 안 됩니다. 될 수 있는 한 가장 정확한 체지방 측정법을 사용하기를 강력하게 권합니다.(이 점에 대해서는 아래에서 더 설명하겠습니다.)

몸에 있는 체지방량은 현재 여러분의 대사 건강을 알 수 있는 중요한 척도입니다. 체지방 비율을 알면 몸무게에서 지방을 제외한 값인 제지방 체중을 계산할 수 있습니다. 제지방 체중을 알면 매일 섭취해야 하는 단백질량을 정확하게 계산할 수 있는데, 단백질 섭취량은 최적의 건강을 위한 탐색에 큰 도움을 줄 또 하나의 중요한 측정치입니다.(이에 대해서는 7장에서 상세히 설명할 겁니다.)

일단 체지방 비율을 측정하면 이 값을 100에서 빼서 제지방 체중 비율을 구합니다. 여기에 현재 여러분의 몸무게를 곱해 제지방 체중 총질량을 구합니다. 예를 들어 여러분의 체지방 비율이 30%로 나왔다고 해 보죠. 그러면 제지방 체중 비율은 70%입니다. 그러면 여러분 몸무게의 70%, 즉 몸무게에 0.7을 곱해서 제지방 체중을 구합니다.

체지방량을 측정하는 방법은 여러 가지가 있습니다. 각각 장단점이 있죠. 비용, 복잡성, 정확도가 낮은 것에서 높은 순서로 나열했습니다.

· 사진으로 어림하기

제일 쉽고 비용이 들지 않는 체지방 비율 측정법은 속옷만 입은 자신의 사진을 (가장 고통스러운 부분이죠.) 다양한 체지방 비율을 나타내는 다른 사람들의 사진과 비교하는 방법입니다. 사진은 크로노미터닷컴에서 찾거나 인터넷에서 '체지방 비율'을 검색해서 사진을 찾을 수도 있습니다. 물론 이 방법은 여러분이 자신의 외모를 객관적으로 볼 수 있어야 하므로 정확하지 않습니다. 하지만 여러분이 어느 정도 수준인지, 건강 상태는 실제로 어떻게 보이는지 보편적인 기준은 알 수 있습니다.

· 피하지방 측정기

값싸고 가벼운 피하지방 측정기를 사용해서 피부와 피부 아래 지방의 두께를 측정할 수 있습니다. 피하지방 측정기는 2,000원부터 20만 원 정도면 어디서나 살 수 있는 작은 집게처럼 생긴 도구로, 길이를 mm 단위까지 측정할 수 있습니다. 온라인 쇼핑몰에서 살 수 있고, 쉬운 설명서에 체지방 비율을 계산하는 공식이 함께 있습니다. 아니면 주치의에게 부탁해서 측정해 달라고 할 수도 있습니다.

몸의 특정 부분을 피하지방 측정기로 집어서 눈금을 읽으면 체지방 비율을 알 수 있습니다. 물론 여기에는 오류가 생길 확률이 있지만, 피하지방 측정기는 체지방을 측정하는 가장 정확하고 오래된 방법 중의 하나입니다. 신뢰할 만한 결과를 얻으려면, 특히 손이 닿기 어려운 상박 부위를 측정하려면 다른 사람의 도움을 받는 편이 좋고, 측정할 때마다 같은 사람에게 부탁해야 합니다. 계산을 직접 할 수도 있고, 피하지방 측정기의 측정값을 체지방 비율로 바꿔 주는 온라인 계산기를 사용할 수도 있습니다.

· 생체전기저항분석법(BIA)

체지방을 측정하는 특별한 저울 위에 올라서기만 하면 되는 아주 간단한 방법입니다. 인터넷으로 5만 원 정도면 기기를 살 수 있습니다. 생체전기저항분석법은 몸속에 전기를 흘려보내는 방법입니다. 물이 75% 정도 들어 있는 근육은 전기가 쉽게 통하지만 물이 별로 없는 지방 조직에 부딪히면 전기 신호 전달이 방해를 받죠. 바로 그 차이를 측정합니다. 이 분석법은 확실히 편리하지만 영양적 케톤증 상태에서는 지방 연소 스위치를 만드는 일이 이뇨 작용을 일으키므로 정확하지 않을 수도 있습니다. 모든 글리코겐 분자는 3~4g의 물과 함께 저장되므로 여러분이 글리코겐 저장물을 연소할 때 물도 함께 배출되어 생체전기저항분석법의 정확도를 떨어뜨리게 됩니다.[1] 이 측정치는 여러분이 입력한 키,

몸무게, 나이, 성별 등과 함께 체지방 비율, 제지방 체중, 그 외 다른 몸의 구성 성분을 계산하는 데 이용됩니다. 절대적인 숫자는 조금 틀릴 수 있어도 생체전기저항분석법은 정확하고 대체적으로 일관된 결과를 보여 줍니다. 수치 자체가 부정확할지라도 매일매일 변하는 체지방을 측정하면 몸무게보다 더 신뢰할 수 있는 지표가 됩니다.

- **스컬프트**(전기저항근운동분석법, EIM)

전기저항근운동분석법은 하버드 의과대학 신경학 교수가 개발한 신기술에 속합니다. 이 기술을 이용하는 기기는 최근에야 시장에 나왔지만, 사실 병원에서는 이미 수십 년 동안 사용했습니다. 이 방법은 몸속 특정 조직의 성질을 측정하는 데 전기를 이용한다는 점에서 생체전기저항분석법과 비슷합니다.

스컬프트 같은 전기저항근운동분석 장치는 담배 한 갑 정도의 크기로, 몸의 어느 곳이든 갖다 대면 지방을 통과하도록 최적화된 전류를 흘려보내면서 근육에 관한 정보를 제공합니다. 또 특정 근육에 갖다 대면 각각의 근육에 관한 상세한 정보를 제공하고, 몸 여러 곳에 자리 잡은 특정 지방 정보를 제공합니다.

스컬프트는 피하지방 측정기보다 3배, 생체전기저항분석법보다 5배 더 정확합니다. 가족과 친구, 고객이 함께 쓸 수 있지만, 가격은 상대적으로 비싸서 15~20만 원입니다. 스컬프트는 보급형 기기인 치즐도 출시했는데, 치즐도 체지방 비율과 근육 상태를 측정합니다. 이 글을 쓸 당시 가격은 10만 원 정도였어요.

- **보드 파드**(기체 치환법)

달걀 모양의 기구 속에 5분 정도 앉아서 여러분의 몸이 얼마큼의 공기를 대체하는지를 측정하는 방법입니다. 움직이지 않고 앉아 있어야 하지만 검사는 불편하지 않습니다. 승강기가 움직이거나 비행기가 이륙할 때와 비슷하다고 말하는 사람도 있습니다. 보드 파드는 현재 체성분을 측정하는 가장 정확한 검사 중의 하나입니다. 한 가지 문제점은 보드 파드 검사를 가까운 곳에서 받기 힘들고 (보드 파드가 있는 곳은 'www.bodpod.com'에서 검색할 수 있습니다.), 한 번 검사하는 비용이 약 5만 원 정도라는 점입니다. 더불어 지속해서 추적 관찰해야 하므로 계속 방문해서 검사할 수 있어야 합니다.

- **이중에너지 X선흡수법(DEXA 스캔)**

DEXA 스캔은 X선을 이용해서 몸 전체와 특정 부분에 있는 지방량, 근육량, 골량을 상세하게 알려 줍니다. 이 검사는 골밀도를 측정할 때 자주 이용하므로 여러분에게, 특히 여성에게 아마 익숙할 겁니다. 많은 사람이 이 기계로 체지방을 정확하게 측정할 수 있다고 생각하지만, 제이슨 펑 박사는 이 방법으로 제지방 체중을 측정할 때 오차가 생긴다는 사실을 발견했습니다.

X선을 사용하므로 이 방식은 여기 설명한 방법 중에서 가장 정확합니다. 동시에 X선을 사용하기 때문에 가장 비용이 많이 들고, 소량이지만 방사선에 노출되는 단점도 있죠. DEXA 스캔을 하는 곳을 찾기도 힘듭니다. 병원, 대학의 운동생리학센터, 건강관리센터 등에 기계가 갖춰져 있고, 한 번 스캔을 받는데 5만 원에서 20만 원 정도 지불해야 합니다. DEXA 스캔 정보가 매우 유용하며, 몇 달에 한 번씩 체구성 성분의 변화를 확인하기 위해 DEXA 스캔을 반복해야 한다는 점을 염두에 두세요.(예약할 때 골밀도 측정이 아니라 제지방 체중을 검사받고 싶다고 분명하게 말하세요.)

허리둘레

허리둘레는 여러분이 심장마비나 다른 원인으로 사망할 위험을 예측할 수 있는 상당히 정확한 정보이므로 허리둘레를 측정하고 관리하는 일은 매우 중요합니다. 측정 방법도 빠르고 간편하죠. 줄자로 갈비뼈 아래, 배꼽 위쪽의 가장 가는 부분의 둘레를 재면 됩니다. 잠금장치가 달려서 줄자를 너무 죄거나 느슨하게 두르는 일을 방지하여 허리둘레를 정확하게 잴 수 있는 줄자도 있습니다. 가격도 쌉니다. 인터넷에서 '마이오테이프'를 검색해 보세요.

건강한 허리둘레의 기준은 다음과 같습니다.

- **남성**: 허리둘레가 94~102cm면 과체중이고, 102cm 이상이면 비만입니다.
- **여성**: 허리둘레가 80~88cm면 과체중이고, 88cm 이상이면 비만입니다.

허리둘레는 중요한 건강 예측인자입니다. 허리에 저장되는 지방은 '내장지방', 혹은 '복부지방'으로 염증 반응을 일으키는 단백질 및 호르몬 분비와 관련 있습니다. 이는 차례로 동맥을 손상하고 당과 지방의 대사 방법에도 영향을 미칩니다. 따라서 내장지방은 2형 당뇨병, 심장 질환, 뇌졸중, 알츠하이머병, 그 외 다른 만성 질환과 강한 연관성을 갖습니다. 허리둘레가 줄어드는 일은 건강이 개선되고 있다는 훌륭한 지표입니다.

미국운동협회가 발표한 표준 체지방 비율 지침

분류	여성(지방 %)	남성(지방 %)
필수 지방	10~13%	2~5%
운동선수	14~20%	6~13%
건강함	21~24%	14~17%
용인할 만한 수준	25~31%	18~24%
비만	32% 이상	25% 이상

몸무게

몸무게를 제일 끝에 설명하는 이유는 몸무게 자체는 건강에 관한 정확한 지표가 아니기 때문입니다. 몸무게는 개인의 골격 밀도 같은 변수가 많습니다. 예를 들어 늘씬하고 근육질인 미식축구 선수는 몸무게가 많이 나가도 대사 기능 장애 위험이 크지 않습니다. 그래도 몸무게는 쉽게 측정할 수 있고, 관리하기 쉬우며, 여러분의 대사 방향에 관해 좋은 정보를 알려 줄 수 있습니다.

매일 같은 시간에 몸무게를 측정하세요. 보통 아침 배변 활동이 이루어진 뒤, 아침 식사를 하기 전에 잽니다. 매일의 변화에 따른 편차를 줄여 줄 겁니다. 하지만 지방이 감소하는 동시에 근육이 생기고 있다면 체중계 눈금은 올라갈 수도 있습니다. 그러니 체중계 눈금을 보이는 대로 믿지 말고, 하루에도 몇 번씩 체중계에 올라가고 싶은 유혹도 참을 수 있어야 합니다.

크로노미터닷컴(cronometer.com)

음식 섭취량을 분석할 정확한 분석 도구가 없다면 미토콘드리아 대사요법을 평가하고 조정하기는 사실상 불가능합니다. 시야를 가린 채 멋대로 진행하면 열량이든 영양소든 여러분이 실제로 섭취하는 음식에 관한 포괄적인 정보를 알 수 없습니다.

더 중요한 점은, 여러분에게 최적인 주 영양소의 균형점도 알 수 없으리란 점입니다. 예를 들어 어느 정도의 단백질이 필요하고 먹어야 하는지 모르면, 어느 정도의 단백질량이 여러분을 계속 지방 연소 상태에 머물게 하는지 알 수 없습니다. 내 생각으로는 미토콘드리아 대사요법을 제대로 수행하려면 온라인 영양소 추적 프로그램 같은 도구를 계속 사용해야 합니다.

섭취한 음식을 온라인 데이터베이스에 기록하면 여러분은 먹고 마신 모든 식품에 관한 정확한 기록을 갖게 됩니다. 그러면 영양 정보와 몸무게나 혈당 같은 생체 정보를 연관 지어서 섭취한 음식이 여러분의 생화학과 대사에 어떤 영향을 미치는지 이해할 수 있습니다.

다행스럽게도 내가 발행하는 건강 소식지 구독자를 통해 알게 된 훌륭한 도구가 있습니다. 무료 온라인 서비스인 크로노미터닷컴이죠. 이는 세 가지 장점이 있습니다.

· **자료의 정확성**

크로노미터는 신뢰도 높은 데이터베이스에서 나온 주 영양소와 미량 영양소 정보만 사용하므로 여러분은 영양소 섭취에 관한 정확한 기록을 얻을 수 있습니다. 크로노미터에 있는 자료는 대부분 미국 농무부의 국립영양소 데이터베이스와 영양조절센터의 데이터베이스에서 얻은 자료입니다.

크로노미터 데이터베이스에는 상업적으로 판매하는 식품도 들어 있지만, 상업적으로 판매하는 식품 정보는 건강에 중요한 미량 영양소에 대한 정보는 없습니다. 예를 들어 브라질너트는 뛰어난 셀레늄 공급원입니다. 하지만 '트레이더 조의 브라질너트'를 넣어 보면, 이 제품의 영양 성분표에 셀레늄이 기재되지 않아서 여러분이 셀레늄을 얼마나 섭취하는지 알 수 없습니다. 포괄적 명칭인 '브라질너트'를 입력해서 미국 농무부에서 공표한 브라질너트의 모든 영양소 정보를 얻어야 합니다. 모바일 앱의 바코드 스캐너도 마찬가지입니다. 이 앱은 영양 성분표에 있는 정보만 알려 주죠. 따라서 바코드 스캐너는 사용하기는 편하지만 더 높은 수준의 데이터베이스에서 해당 식품을 찾을 수 없을 때만 사용해야 합니다.

데이터베이스의 모든 식품은 주 영양소 정보가 입력되어 있어서 섭취한 탄수화물, 단백질, 지방의 양을 한눈에 볼 수 있습니다. 미량 영양소를 추적하는 데 관심이 없다면 바코드 스캐너나 조금 수준이 낮은 데이터베이스를 이용해도 상관없습니다.

· **명확하고 사용하기 쉬운 그래픽 인터페이스**

여러 재료가 들어간 자신만의 요리법을 직접 등록해서 클릭 한 번으로 자료를 입력할 수도 있습니다. 예를 들어 내가 먹는 세 끼 식사는 각각 15가지 재료가 넘게 들어가지만, '식품'으로 요리법을 등록하면 클릭 한 번으로 모든 재료를 입력할 수 있습니다. 이런 개인 맞춤형 요리법은 처음 등록할 때는 시간이 좀 걸리지만, 일단 한 번 만들어 놓으면 자료 입력에 하루 2분도 걸리지 않습니다.

이 프로그램의 진정한 강점은 목표에 얼마나 가까워졌는지를 아미노산, 비타민, 무기물까지 상세하게 보여 주는 그래프입니다. 주 영양소 목푯값을 바꾸려면, '열량 요약'을 클릭하면 열리는 팝업 상자에서 '고지방/케톤식이' 옵션을 선택해서 설정할 수도 있습니다. 설정을 마치면, 색색의 막대가 화면 가운데에 나타나면서 그날 섭취한 주 영양소의 무게와 비율을 보여 줍니다.

화면에 보이는 많은 항목은 마우스를 갖다 대면 더 상세한 사항을 팝업으로 보여 줍니다. 예를 들어, 마우스를 '지방' 막대 그래프에 갖다 대면 불포화지방, 다중불포화지방, 포화지방의 정확한 비율을 표시합니다. 마우스를 탄수화물이나 식이지방 같은 다른 영양소에 갖다 대면 해당하는 식품 상위 열 가지를 표시해서 여러분이 섭취한 식품을 정확하게 알 수 있습니다.

하루에 섭취한 비섬유성 탄수화물과 단백질 식품을 빠르게 확인할 수 있는 아주 편리한 방법입니다.

· 눈에 보이는 기록

여러분의 몸이 변화하는 과정을 눈으로 확인해 보세요. 다양한 시점에서 찍은 자신의 체지방 비율 사진을 올릴 수 있는 '스냅숏' 기능을 이용하면 됩니다.

· 미토콘드리아 대사요법에 최적화된 유일한 식품 추적기

크로노미터를 만든 에런 데이비드슨은 사실 자기가 사용하려고 이 프로그램을 만들었습니다. 이미 있는 추적 프로그램 중에서는 건강 정보를 충분하게 제공하는 프로그램이 없었기 때문이죠. 에런은 열렬한 항노화 의학 지지자로 식이요법을 쉽게 실천할 도구가 필요하다고 생각했습니다. 그래서 직접 만들었죠!

이제 가장 중요한 부분입니다. 나는 에런에게 연락해서 미토콘드리아 대사요법을 실천할 수 있는 맞춤형 크로노미터를 만들어 달라고 부탁했고, 에런은 흔쾌히 수락했습니다. 그 결과 탄생한 프로그램은 지구에 있

는 그 어떤 프로그램과도 다릅니다. 여러분의 건강을 개선하는 데 큰 도움이 될 겁니다. 동시에 미토콘드리아 대사요법을 실천하는 사람들의 기록에서 영양 정보를 익명으로 수집하기 때문에 영양학 연구의 발전에도 이바지할 겁니다.

'cronometer.com'에 방문해서 무료 크로노미터 계정을 만들고 미토콘드리아 대사요법 연구에 등록하세요. 미토콘드리아 대사요법 등록자는 크로노미터 골드 서비스 이용 요금을 20% 할인받을 수 있습니다.

더 효과적이고 즐겁게 건강해지는 방법을 탐색하기

에런 데이비드슨(크로노미터닷컴 설계자)

나는 크론(CRON) 식이요법(최적의 영양소로 열량을 제한하는 식이요법)을 실천하던 2005년에 크로노미터를 프로그램했습니다. 크론 식이요법은 아주 적은 열량만 섭취하면서도 식품에서 필요한 고품질의 영양소를 섭취하는 식이요법입니다. 이 식이요법을 실천하려면 엄격한 열량 제한 안에서 섭취한 영양소의 조합을 조심스럽게 추적하고 통합하는 소프트웨어가 꼭 필요했습니다. 수많은 연구가 크론 식이요법이 강력한 항노화 효과를 나타낸다는 사실을 증명했습니다. 하지만 실천하기가 매우 어렵습니다. 몇 년간은 어떻게든 따라갔지만 점차 포기하게 되었죠.

그러다가 고지방저탄수화물식인 케톤 식이요법과 간헐적 단식에 대해 알게 되었습니다. 두 식이요법 모두 열량을 제한하는 장점을 공유합니다. 하지만 간헐적 단식과 지방 연소 식이요법은 크론 식이요법보다 실천하기가 훨씬 쉽다는 장점이 있었습니다.

많은 사람이 몸무게를 줄이거나 암, 당뇨병, 뇌전증 같은 질병을 치료하려고 고지방저탄수화물 식이요법을 시작합니다. 나는 만성 질환에는 걸리지 않았습니다. 내 몸은 훌륭한 외관을 유지하고 있죠. 하지만 나는 최적의 건강을 얻기 위해 열심히 노력합니다. 나는 케톤 식이요법이 산화 스트레스를 줄이고, 호르몬 균형을 정상으로 돌리며, 염증 반응을 낮추고, 사고의 명료성과 집중력을 높인다는 수많은 증거에 마음이 흔들렸습니다.

케톤과 혈당 농도를 매일 검사하고 추적하는 일이 내게는 그리 어렵지 않은 '놀이'였습니다. 다양한 음식과 식단에 내 몸이 보여 주는 반응을 지켜보는 일은 아주 흥미로웠습니다. 주의 깊게 섭취하는 음식을 관찰하고 혈액 속 케톤 농도와 혈당을 측정하면서 케톤증을 유지하는 탄수화물의 최대 역치도 알 수 있었습니다. 실망스러운 일 한 가지는 맥주를 마시면 다음 날에는 몸속에 케톤이 남아 있지 않는다는 사실이었죠!

동시에 나는 고지방저탄수화물 식이요법과 간헐적 단식을 시작했습니다. 여러 날 동안 물, 커피, 차, 육수만 먹는 단식도 하고, 동시에 음식을 먹는 시간을 7시간으로 제한하는 하루 단식도 합니다. 처음에는 단식이 아주 힘들었지만, 지방에 적응하면서 단식하기가 쉬워졌습니다. 단식하면서 하루를 지내는 동안 마시는 소량의 육수가 전해질 균형에 아주 중요하며, 이것이 거대한 차이를 만든다는 사실도 알았습니다.

지방을 연소하게 되면 나타나는 현상 중에서 내가 좋아하는 것은 다음과 같습니다.

- 정신 에너지가 온종일 안정됩니다. 오후 중반의 공황이 없어집니다!
- 식사 사이에 공복감을 거의 느끼지 않습니다.
- 만성 치은염이 사라졌습니다.

심각한 질병이 있어서 식이요법을 하는 것이 아니므로 명절에는 일시적으로 식이요법을 중단합니다. 규칙을 엄격하게 지킬 수 없다면 이렇게 하는 것을 권하지는 않겠습니다. 나는 몇 달은 케톤 식이요법을 유지하고, 명절이 있는 몇 주는 풍족하게 식사를 하며 '제한 없이' 음식을 즐깁니다. 그런 뒤 여러 날 단식하면서 케톤 식이요법으로 돌아가죠. 내게는 생활방식을 선택하는 문제일 뿐으로, 대부분은 지방을 연소하는 상태를 유지하며 1년에 얼마간은 지방 연소 스위치를 끄고 지내는 유연성을 갖추었습니다. 명절에는 어떤 음식이든 음식을 먹을 수 있다고 생각하면 케톤 식이요법 기간에 맥주, 피자, 햄버거를 먹지 않고 절제하는 일이 더 쉬워집니다. 나는 박탈감을 느끼지 않습니다.

요약하자면, 나는 정말로 케톤 식이요법의 생활방식을 즐기고 있습니다. 먹는 음식도 베이컨, 달걀, 견과류, 올리브유를 뿌린 샐러드, 과카몰리, 크림과 코코넛이 잔뜩 든 타이 수프 등 아주 훌륭합니다. 정말 맛있습니다! 행복한 식이요법이죠.

미토콘드리아 대사요법에 크로노미터를 이용하는 방법

우선 섭취한 음식과 먹은 양을 그램 단위로 입력합니다. 여기서는 음식의 양을 어림하지 말고 꼭 주방저울로 측정해야 합니다. 분석의 정확성은 여러분이 입력하는 자료의 정확성에서 좌우된다는 점을 명심하세요. 나중에 좋아하는 요리가 생기면 개인적으로 요리법을 입력해 놓을 수도 있습니다. 직접 만들거나 인터넷에서, 혹은 케톤 식이요법 요리책에서 찾아낸 좋아하는 요리법을 입력할 수도 있습니다.

이렇게 하면 클릭 한 번으로 한 끼 식사를 입력할 수 있습니다. 이 목록은 언제나 덧붙일 수 있지만, 자주 먹는 식단을 미리 입력해 놓으면 시간도 줄이고 기록하기도 쉬워집니다. 그러면 아침에 그날 먹을 음식을 한꺼번에 입력해서 '식단 계획표'로 활용할 수 있겠죠.

이는 먹기 전에 하루 식단을 분석할 기회입니다. 목표를 위해 식품을 더하거나 빼거나 양을 조절하는 유연성을 부여하기도 하죠. 음식을 먹은 뒤에 자료를 입력하면 목표에 너 가까이 갈 수 있도록 선택을 바꿀 기회를 잃어버립니다. 따라서 나는 여러분에게 식사를 준비하기 전에 자료를 입력하는 것을 권합니다.

이의 연장선에서, 여러분의 입을 스쳐 간 모든 음식과 음료는 빠뜨리지 않고 입력해야 한다는 점도 지적하려 합니다. 실제로 먹은 음식과 다르게 기록하거나 입력한 양이 실제 먹은 양과 다르면, 생성되는 자료는 오류를 일으키고 건강에도 해롭습니다.

먹자마자 그 선택을 후회했더라도 솔직하게 모두 기록하는 편이 훨씬 좋습니다. 그러면 여러분의 몸이 자신의 선택에 어떻게 반응하는지 정확하게 인지할 수 있습니다. 예를 들어 식사 후에 혈당이 치솟는 현상을 검사로 확인하면서 배우게 되는 거죠. 정확하고 완벽하게 입력하지 않으면 여러분의 데이터는 무의미해집니다. 섭취한 음식을 부정확하게 기록하면 상처 입는 대상은 바로 자기 자신이라는 점을 명심하세요. 조금 과격하게 말하긴 했지만, 특히 이 프로그램을 암 치료 전략으로 선택한 사람에게는 삶과 죽음을 가르는 차이점이 될 수도 있습니다.

특정 유형의 식품을 얼마나 먹을지를 입력해 놓으면 크로노미터는 여러분이 목표를 얼마나 잘 지키고 있는지 관찰하는 데도 도움이 됩니다. '주 영양소 목표 설정'이라는 기능인데, 7장에서 자세히 설명하겠습니다. 크로노미터에 있는 고지방·케톤 식이요법 옵션은 특별한 사례입니다. 특정 비율을 목표로 하는 대신, 탄수화물과 단백질의 최대 섭취량을 계산해서 남은 양을 모두 지방으로 설정할 수 있습니다. 탄수화물을 너무 많이 섭취하면 영양적 케톤증을 억제하게 되고, 단백질을 너무 많이 섭취해도 포도당 신생 과정을 통해 단백질을 포도당으로 전환해서 결국 같은 결과가 나타나기 때문입니다.

· 총탄수화물 vs 순탄수화물

탄수화물은 총탄수화물과 순탄수화물 중 어느 쪽을 추적 관찰할지 선택할 수 있습니다. 우리는 기본적으로 총탄수화물에서 식이섬유를 뺀 값인 순탄수화물을 추적합니다. 그러면 더 정확한 탄수화물 목푯값을 설정할 수 있습니다. 식이섬유는 총열량에는 거의 영향을 미치지 않기 때문이죠.

비타민 D 같은 영양소는 우리가 먹는 식품에 소량만 들어 있습니다. 며칠간 영양소 섭취를 추적해 보면 이런 영양소가 모자란다는 사실을 알게 됩니다. 비타민 D의 하루 섭취 권장량이 어처구니없이 적은 양이라는 점도 고려해서 비타민 D는 권장량의 최소 3배를 섭취하도록 하세요. 이는 곧 비타민 D3 보충제가 필요하다는 뜻입니다. 또 여러분의 식단에서 어떤 영양소가 부족한지도 알 수 있습니다. 부족한 영양소를 채울 수 있는 식품으로 식단을 바꾸든지, 특정 영양보충제를 먹어야 할 겁니다.(164쪽에 비타민 D 관리에 관해 상세히 설명했습니다.)

여러분의 개인정보는 항상 비공개로 남지만, 크로노미터를 사용하면 미토콘드리아 대사요법의 효율성을 추적하는 익명의 자료로 축적됩니다. 후에 이 자료를 발표해서 미토콘드리아 대사요법의 실제 효율성을 증명하려고 합니다.

명심하세요. 음식을 먹기 전에 무게를 측정하지 않으면 결과도 부정확해집니다. 그러니 자료를 입력하기 전에 먹는 모든 음식의 무게를 반드시 측정하세요. 같은 음식의 1테이블스푼은 항상 같은 무게일 테니 한 번만 재면 됩니다. 무게 측정은 생각처럼 불편하지는 않습니다. 음식의 무게를 재는 일을 즐기게 될 수도 있습니다. 유용한 정보를 얻기 위해서는 꼭 필요한 과정이기도 합니다.

자신의 사고방식을 바꿔라!

이번에는 미토콘드리아 대사요법에 임하는 정신적, 감정적 측면에 대해 살펴봅시다. 열린 마음으로 임하지 않으면 정보를 얼마나 알고 있는지와 상관없이 자기도 모르게 성공의 기회를 제한하게 되면서 생활방식에 큰 변화를 일으키기 힘듭니다. 잘못된 시작으로 시간을 낭비할 필요가 있나요?

연구 결과는 지방 연소 식이요법이 여러분의 건강에 중요하고도 강력한 변화를 단 며칠 만에 촉발할 수 있다는 점을 보여 줍니다. 정보와 확신을 모두 갖추면 지방을 연소하는 생활방식으로 들어가는 문턱을 쉽게 넘을 수 있습니다. 긍정적인 태도는 여러분이 이런 혜택을 처음부터 누리고 쌓을 수 있게 해 줍니다.

여러분은 말기 암 같은 급성 질병이나 당뇨병, 섬유 근육통 같은 만성 질환 등 심각한 질병을 진단받았기 때문에 이 책을 집어 들었을 수도 있습니다.

여러분이 건강하든 질병을 앓고 있든 상관없이 행동에 앞서 사고방식의 근본적인 변화가 필요합니다. 그리고 이런 변화는 자신을 건강관리에서 적극적이고 자율적인 권한을 가진 주체로 인식하는 데서 시작합니다.

이는 현재 주류 의학체계가 작동하는 방식에서 동떨어진 사고입니다. 주류 의학은 환자를 관리 대상으로 봅니다. 즉 의사가 결정을 내리면 환자는 그 결정에 따를 뿐입니다. 이런 역학 관계는 의사의 오만에서 비롯된 것은 아닙니다. 많은 환자가 당연하게도 겁먹고 감정을 추스르지 못해 단순하고 빠르며 효과적인 '마법의 탄환'을 찾아 헤매기 때문이죠. 그렇기에 의사의 결정을 100% 수용해서 최소의 노력을 들이려 합니다. 환자들은 자신의 건강 문제에 적극적인 태도를 보이기보다는, 그저 의사가 자신을 '고쳐 주고', 어떻게 행동해야 '최선의' 길이 될지를 짚어 주고, 다음 단계에서 어느 쪽이 '올바른' 선택이 될지 알아서 골라 주기를 바랍니다.

주치의를 미토콘드리아 대사요법에 동참시킨다

여기까지 읽었다면 여러분은 무언가 다른 것을 찾고 있음이 틀림

없습니다. 자신의 건강을 통제하고 더 많은 책임을 지기 위해 입증된 방법을 찾아 배우고 있죠. 하지만 연구 결과를 살펴보고 실제로 행동하려면 자신의 건강 여행에서 적극적인 결정권자가 되겠다는 의지를 더 단단히 굳혀야 합니다.

지방 연소 식이요법을 적용하려면 자신을 부조종사라고 생각해야 합니다. 여러분의 주치의도 여러분의 상태를 정확하게 알아야 하니까요. 저녁에 피자를 먹겠다고 의사의 허락을 받을 필요가 없듯이 식이요법을 바꾸는 데 주치의의 허락이 필요하지는 않지만, 여러분의 건강을 관리하는 모든 사람이 식단 계획부터 영양보충제, 침술이나 척추 지압 치료, 마사지, 물리 치료까지 행동 방향을 알고 있는 편이 좋습니다.

주변 사람에게 알려야 하는 이유는 크게 두 가지가 있습니다. 첫째, 면밀하게 관찰해야 할 특정 상황에 부닥처 있을 수 있습니다.(다음 있는 상자에서 목록을 확인하세요.) 둘째, 주치의가 여러분의 식단 변화에 대해 인지하면, 미토콘드리아 대사요법을 믿지 않더라도 여러분이 보여 주는 변화를 부정할 수는 없을 겁니다. 주치의는 증거에 근거한 치료 과정을 고수할 테지만 여러분의 노력을 지지하는 쪽으로 태도가 바뀔 수 있습니다. 여러분의 변화를 보고 의사들이 이 프로그램을 더 진지하게 받아들이고 스스로 연구하기를 바라는 점도 있습니다. 어쩌면 질병을 치료하는 음식의 힘에 대해 의사의 눈을 열어 줄지도 모릅니다.

미토콘드리아 대사요법으로 전환할 때
의학적, 영양학적 감독이 필요한 사례

· 간암

· 간 효소 수치의 상승

· 식도 수술 및 식도 방사선 치료

· 머리와 목 부위의 방사선 치료

· 당뇨병

· 갑상샘 호르몬 불균형(갑상샘 기능 저하증, 갑상샘 기능 항진증, 하시모토병)

· 위 우회술이나 랩 밴드 시술

· 마약성 약물 복용이나 신경 근육 질환, 신경 퇴행성 질환, 그 외 질병이나 의학 치료의 부작용으로 일어나는 소화불량

· 특정 식품에 대한 알레르기나 혐오감

· 장 누수 증후군

· 췌장염 병력

· 개인 병력이나 가족력에 요로결석이 있는 경우

· 과민성 대장 증후군, 크론병, 궤양성 대장염 같은 소화관계 병력이 있는 경우

· 신장 질환

· 영양 공급관을 이용하는 경우

· 담도 폐쇄나 쓸개를 제거한 경우(쓸개가 없어도 리파아제와 소 담즙 영양보충제로 쉽게 보완할 수 있습니다. 따라서 쓸개를 제거했어도 고지방 식이요법을 하는 데 지장은 없습니다.)

- 저체중
- 암성 악액질
- 낮은 혈청 알부민 농도 같은 혈액 화학 이상 소견

미토콘드리아 대사요법에 대한
거부감에 대처하는 방법

주치의가 식단은 상관없다고 할 때

의사는 대개 영양학 교육을 받지 않아서 질병을 예방하거나 치료하는 데 식단의 변화가 차지하는 중요성에 회의적인 태도를 보입니다. 주치의의 반대는 의학교육체계의 치명적인 결함의 결과이니 성공이나 실패에 대한 개인적인 견해라고는 생각하지 마세요. 주치의가 정말로 식단은 상관없다고 믿는다면, 여러분이 식단을 바꾸어도 아무런 문제가 없다고 생각할 겁니다.

지방 연소 식이요법이 질병 치료에 효과가 있다는 구체적인 증거는 없습니다.

고지방저탄수화물 식이요법이 유익한 효과가 있다는 유일한 과학적 증거는 약물 저항성 발작을 일으키는 어린이에서만 입증되었습니다. 그렇다고 해서 이 식이요법이 다른 상황에 영향력이 없다는 뜻은 아닙니다. 다만 수년이 걸리며, 식이요법 연구에는 잘 배당되지 않는 막대한 연구 자금이 필요한 시험을 통해 결과를 입증해야 한다는 이야기죠. 이 식이요법이 효과가 없다고 증명한 연구 결과가 없다는 점을 명심하세요. 고지방 식이요법이 질병에 미친 효과를 입증한 최신 연구를 보려면 2장에서 다시 확인하면 됩니다.

주치의가 지방을 너무 많이 먹지 말라고 할 때

현재 정부의 식생활 지침은 지방에서 얻는 열량을 총열량의 20~35%로 제한합니다. 이 지침은 아직도 버티고 있는 결함투성이 과학에 근거한 결론입니다. 다행스럽게도 최근에 영리하고 혁신적인 과학자들이 이 신화를 무너뜨리기 시작했습니다. 과잉의 탄수화물, 특히 쉽게 소화되는 곡물, 녹말, 과일에서 얻는 탄수화물은 어린 시절부터 건강을 갉아먹는 수많은 만성 질환의 주요인이라는 점을 밝히고 있죠.

식단이 너무 엄격해서 지키기 힘들 때

음식의 무게를 재고, 섭취한 음식을 기록하고, 혈당을 측정하는 일은 지루해 보이겠죠. 이 일이 재미있다고는 말하지 않겠습니다. 하지만 아주 꼼꼼하게 기록할 필요는 없어요. 시작할 때는 여러분이 할 수 있는 만큼만 추적하고 검사하세요. 그러면 점차 실천하기가 쉬워지면서 기록하는 일도 수월해질 겁니다.

또 한 가지, 전통적인 치료법이 얼마나 불편하고 비용이 많이 들며 불쾌할지 생각해 보세요. 몸무게가 줄어들지 않는 좌절감이나 자신의 몸과 건강에 무력감이 드는 일도 불쾌하지요. 미토콘드리아 대사요법은 치료법은 아니지만 강력하고 근본적인 대사 중재술이며, 여러분의 몸이 치유 과정을 시작하도록 도울 겁니다. 물론 그러려면 여러분이 더 많이 노력해야 하고, 계획을 실천할 의지를 다져야 합니다.

하지만 먹을 음식의 무게를 재고 진전사항을 성실하게 기록하는 사소한 불편보다 장점이 훨씬 더 많습니다.

완벽한 식단 계획표를 짜기 힘들 때

나는 미리엄과 함께 미토콘드리아 대사요법을 시작하는 3가지 계획을 만들었습니다. 우리는 이 계획을 '진입로'라고 부르는데, 이것은 다음 장에서 설명할 겁니다. 미리 세 끼 식사를 정해야 한다고 생각하겠지만 사실은 한 번에 한 끼의 식사만 생각하면 됩니다. 변화를 생각하는 것만으로도 짓눌리는 느낌이 든다면 우선 하루에 한 끼만 고지방 식사로 대체해 보세요. 금방 하루 세 끼를 지방 연소 식이요법으로 채우는 데 익숙해질 겁니다.

식단을 자신에게 맞춰 상세하게 만들 수 있는 웹사이트, 요리책, 식단 계획 서비스 등 이용할 수 있는 것은 많습니다. 하지만 시작할 때부터 이렇게 복잡한 계획을 세울 필요는 없습니다. 탐구하고 의사결정을 내리는 횟수가 많아질수록, 미토콘드리아 대사요법을 특별한 건강 상태에 맞출 수 있는 능력도 향상됩니다.

아직도 변화를 일으키는 데 장애물이 너무 많다는 생각이 든다면 건강 코치나 고지방 식이요법에 특화된 영양학자와 함께해도 좋습니다.(이런 전문가를 찾는 정보는 255쪽을 참고하세요.) 여러분에게 정말로 필요한 것은 상담을 통해 자신의 상황에 맞춘 지침을 만드는 일입니다.

주치의가 몸무게를 줄이지 말라고 할 때

적정 몸무게이거나 몸무게가 살짝 무거울 때는 몸무게를 약간 줄이면 질병을 일으킬 수 있는 숨겨진 문제, 예를 들면 인슐린 저항성 같은 상태를 치유할 수 있습니다. 하지만 몸무게를 줄이지 말라는 주치의의 권고도 타당할 수 있습니다. 특히나 여러분이 암에 걸린 상태라면 말입니다.(의도치 않게 몸무게가 줄어들면 여러분의 몸이 표준 치료법을 견디지 못하거나, 질병이 진행되고 있다는 신호입니다.) 또 여러분이 저체중 상태라면 고지방 식단으로 현재 몸무게를 유지하는 데 필요한 양보다 더 많은 열량을 섭취해서 몸무게를 늘리도록 합니다.

유기농·고품질 식품을 살 여유가 없을 때

괜찮습니다. 변화하지 않는 것보다는 이런 제약 아래에서라도 실천하는 편이 더 낫습니다. 능력이 닿는 범위 내에서 최선을 다하려면 현재의 건강, 요리 실력, 예산, 식품 유용성이 좌우하기는 합니다. 다만 여기서 가장 중요한 요소는 시작하려는 의지입니다. 혈당이 건강한 수준으로 낮아지는 일처럼 일단 장점을 직접 경험하면 저절로 식품의 품질을 개선하려는 동기가 부여될 겁니다.

식품을 사고 요리할 시간이 없을 때

이 문제는 많은 직장인이 자주 부딪히는 문제입니다. 이럴 때는 식료품 가게나 부엌에서 보내는 시간을 활용하라고 미리엄은 충고합니다. 요리하기 쉬운 고지방저탄수화물 요리법을 인터넷에서 검색해서 그중에서 맛있어 보이는 요리를 골라 재료가 집에 있는지 확인하세요. 재료가 없으면 장보기 목록에 넣으세요. 또 친구나 가족에게 도와달라고 하는 방법이 있습니다. 도움을 요청하는 것이야말로 올바른 방향으로 가는 지름길이 될 겁니다.

가족을 위해 미토콘드리아 대사요법에 쓰이지 않는 식품을 사야 할 때

사실을 말하자면, 미토콘드리아 대사요법에 속하지 않는 식품은 여러분뿐만 아니라 가족에게도 좋지 않습니다. 가족에게 미토콘드리아 대사요법을 실천하라고 강요할 수는 없지만, 여러분 자신이 지방 연소 식이요법으로 전환하는 좋은 모델이 될 수는 있습니다. 가족 전체의 건강을 향상할 기회로 삼아 보세요. 덧붙이자면, 여러분의 자녀나 배우자는 집 밖에서 다른 음식을 접할 기회가 매우 많습니다. 그러니 여러분의 찬장과 냉장고에 탄수화물과 설탕이 잔뜩 든 식품을 쌓아 놓을 필요는 전혀 없습니다.

품질은 좋지만 지방 연소 식이요법 계획에 없는 식품이 있다면, 그리고 그 식품이 여러분 가정의 젊은 구성원에게 적절한 선택이라면, 이런 식품은 '미토콘드리아 대사요법이 아닌 식품' 영역을 정해 그곳에만 넣어 두세요. 그곳에 있는 식품은 자신에게 금지 품목이라고 선언하면 됩니다.

주치의와 친구들이 요로결석이 생긴다고 경고할 때

미토콘드리아 대사요법은 신장이 나트륨을 다루는 방식을 변화시켜 나트륨과 수분이 모두 손실되는 결과를 부를 수도 있습니다. 물을 충분히 마시지 않으면 소변에 침전되어 돌을 만드는 칼슘, 옥살산염, 요산염, 시스테인, 크산틴, 인산염의 농도가 높아지면서 요로결석의 위험이 커집니다. 지방 연소 식이요법에 들어 있는 식품 중에도 옥살산염 농도가 높아서 요로결석을 일으킬 수 있는 식품이 있기도 합니다. 가족력이나 병력에 요로결석이 있다면, 주치의에게 이를 예방할 수 있는 구연산칼륨 같은 보충제를 처방해 달라고 부탁하세요. 미토콘드리아 대사요법을 실천하는 사람은 무엇보다 물을 충분히 마셔야 합니다. 매일 정수한 물을 충분히 마시세요.

여러분의 주치의가 환자의 건강에 대한 결정권을 독점하려는 사람이라면, 혹은 여러분의 의견이나 관심사를 이해해 주지 않는 사람이라면 다른 주치의를 찾아보세요. 물론 여러분은 식품의 선택을 통해 건강에 놀라운 영향력을 행사할 수 있지만, 무엇보다 여러분을 지지해 주는 사람이 있어야 합니다. 특히나 심각한 질병을 진단받은 상태라면 말이죠. 그리고 모든 지지자는 한 명, 한 명이 모두 소중합니다.

7장. 미토콘드리아 대사요법을
시작하는 요령

우리는 미토콘드리아 대사요법에 필요한 도구를 알고 있고, 지방 연소 식이요법을 시작하기 전에 해야 할 검사도 모두 알고 있습니다. 이제 건강한 식품을 선택하는 방법을 짚어 보고 미토콘드리아 대사를 치유할 조건을 만들 차례입니다.

여러분의 미토콘드리아 대사요법을 완벽한 성공으로 이끌 방법이 여기 있습니다.

미토콘드리아 대사요법에 적합한 식품으로 부엌을 채워라

가능하면 빨리 식료품점에 가서 미토콘드리아 대사요법에 알맞은 식품을 찬장과 냉장고에 채워 넣으세요. 탄수화물과 설탕 범벅인 식품을 버리기 전에 이 일을 먼저 해야 합니다. "배고픈데 먹을 거 없나?" 하면서 몸에 안 좋은 음식을 먹는 일을 피해야 하기 때문이죠.

시간을 충분히 들여 식품 영양 성분표를 꼼꼼하게 읽고 슈퍼마켓을 구석구석 둘러봅니다.

5장으로 다시 돌아가서 미토콘드리아 대사요법에 적합한 식품에 대해 자세히 읽어 보세요. 장보기 목록을 참고하면 식료품 목록을 만들 때 적합한 식품을 장바구니에 골라 담을 수 있을 겁니다. 덧붙이자면, 미토콘드리아 대사요법에 맞고 맛있을 것 같은 요리법을 두세 개 골라서(219쪽을 참고하세요.) 필요한 재료를 장보기 목록에 빠뜨리지 말고 적으면 도움이 됩니다.

일단 지방 연소 식품 몇 가지를 냉장고와 찬장에 넣고 나면, 집에 있는 탄수화물과 녹말, 설탕 식품을 꺼내 버려도 됩니다. 이 순서대로 하면 새로운 식습관으로 전환하는 동안 든든하고, 지지를 받는다는 느낌이 들 거예요. 이 느낌은 미토콘드리아 대사요법을 계속 실천할 동기를 부여합니다. 기준점을 완벽함이 아니라 발전에 두세요.

미토콘드리아 대사요법에 알맞은 식품

이 목록을 메모해서 장을 보러 갈 때 가지고 가면 여러분의 부엌을 채우는 데 도움이 될 겁니다.

채소

- 아스파라거스
- 아보카도
- 브로콜리
- 방울양배추
- 양배추
- 콜리플라워
- 셀러리
- 오이
- 케일
- 버섯
- 샐러드용 채소
- 구이용 푸른잎채소
- 시금치
- 애호박

지방에 적응한 뒤에는 다음 식품도 허용치만큼 살 수 있습니다.

- 가지
- 마늘
- 양파
- 파스닙
- 후추
- 루타바가

- 토마토
- 겨울 호박(아주 적은 양만 먹습니다.)

과일

- 딸기류(한 줌 정도만 채소 대신 먹습니다.)
- 자몽(몇 조각만 채소 대신 먹습니다.)

단백질

- 풀만 먹고 자란 소고기
- 양고기
- 돼지고기(소량의 베이컨과 소시지도 포함합니다.)
- 가금류(목초를 먹고 자란 유기농이 좋습니다.)
- 해산물(자연산 생선과 조개류가 좋습니다.)
- 정어리와 멸치
- 야생동물 고기
- 달걀(목초를 먹고 자란 닭이 낳은 유기농이 좋습니다.)
- 가축 내장 고기

유제품

- 치즈(체더치즈나 파르메산치즈처럼 단단한 치즈나 브리치즈처럼 부드러운 고지방 치즈)
- 진한 휘핑크림
- 사워크림(녹말이나 다른 혼합물 없이 배양한 것)
- 지방이 든 '오리지널' 크림치즈

견과류와 씨앗류

- 마카다미아너트(건강한 지방이 듬뿍 들어 있지만 탄수화물과 단백질은 적습니다.)
- 피칸
- 브라질너트(셀레늄이 듬뿍 들어 있지만 단백질이 많으므로 하루 두 개만 섭취합니다.)
- 코코넛(코코넛 과육, 코코넛 밀크, 코코넛 크림, 코코넛 가루)
- 헤이즐넛
- 치아시드
- 햄프시드
- 호박씨
- 검정깨
- 블랙 쿠민 씨앗
- 카카오닙스(가공하지 않은 날것)
- 아마씨(먹기 직전에 갈아 드세요.)

간식

- 아보카도
- 올리브
- 피클(자연 발효 제품, 영양 성분표에서 식초가 없는 제품을 고르세요.)

지방과 기름

- 코코넛 기름
- MCT 기름

- 코코넛 버터
- 가공하지 않은 유기농 버터나 기, 목초를 먹은 소에서 얻은 제품
- 유기농법으로 키운 동물에서 얻은 라드나 우지(볶음 요리에 사용합니다.)
- 그 외 오리 지방과 같은 다른 동물의 포화지방
- 엑스트라 버진 올리브유(드레싱이나 직접 만든 마요네즈에 사용합니다.)
- 발효한 채소(집에서 만들면 좋지만 저온 살균하지 않은 제품을 살 수도 있으며, 양념으로 사용하면 좋습니다.)

감미료
- 스테비아(액체, 유기농이 좋습니다.)
- 나한과
- 자일리톨(개에게는 독성이 있으니 주의하세요!)
- 에리스리톨

찬장을 정리해서 유혹을 뿌리친다

집에 탄수화물이 없으면 탄수화물을 먹고 싶은 갈망에 저항하기가 훨씬 쉽습니다. 미토콘드리아 대사요법을 준비할 때 가장 중요한 부분은 찬장을 정리해서 계획에 맞지 않는 식품을 모두 치우는 일입니다. 친구들에게 나눠 주거나 푸드뱅크에 기부하세요. 개봉하지 않은

포장식품은 환불해서 그 돈으로 미토콘드리아 대사요법에 알맞은 식품을 더 살 수도 있습니다. 이 단계를 빨리 해결할수록 유혹을 뿌리치기 쉬워집니다.

상표 읽는 법을 익히자

찬장을 정리하고 집에 들여올 새 식품을 평가하려면 상표를 읽는 기술을 익혀서 지방 연소 식이요법에 적합한 식품인지 판단할 수 있어야 합니다. 가장 중요한 성분인 총탄수화물부터 시작해 봅시다. 녹말 사슬을 구성하는 당은 영양 성분표에 기재되지 않을 때가 많습니다. 놀랍게도 당류를 규정하는 난해하고 혼란스러운 규칙에서 3개 이상의 포도당 분자가 연결된 녹말은 제외됩니다. 그러나 이 교묘한 속임수가 몸까지 속일 수는 없기 때문에, 녹말에서 나온 포도당은 설탕에서 나온 포도당과 똑같이 여러분의 혈액을 타고 순환합니다. 따라서 영양 성분표에 당류가 0g이고 탄수화물이 20g이라고 쓰여 있으면, 이 식품은 미토콘드리아 대사요법에 적합하지 않습니다.

두 번째로 중요한 정보는 식이섬유입니다. 식이섬유는 탄수화물이기는 하지만 포도당이 혈액순환으로 들어갈 수 없는 구조로 연결되어 있어서 몸속에서 혈당이나 인슐린에 영향을 미치지 못합니다. 보너스로 식이섬유는 유익한 장내 미생물군의 먹이가 되어 총체적인 건강 측면에서도 유익합니다. 순탄수화물량은 영양 성분표에 기재된 총탄수화물 무게에서 식이섬유 무게를 뺀 수치입니다. 다만 미리엄이 경고하듯이 저탄수화물 식품인 토르티야처럼 가공단계를 많이 거치고 식이섬유 첨가량이 많다면 총탄수화물량에서 식이섬유량의 절반만 제외해야 할 겁니다. 추가로 보충한 식이섬유는 혈당이나 인슐린을 증가시킬 수 있는 형태일 수도 있으니까요. 극소수의 예외가 있기는 하지만, 유기농 식품에 들어 있는 식이섬유에는 해당 사항이 없습니다.

다시 영양 성분표로 돌아가서 경화유지가 재료에 들어 있지 않은지도 확인해야 합니다. 제조업자는 법의 허점을 이용해서 건강을 해치는 경화유지를 1회 제공량당 0.5g 이하가 되도록 첨가해서 트랜스지방의 양을 '0g'으로 표기하고 식품에 첨가할 수 있습니다. 다중불포화지방 함량도 낮아야 합니다. 다중불포화지방은 대개 오메가-6 지방으로, 대부분 고도로 정제되어 염증 반응을 일으키는 원인이 되기 때문입니다. 포화지방량도 확인하세요. 모든 주류 영양 지침에서 악마처럼 여기지만 포화지방은 미토콘드리아 대사요법에 적절한 성분입니다.

포장에 기재된 재료를 모두 알기 전까지는 해당 식품을 사거나 먹지 마세요.

유기농 사탕수수시럽, 메이플시럽, 꿀, 아가베시럽은 설탕과 똑같이 적절하지 않은 식품입니다. 204쪽의 목록에서 어떤 식품에 설탕이 슬그머니 스며들었는지 확인하세요. 혹은 가공 녹말 같은 재료를 포함하고 있을 수 있습니다. 간장 역시 아무리 적게 먹더라도 심각한 양의 탄수화물을 섭취할 수 있습니다. 이런 가짜 음식에 할당량을 낭비하지 마세요!

식단에서 당류를 제거한다

전형적인 미국식 식단을 먹든 유기농 식단을 먹든, 여러분이 섭취하는 열량의 절반 이상은 탄수화물이 과량 함유된 식품에서 나올 가능성이 큽니다. 달콤한 과자와 디저트처럼 확실하게 당류가 들어 있는 음식뿐만 아니라 녹말, 곡물, 과일, 유제품, 콩과식물에도 포도당과 여러 당류가 들어 있죠.

여러분의 몸이 지방을 연료로 연소하도록 적응시키려면 모든 형태의 당류 섭취량을 급격하게 줄여야 한다는 점을 명심하세요. 순탄수화물 섭취량을 하루 40g 이하로 줄여야 합니다. 여러분의 몸이 온전히 지방을 주 연료로 태우는 데 적응하는 기간은 최소한 몇 주에서 몇 달이 걸립니다.

아마 머리로는 이해할 수 있겠지만, 식단에서 모든 형태의 당류를 제거하는 작업은 다음과 같은 4가지의 이유로 어려울 겁니다.

1. 몸은 현재 포도당에 의존하고 있습니다.

몸이 지방을 주 연료로 연소하는 데 적응하기 전까지는 지속적인 공복감과 음식에의 갈망을 경험하게 됩니다. 글리코겐 저장량은 감소하는데 아직은 간이 포도당보다 케톤을 빠르게 만들지 못하기 때문이죠. 미리엄은 이렇게 설명합니다. "탄수화물이 풍부한 식품을 먹으면 혈당이 높아지고, 이어서 인슐린 분비가 촉진됩니다. 인슐린은 포도당을 혈액에서 끌어내서 혈당을 낮춥니다. 그러면 뇌에 신호가 가서 공복감을 느끼게 됩니다. 극복해야 할 악순환이죠. 공복감이 이틀 정도만 지속되는 사람도 있지만, 한 주나 그 이상 계속되는 사람도 있습니다."

좋은 소식은 일단 지방 연소로 방향을 전환하면 정크푸드를 포함한 당과 녹말에 대한 갈망이 거짓말처럼 사라진다는 점입니다. 그러면 특별한 노력 없이도 식사 시간 사이의 몇 시간 동안 공복감을 전혀 느끼지 않게 됩니다.

이보다 더 좋은 소식은 지방을 주 연료로 연소하게 되면 한 달에 며칠은 순탄수화물을 하루 100~150g 정도 양껏 먹을 수 있는 날을 정할 수 있다는 점입니다. 그러면 인슐린 농도가 지나치게 낮아지는 일을 예방할 수 있습니다.

2. 당류가 주성분인 음식을 먹고 있습니다.

여러분이 '안전하다'라고 생각한 식품조차도 당류가 들어 있을 수 있습니다.(204쪽의 표에서 당류가 숨어 있는 의외의 식품을 확인하세요.) 그 결과 여러분은 "내가 먹을 수 있는 식품은 도대체 뭐가 있지?" 하며 놀라게 될 겁니다.

193~197쪽에 있는 미토콘드리아 대사요법에 적합한 식품을 반복해서 익히고 그 목록에 있는 식품이 집에 있는지 확인하세요. 마카다미아너트나 피칸 한 줌은 공복감을 훌륭하게 억눌러 가지고 다니기 편한 음식

을 찾아서 사무실이나 자동차 안, 집에 두고 감자칩을 먹고 싶은 유혹을 느낄 때마다 대신 먹으면 좋습니다.

3. 초기에는 당류와 녹말에서 얻던 열량을 지방으로 충분히 대체하는 일이 어려울 수도 있습니다.

사람들은 지방 섭취를 회피하도록 교육받았죠. 그래서 처음에는 거북한 느낌이 들어서 필요한 열량을 지방으로 충분히 대체하지 못할 수 있습니다. 그러면 지방 연소로 전환할 때까지 결핍이 생겨 공복감이 커집니다. 크로노미터에 실시간으로 섭취하는 모든 음식을 기록하면 스스로 문제점을 알 수 있으므로 빨리 바로잡을 수 있습니다.

좋은 소식은 일단 지방 연소 체제로 전환하면 여러분은 하루 단식을 하면서 특별한 노력 없이도 13~18시간을 먹지 않고 견딜 수 있게 됩니다. 저장된 지방을 연료로 연소하므로 여러분의 몸은 공복 신호를 보내지 않을 테니까요. 지방 연소로의 전환이 이루어지는 동안에는 아보카도, 마카다미아너트가 유용합니다. 맛도 좋고 건강에도 좋은 지방을 한두 숟가락씩 먹는 효과를 나타내서 모자라는 열량을 채우기에 좋습니다.

4. 당류에 대한 갈망에는 감정적인 원인이 있을 수 있습니다.

마음이 평온해지기 위해서 탄수화물을 먹는다면 여러분의 당류에 대한 갈망은 신체적인 원인뿐만 아니라 심리적인 원인도 있을 수 있습니다. 이런 경우는 극복하기가 더 힘듭니다. 만약 마음의 위로를 얻으려고 티라미수를 먹었다면 여러분은 사랑과 관심을 느낄 새로운 방법을 찾아야 합니다. 여기서 가족을 포함한 여러분을 지지하는 사람들이 중요해집니다. 또 내가 감정적인 문제를 해결하는 데 즐겨 사용하는 감정 자유 기법이라는 지압요법이 있습니다. 직접 할 수 있는 지압으로 응어리진 감정을 풀어 주고 스트레스를 완화시켜 줍니다. 'eft.mercola.com'에서 자세한 설명을 확인하세요.

당류가 숨어 있는 의외의 식품 목록

양념 및 소스	음료	간식	식사
살사	라떼	신선한, 혹은 말린 과일	타이 · 베트남 요리
케첩	향 커피	향을 가미한 요구르트	냉동식품
포장한 샐러드 드레싱	아이스티	설탕을 첨가한 땅콩버터	중국 요리
바비큐 소스	향을 가미한 케피어	설탕을 첨가한 견과류 버터	패스트푸드
데리야키 소스	스무디	옥수수, 고구마	초밥
병에 담긴 양념장	혼합주, 칵테일	호두 식빵	양념 갈비
피클	단맛이 나는 화이트와인과 스파클링와인		
렐리시*	크리머(유제품과 유제품이 아닌 것 모두)		
허니 머스터드	유제품이 함유되지 않은 우유		
상업적으로 파는 코울슬로	과일과 뿌리채소가 든 주스		
토마토소스			

(*렐리시: 달고 시게 초절이한 열매채소를 다져 만든 양념류 — 역주)

당류는 단번에 끊는 편이 낫다

케이크나 디저트를 '한 입만' 먹고 싶은 유혹은 수없이 많습니다. 자녀의 생일파티나 가족 기념일, 고급 식당에서의 외식에서 자주 일어나죠. 하지만 당류를 먹는 행동은 스스로 급한 경사면에 올라서는 일이나 마찬가지입니다. 당류는 중독성이 있어 의지력만으로는 저항하기 쉽지 않습니다. 또 탄수화물을 여기저기서 조금씩 자주 먹으면 당류에 대한 갈망을 없애는 데 방해가 돼서 지방 연소 체제로 전환하기가 더 힘들어집니다.

더불어 예외를 자꾸 허용하면 미토콘드리아 대사요법에 성공하기 어렵습니다. 특히나 몸이 지방을 태우도록 훈련하는 단계라면, 미토콘드리아 대사요법에 그만큼의 여유는 없습니다. 미토콘드리아 대사요법을 지키는 가장 좋은 방법은 음식 주변을 맴돌지 않는 새로운 전통을 만드는 것입니다.

명절, 가족 간의 저녁 식사 같은 몇 가지 전통을 지키고 싶다면 함께 먹을 수 있는 맛있는 저탄수화물 요리를 해 보세요. 여러분이 먹는 음식이 맛있다는 점을 알게 되면 자신의 식이요법에 대해 생각을 바꿀지도 모릅니다. 먼저 '코코넛 커스터드'나 '돼지 호박 국수'를 인터넷으로 검색해 보세요. 좋은 요리법이 엄청나게 많고, 매일 새로운 요리법도 올라옵니다. 지방을 주 연료로 태우는 체계에 완전히 적응하면 여러분의 사회생활도 즐거워질 겁니다. 밖에서 먹을 음식이 적당하지 않다면 집을 나서기 전에 하루 동안 먹을 음식을 거의 다 섭취하고 외출하세요. 그러면 음식에의 갈망도 피할 수 있고 건강하지 않은 음식의 유혹에도 저항하기 쉬워집니다.

명심하세요. 두 세계에서 동시에 살 수는 없습니다. 탄수화물을 계속 먹으면서 고지방 식단과 결합하려고 하면 인슐린의 통제에서 벗어나지 못하게 되고, 이 둘의 조합은 건강에 큰 위협이 됩니다. 건강 코치와 함께하면 여기저기서 고개를 들이미는 탄수화물의 유혹을 피해 계획을 오래 실천할 수 있습니다.

주 영양소를 결정한다

앞서 설명했듯이 미토콘드리아 대사요법은 고지방, 저탄수화물, 적절한 단백질을 섭취하는 식단입니다. 5장에서 각 영양소에 해당하는 특정 식품에 관해서도 설명했습니다. 이제 각자의 미토콘드리아 대사요법에서 주 영양소를 얼마나 섭취해야 하는지 정확하게 결정할 차례입니다. 특정 영양소의 양을 계산하는 데 시간을 넉넉히 들이면 지방 연소체계로 전환할 때 따라야 할 귀중한 지침을 얻을 수 있습니다.

나는 '각자의 미토콘드리아 대사법'이라고 말했습니다. 매일 얼마큼의 주 영양소를 섭취해야 하는지에 관한 단 하나의 정답은 없기 때문이죠. 각각의 숫자는 여러분 자신과 여러분의 건강 상태에 맞춰야 합니다. 어떻게 하는지 지금부터 알아봅시다.

단백질

단백질은 미토콘드리아 대사요법을 차별화하는 중요한 요소입니다. 앳킨스 다이어트나 팔레오 다이어트 권고안과 다르게, 미토콘드리아 대사요법은 단백질 섭취량을 아주 정확하게 제한해서 mTOR 신호 전달 경로와 다른 생화학 신호 전달 경로가 미치는 영향력을 최소화합니다.

단백질량을 결정하는 보편적인 법칙은 제지방 체중 1kg당 단백질 1g을 섭취하는 것입니다. 단백질 섭취량을 결정하려면 우선 제지방 체중을 알아야겠죠. 가장 간단하고 쉬운 방법은 자기 사진을 다양한 체지방 비율의 사람들 사진과 비교하는 겁니다. 정확하지는 않지만 어림짐작하거나 평가 자체를 하지 않는 것보다 낫습니다.(6장에서 다른 평가 방법도 설명했습니다.)

일단 체지방 비율을 알아내면 몸무게를 킬로그램 단위로 변환하세요. 파운드로 측정한 몸무게를 2.2로 나누면 킬로그램 단위로 전환됩니다. 그런 뒤 킬로그램 단위의 몸무게에 체지방 비율을 곱하면 여러분 몸무게에 지방이 얼마만큼 있는지 킬로그램 단위로 나옵니다. 몸무게에서 이 숫자를 빼서 제지방 체중을 구할 수 있습니다. 그 후 제지방 체중에 1.0을 곱하면 매일 먹어야 하는 단백질이 그램 단위로 나옵니다.

예를 들어 146lb의 여성이 체지방 비율이 33%라면(해당 몸무게의 평균 체지방 비율입니다.) 다음과 같죠.

146lb=66.22kg

66.22×0.33=21.85kg 지방

66.22-21.85=44.4kg 제지방 체중

44.4×1.0=44.4g 단백질

앞의 예시에서는 단백질 44g을 세 끼로 나누어 식사 때마다 약 15g의 단백질을 먹어야 합니다. 고기로 따지면 쌓아 놓은 카드 한 벌의 1/4가량이 단백질 5~7g 정도입니다. 생선은 수표 크기의 1/4 정도가 5~7g입니다. 채소나 견과류, 씨앗류에도 단백질이 소량 들어 있습니다.

따라서 점심에 단백질 15g을 먹으려면 이 여성은 카드 한 벌 크기의 1/2에서 3/4 정도 되는 고기를 먹어야 합니다.

단백질 섭취량을 결정한 후에는 어느 정도 크기가 적합한 양인지를 계속 눈에 익혀 두면 좋습니다. 섭취량의 무게를 재고 크로노미터에 입력하면 적합한 양을 측정하는 눈을 훈련하는 데 도움이 되며, 여러분이 섭취하는 단백질량에 대한 정확한 피드백도 얻을 수 있습니다. 음식의 적절한 크기를 가늠하는 능력은 외식할 때도 도움이 되고 가끔 여행을 갈 때도 지방 연소 식이요법에서 벗어나지 않게 해 줍니다.

다시 강조하건대, 미토콘드리아 대사요법은 개인 맞춤형입니다. 암처럼 심각한 질병에 걸렸다면 단백질 섭취량을 최소한으로 줄여서 질병에 기여하는 신호 전달 경로의 활성을 억제해야 합니다. 전문지식을 갖춘 건강 코치나 영양상담사와 함께 여러분에게 맞는 단백질 목표량을 결정하고, 시간이 지나면 그 양도 변할 수 있다는 점을 기억하세요.

탄수화물

미토콘드리아 대사요법의 원칙은 하루에 섭취하는 순탄수화물량을 50g 이하로 제한하는 것입니다. 이는 하루 필요 열량의 4~10%에 해당하죠.

이 숫자는 사람마다 다르다는 점을 명심해야 합니다. 여러분의 몸이 지방을 연소하는 상태를 유지하는 탄수화물의 섭취량은 이보다 훨씬 낮습니다. 특히 여러분이 인슐린 저항성이 있거나, 정적인 생활습관을 가졌거나, 2형 당뇨병을 앓는다면 최대 20g까지 낮아지고, 미토콘드리아 대사요법을 시작하는 초기에는 이를 잘 지켜야 합니다.

지방 연소 상태로 들어서고 유지하려면 순탄수화물 섭취량을 하루 10~15g으로 크게 줄여야 하는 사람도 있습니다. 그 외에는 대개 40g 정도나 그 이상이 됩니다. 여러분에게 딱 맞는 섭취량을 찾았더라도, 시간이 지나면서 여러분의 건강 상태나 목표가 변하거나 여러분의 몸이 보내는 피드백에 따라 그보다 더 줄이거나 늘려야 할 수도 있습니다.

시작할 때 목표치를 찾는 좋은 방법은 다음 지침을 고려하는 겁니다.

- 현재 먹는 식단에 탄수화물과 가공식품, 당류가 많거나 뇌암과 같은 진행성 암에 걸렸다면, 10~15g의 낮은 목표치로 시작하세요. 탄수화물 섭취량을 최소한의 수준으로 낮추면 불필요한 탄수화물을 제거하는 데 효과적입니다.

- 이미 유기농 식품과 팔레오 유사 식단을 섭취하고 있다면, 암과 같은 심각한 질병이 있더라도 순탄수화물 섭취량을 하루 20g으로 잡으세요. 이 정도라면 갑상샘 치료를 받거나 부신 기능 저하가 있는 사람도 시작하기에 적절합니다. 영양소와 식이섬유가 풍부한 저순탄수화물 채소에서 고르면 현명한 선택이 될 겁니다.

- 현재 식단이 영양학적으로 건강한 식단이고, 단순히 건강을 향상하기 위해 지방 연소 식이요법을 실천한다면 처음 목표는 하루에 탄수화물 20g을 섭취하는 것으로 정합니다. 시간이 지나면 혈당에 부정적인 영향을 미치지 않으면서도 탄수화물 섭취량을 40g까지 늘릴 수 있을 겁니다. 하지만 보통은 낮은 섭취량에서 시작하는 편이 낫습니다.

몸이 지방을 주 연료로 연소하도록 바꾸면 탄수화물 섭취량을 조금 늘려서 순탄수화물을 하루 40~80g까지 먹을 수 있습니다. 열량이 많이 필요한 운동선수라면 하루 100g도 괜찮습니다. 그래도 지방 연소 상태를 유지하고 싶다면 조심하세요. 바로 이 구간이 혈당과 케톤의 농도를 예의주시하면서 탄수화물을 더 섭취해도 괜찮은지 시험해 보는 구간입니다. 혈당이 높아지면서 영양적 케톤증에서 벗어나면, 즉 혈액 속 케톤 농도가 0.5mmol/l 이하로 떨어지면 탄수화물 내성 수치를 초과한 겁니다. 더불어 여러분이 더 섭취하는 탄수화물도 주로 식이섬유성 저순탄수화물 채소와 소량의 과일, 소량의 콩과식물, 뿌리채소여야 한다는 점을 기억하세요. 곡물이나 설탕을 첨가하면 안 됩니다.

여러분의 신진대사와 활성 정도는 매일, 혹은 매주 달라집니다. 그러니 목표를 현실적으로 결정하고 혈당과 혈액 속 케톤 농도를 주시하면서 이런 변화가 일으키는 영향을 시험해 봅니다. 매일 먹기로 한 순탄수화물의 실제량이 얼마든지 간에, 각자의 이상적인 순탄수화물 섭취량은 여러분이 현재 섭취하는 양보다는 훨씬 적을 겁니다.

탄수화물 섭취 목표량을 결정했다면 기억하세요. 이것은 순탄수화물 섭취량입니다. 순탄수화물량은 총탄수화물 무게에서 식이섬유 무게를 빼면 됩니다. 이 값은 크로노미터로 0.1g 단위까지 구할 수 있어서 여러분의 상태를 정확하게 파악할 수 있습니다.

식품을 선택할 때 주의하지 않으면 탄수화물 섭취량은 빠르게 채워집니다. 예를 들어 커피에 크리머를 넣어 마시면 아침을 먹기도 전에 탄수화물 할당량에서 귀중한 6g을 금방 채우게 됩니다.

영양소가 풍부한 탄수화물 식품과 친숙해지려면 인터넷을 검색해서 '저탄수화물 과일과 채소'를 찾아보세요. 그중에서 여러분이 좋아하는 식품과 먹어 보고 싶은 식품을 고릅니다. 저탄수화물 과일은 많지 않지만, 딸기류(유기농을 고르세요.)가 있습니다. 또 영양 성분표를 주의 깊게 읽는 습관을 들이세요. 식품 목록에 여러분이 좋아하는 저탄수화물 식품을 기록해 두면 식료품점에서 쇼핑할 때나 식단을 짤 때 편리합니다.

탄수화물을 더 많이 줄일수록 여러분은 더 빨리 지방을 연소하는 상태로 전환될 겁니다. 그렇기는 하지만 구역질, 피로감, 머리가 멍한 상태, 변비 등 부작용도 겪습니다.(241쪽에서 이런 부작용에 어떻게 대처할지 확인하세요.)

지방

단백질과 탄수화물 섭취량을 결정했다면, 남아 있는 하루 열량 대부분은 건강한 지방으로 섭취합니다. 명심하세요. 1장에서 말했듯이 정제한 식물 기름과 견과류 기름은 피해야 합니다. 정제한 식물 기름은 염증 반응을 촉진하고 상업적으로 판매하는 식물 기름은 대부분 독성이 있는 제초제와 용매로 오염되어 있습니다. 동물 단백질에 포함된 지방이나 코코넛 기름 같은 포화지방과 아보카도 기름, 올리브유 같은 불포화지방을 섭취하는 데 집중하고, 다중불포화지방은 견과류와 씨앗류로만 섭취하도록 합니다.(5장에서 견과류와 씨앗류에 관한 정보와 목록을 확인하고, 아마씨는 먹기 전에 갈아야 영양소의 생체 이용률이 높아진다는 점을 명심하세요.)

또 오메가-6 지방은 세포막과 미토콘드리아 막을 손상하므로 하루에 섭취하는 총열량의 3~4%를 초과하면 안 됩니다. 동물성 포화지방은 보통 단백질과 함께 있으므로 이를 빠뜨리지 말고 계산해서 단백질 섭취량을 초과하지 않도록 주의하세요.

여러분이 매일 섭취하는 총열량의 70~85%를 건강한 지방으로 섭취해야 합니다. 이는 식사 때마다 지방을 2~3테이블스푼씩 더 먹고, 최소 간식 한 번은 지방 1테이블스푼을 먹는다는 뜻입니다.(물론 개인의 에너지 요구량에 따라 다양하게 바뀔 수 있습니다.) 이 지침은 단순하지만, 이 정도의 지방 섭취량은 지금까지 여러분이 배웠던 한계를 넘어서는 양입니다. 하지만 일단 과량의 탄수화물과 단백질 섭취를 줄이고 나면 지방을 더 섭취하는 습관 없이는 열량을 충분히 채우기가 어렵습니다. 여러분의 미각과 마음이 식사 때마다 많은 양의 지방을 먹는 일에 적응할 시간을 주세요.

이 식단은 고지방 식단이며 대체로 많은 사람이 지방을 적절히 소화하지 못합니다. 특히 쓸개를 제거했다면 더욱 그렇습니다. 만약 여러분이 쓸개를 제거했다면 반드시 소화효소인 리파아제와 소 담즙이 풍부하게 들어 있는 영양보충제를 먹어야 합니다. 고지방 식품을 먹을 때마다 이 두 가지 영양보충제를 먹으면 건강한 지방을 소화하는 능력이 근본적으로 개선됩니다.

지방 섭취량을 늘리는 데 도움이 되도록 인터넷에서 지방을 많이 함유한 요리들을 찾아보세요.(간단하게 검색해도 수백 가지 요리법이 나올 겁니다.) 이 요리법들을 알아 두면 지방 연소 식이요법 초기 단계가 더 즐거워집니다. 식이요법을 잘 지키면 여러분은 지방을 연소하도록 바뀔 테고, 공복감이 줄고, 단것에 대한 갈망이 빠르게 사라질 겁니다. 여러분이 보통 사람이라면, 공복감과 단것에 대한 갈망을 상대로 평생 사투를 벌여 왔겠죠.

시작점을 선택한다

나는 지금까지 미토콘드리아 대사요법을 '지방 연소 식이요법'이라고 불렀습니다. 미토콘드리아 대사요법은 포괄적인 식단 계획이지만, 식단이라기보다는 건강과 생활습관 개선의 연장선에 더 가깝습니다. 미토콘드리아 대사요법은 진화하지만 반드시 끝이 있지는 않습니다.(물론 얼마간 지방 연소 상태를 유지하면 순탄수화물 섭취량을 늘리는 기간을 거쳐야 하겠지만요. 이에 대해서는 10장에서 설명하겠습니다.)

지방 연소 식이요법을 따르는 일은 연속적이므로 시작하는 방법도 많습니다. 시작점은 고속도로 진입로와 비슷합니다. 나는 미리엄과 함께 세 가지 진입로를 만들었습니다. 이중 어떤 것이 여러분에게 더 설득력이 있을지, 어떤 실행 과정이 여러분의 일상에 더 적합할지에 따라 선택하면 됩니다.

다음과 같은 여러 요인이 여러분에게 어떤 진입로가 잘 맞을지 결정해 줄 겁니다.

- **현재 섭취하는 식단**
  주로 유기농 식품을 먹나요, 팔레오 유사 식단을 지키나요, 아니면 가공식품이나 냉동식품에 의존하나요? 건강한 식단을 섭취하고 있다면 지방 연소 식이요법이 여러분의 미각에 충격을 주지는 않을 겁니다. 예를 들어 여러분이 집에서 유기농 식품으로 거의 모든 식사를 요리해 먹는다면 지방 연소 식이요법에 곧바로 도전할 수 있습니다. 하지만 부엌에서 요리하는 일이 서툴다면, 더 점진적이며 단계적인 접근이 필요합니다.

· **건강 상태**

최근 진료를 본 적이 있나요? 질병이 있다면 얼마나 심각하며, 가까운 미래에 사망할 위험이 있나요? 회복력은 어느 정도인가요? 과체중인가요, 저체중인가요? 여러분이 전통적인 치료법, 예를 들면 여러 번의 항암 화학요법을 받으면서 이미 건강이 나빠졌다면, 혹은 저체중이라면 미토콘드리아 대사요법에 익숙해지면 큰 혜택을 얻게 될 겁니다.

· **지지해 줄 사람들**

요리하고 장보는 일을 돕거나 감정적으로 지지해 줄 가족과 친구가 있나요? 일을 하면서 어린 자녀를 직접 키우나요, 배우자가 일하고 여러분은 자녀를 전담하고 있나요? 여러분이 사랑하는 사람이 고지방 식이요법에 적응하도록 당신을 돕나요, 아니면 회의적인가요? 주치의의 태도는 어떤가요?

여러분이 미토콘드리아 대사요법을 지켜 나가려면 확신이 필요합니다. 때로는 계속하기 위해 지지를 받아야 할 때도 있습니다. 강한 지지를 받지 못해도 미토콘드리아 대사요법 식단에 완벽하게 적응할 수 있지만, 먼저 시간과 공간을 투자해서 지지해 줄 조직을 만들면 성공할 확률이 높아집니다.

일단 음식에의 갈망에서 벗어나고 에너지가 넘치는 등의 장점을 몸으로 경험하면 자연스럽게 열정이 피어올라 스스로 동기를 부여하게 됩니다.

특히 건강 코치와 함께하면 성공할 확률은 크게 높아집니다. 여러분을 돕는 가족, 친구, 부양자가 여러분의 건강과 현재 식단에 가장 잘 맞는 진입로를 선택하도록 도와준다면 그 사람이 코치 역할을 할 수도 있습니다. 필요한 물건을 사고, 올바른 식품을 구입하고, 맛있는 식사를 준비하도록 도와달라고 부탁하세요.

올바른 시작점은 하나만이 아닙니다. 올바른 선택이란 여러분이 계속 전진하도록 돕는 과정입니다. 즉 어떻게 시작하는지는 중요하지 않으며, 연속적인 과정을 어떻게 유지하는지가 더 중요하다는 뜻이죠. 그러니 지금 여러분에게 가장 최선이라고 생각하는 것을 선택하세요.

진입로 #1: 서서히 익숙해지기

· 장점

천천히 찬장을 정리하고, 새로운 식재료를 사고, 적당한 요리법을 검색하면서 준비할 시간을 가질 수 있습니다. 다음 단계로 넘어가기 전에 식단을 시험해 보고 새로운 기술을 익히면서 실전에서 당황하지 않도록 대비합니다. 또 서서히 여러분의 미각을 조절하고 식사에 고지방 식품을 더 많이 넣도록 음식 조리 습관을 바꿉니다.

서서히 익숙해지면 급격한 몸무게 감소에서 오는 부작용을 피하는 데도 유리합니다. 몸무게가 갑자기 줄어들면 지방세포에 저장되었던 호르몬과 독소가 일시에 혈액 속으로 분비됩니다. 몸이 주 연료를 바꾸면서 겪는 '케토 감기', 즉 구역질, 피로감, 근육통, 머리가 멍한 증상도 줄여 줍니다.

· **단점**

이 접근법의 유일하지만 중요한 단점은 만약 여러분이 빠르게 악화하는 심각한
질병을 앓고 있다면 귀중한 시간을 낭비할 수 있다는 점입니다. 하지만 그렇지
않다면 점진적인 시작은 당장 단식부터 시작하는 생수 단식보다 분명한 장점이
있습니다. 2005년에 발표된 무작위 전향연구 결과를 보면, 발작을 일으키는 어
린이에게 지방 연소 식이요법을 점진적으로 적용했더니 단식부터 시작한 어린
이보다 부작용이 줄고 내성도 좋아졌다고 합니다.[1]

· **시작하는 방법**

하루 한 끼를 고지방, 적절한 단백질, 저탄수화물 식사로 바꿉니다. 미리엄은
아침을 먼저 바꾸는 쪽을 추천합니다. 달걀 두 개를 버터나 기 1테이블스푼과
코코넛 기름 1테이블스푼으로 익히는 거죠. 달걀이 기름을 흡수해서 기름진 느
낌은 없을 겁니다. 229쪽에 있는 '시작할 때 살펴볼 목록'도 같이 실천합니다.
이 아침 식사를 크로노미터에 입력해서 섭취한 영양소에 관한 중요 정보를 확
인하세요.
아침 식사가 일상으로 자리 잡으면 점심 식사도 고지방식으로 바꿉니다. 푸른
잎채소 3~4컵으로 만든 샐러드, 아보카도 반 개 내지 한 개, 다양한 종류의 단
백질(섭취량은 앞부분에서 설명했듯이 각자의 하루 단백질 섭취량에 따라 정합니다.)이
면 충분합니다. 여기에 브로콜리나 돼지 호박 같은 저탄수화물 채소에 목초를
먹고 자란 소의 우유로 만든 버터를 곁들입니다. 미리엄은 소량의 치즈 가루를
샐러드에 뿌리는 정도는 괜찮다고 말합니다. 물론 그날 섭취한 음식에 포함해
계산해야겠죠.
모든 재료를 크로노미터에 입력하고 무게도 기록합니다. 매일 같은 샐러드를 먹
는다면 요리법을 저장해 놓으면 입력하는 시간을 줄일 수 있습니다. 그런 뒤 그
날 먹기로 선택한 단백질 식품을 따로 입력합니다.
다음 단계에는 저녁 식사도 고지방 식단으로 바꿉니다. 모든 식사를 고지방식
으로 먹을 때까지 필요하다면 고지방 간식을 점심과 저녁 사이에 먹습니다. 동
시에 이전에 먹었던 고순탄수화물 식품을 대부분 끊어야 합니다.

다양한 고지방식 요리를 만들어 보세요. 더 많은 고지방 식품을 식단에 넣으면서 여러분이 좋아하는 요리법을 크로노미터에 입력합니다. 그러면 먹은 음식을 기록하는 데 별다른 노력을 들이지 않아도 됩니다.

'서서히 익숙해지기' 하루 식단 예시

· 하루를 시작하면서

일어나자마자 혈당을 측정합니다. 아직 배고프지 않다면 아무것도 먹지 마세요. 정말 배고파질 때까지 기다립니다.

· 아침 식사

시간: 배고프다고 느낄 때 먹습니다.

음식: 대개 단백질과 지방을 먹습니다. 달걀 두 개를 기 1테이블스푼과 코코넛 기름 1테이블스푼으로 익혀 먹거나, 달걀 한 개와 베이컨 두 줄(단백질 섭취량을 넘기지 않도록 적절히 조절하세요.)을 먹습니다. 더 빨리 먹을 수 있는 식사가 필요하다면 무가당 아몬드 밀크, 무가당 단백질 파우더(영양 성분표에서 탄수화물 양을 확인하세요.), 크림, 코코넛 밀크 1테이블스푼이나 MCT 기름 1티스푼, 딸기 두 개나 블루베리 한 줌, 단맛이 나는 스테비아를 넣고 스무디를 만들어 먹습니다.

· 점심 식사

시간: 아침 식사를 끝낸 몇 시간 뒤에 먹습니다.

음식: 평소에 먹던 대로 먹되, 탄수화물 섭취량을 줄입니다. 보통 샌드위치를 먹었다면 샌드위치 위쪽의 빵은 먹지 마세요. 파스타를

먹었다면 파스타 대신 따뜻한 수프를 드세요.

· 저녁 식사
시간: 평소보다 일찍 저녁을 먹습니다. 잠자기 최소 세 시간 전에는 식사를 끝내는 편이 좋지만, 일단은 조금이라도 빨리 식사를 하면 됩니다.

음식: 평소에 먹던 대로 먹되, 저순탄수화물 채소를 평소보다 많이 먹고 단백질은 평소보다 적게 드세요.

· 간식
시간: 먹고 싶을 때마다 먹습니다.

음식: 마카다미아너트 한 줌, 혹은 아몬드 버터 1테이블스푼을 코코넛 기름 1티스푼과 섞어 셀러리 줄기에 발라 먹습니다.

· 잠들기 전에
혈당을 재서 기록하고 시간에 따라 어떻게 변했는지 확인하세요.

적절한 단백질 요리법이 많은
온라인 사이트

www.ketodietapp.com('놀라운 팻밤 요리 60가지'를 찾으세요.)
www.ruled.me
www.ketogenic-diet-resource.com
www.charliefoundation.org

그 외에도 '케톤'을 키워드로 검색하면 됩니다. '저탄수화물'이나 '고지방'은 키워드로 사용하지 마세요. 이런 요리법은 단백질이 너무 많이 들어 있을 때가 있습니다.

진입로 #2: 곧바로 시작하기

· 장점

식단을 바꾸려는 열의가 크고 미토콘드리아 대사를 개선하려는 의지가 강하다면 이 접근법은 올바른 방향으로 전진할 수 있도록 도와줍니다. 건강에 심각한 문제가 있어서 즉시 변화를 일으켜야 할 때 유용한 전략이기도 하죠.

· 단점

냉장고와 찬장을 적합한 식품으로 채우기 전에 시작하려 든다면 당황할 수 있습니다. 지방을 연료로 연소하는 스위치를 만들면서 나타나는 부작용인 구역질, 머리가 멍한 상태, 피로감, 근육경련을 더 많이 겪을 수도 있습니다. 또 몸무게가 줄어드는 속도가 빠른데, 현재 여러분의 몸무게와 건강 상태에 따라 이 현상이 좋을 수도, 나쁠 수도 있습니다.

· 시작하는 방법

순탄수화물 섭취량을 하루 20~25g으로 줄이고, 단백질 섭취량도 제지방 체중 1kg당 1g으로 제한합니다.(207쪽에 탄수화물과 단백질 섭취량 목표치를 계산하는 법을 상세하게 설명했습니다.) 이렇게 줄인 열량은 대부분 고품질의 지방으로 대체합니다. 처음에는 충분한 양의 지방을 섭취하도록 노력해야 할 겁니다. 열량 요구량에 따라 끼니마다 3테이블스푼 이상의 지방을 더 섭취해야 하고, 간식을 먹을 때도 1테이블스푼 이상의 지방을 더 먹어야 합니다.

더불어서 제한된 시간 안에만 먹어야 합니다. 이에 대해서는 10장에서 설명하겠습니다. 또 미토콘드리아 건강을 위해서는 잠자기 최소 세 시간 전에는 식사를 끝내야 합니다. 그러면 다음 음식을 먹을 때까지 13~18시간의 공백이 생기죠.(예를 들어 저녁 식사를 오후 5시에 했다면 다음날 아침 식사를 오전 9시쯤에 할 수 있습니다.)

식사를 단순하게 하는 것부터 시작하세요. 식사 계획에 관한 지침을 확인해야 합니다.

집에서 혈당 측정기로 혈당 농도를 관찰하기 시작합니다.(6장에서 설명했습니다.) 아래 계획에 따라 하루 세 번 측정합니다.

① 아침에 일어나자마자 측정합니다.(커피나 차를 마시기 전에요.) 이때 측정한 수치는 공복혈당입니다.

② 첫 식사를 먹기 직전에 측정합니다. 가장 이상적인 상황은 혈당이 80 아래로 떨어질 때까지 기다렸다가 식사하는 겁니다.(하지만 대부분 사람의 혈당은 이 수치까지 떨어지지는 않습니다.)

③ 잠들기 전에 측정합니다. 이 수치는 그날 먹은 음식에 관한 피드백이 됩니다. 혈당 측정기는 대다수가 이전의 측정치를 저장하게 되어 있지만, 나는 혈당치를 크로노미터에 기록하기를 권장합니다. 처음 식이요법을 시작하고 여러분의 몸이 지방을 연소하는 방향으로 전환하면, 혈당이 높은 숫자에서 낮은

숫자로 떨어질 겁니다. 하지만 여러분의 몸이 지방을 주 연료로 태우는 데 점차 익숙해지면서 혈당 농도는 안정됩니다. 이 결과는 놀라울 정도로 여러분을 고무시키고 만족감을 안기며 미토콘드리아 대사요법을 실천하려는 동기를 부여합니다.

음식 섭취량을 'cronometer.com/mercola'에서 관찰하기 시작합니다. 하루 한 끼부터 시작해서 하루 동안 먹는 모든 음식을 기록해 보세요. 크로노미터에 자주 먹는 요리법을 등록하면 먹은 음식을 기록하는 데 하루 몇 분만 투자하면 됩니다. 크로노미터는 여러분이 발전하는 모습을 보여 줄 뿐만 아니라, 여러분의 식품 기록과 영양소 분석 결과를 건강관리 전문가나 건강 코치와 공유하기 쉽게 해 줍니다.(추적 관찰 과정이 너무 힘들면 영양소 가치 평가를 크로노미터로 해도 좋습니다.)

분석 결과를 관리하고 즐겨 먹는 특정 식단을 입력하는 일은 몇 시간 정도 걸립니다. 하지만 처음에 이렇게 해 놓으면 다음부터는 섭취한 음식을 입력하고 분석 결과를 확인하는 데 몇 분도 걸리지 않습니다.

'곧바로 시작하기' 하루 식단 예시

· 하루를 시작하면서

무언가를 먹거나 마시기 전에 혈당을 측정합니다. 그 후 커피나 차에 목초를 먹고 자란 소에서 얻은 버터, 코코넛 기름, MCT 기름 중 하나를 선택해서 1~2테이블스푼을 넣어 마십니다. 믹서로 섞어서 마셔도 좋습니다.

· 아침 식사

시간: 첫 번째 식사는 정말로 배가 고파질 때까지 가능한 한 미룹니

다. 10장에서 설명하겠지만 음식을 먹지 않고 견디는 시간이 길어질수록 신진대사는 좋아집니다. 시간이 지나면 전날 마지막 식사와 다음 날의 첫 식사 사이에 13~18시간을 공복으로 지내게 됩니다.

음식: 대부분 단백질과 지방으로 채웁니다. 예를 들어 기 1테이블스푼과 코코넛 기름 1테이블스푼으로 익힌 달걀을 먹을 수 있습니다. 선택사항으로는 얇게 썬 돼지 호박이나 시금치를 곁들일 수 있습니다. 아니면 아보카도 반 개, 진한 크림이나 코코넛 기름 1~2테이블스푼, 여러 씨앗을 섞어 간 씨앗 가루 30g을 넣은 코코넛 밀크 스무디를 마십니다. 필요하면 스테비아도 넣습니다.

· 점심 식사

시간: 이상적으로는 혈당이 80 이하로 낮아졌을 때, 혹은 아침 식사 후 몇 시간 지난 뒤가 적절합니다.

음식: 샐러드용 채소 2~3컵, 아보카도 반 개, 여러분의 목표량에 맞는 단백질(닭고기나 생선, 양고기 등을 저울로 정확하게 잰 뒤에 먹습니다.), 엑스트라 버진 올리브유 2테이블스푼, 화이트와인 식초 약간, 파메르산치즈처럼 단단한 치즈 2테이블스푼을 갈아서 뿌려 먹습니다.

· 저녁 식사

시간: 잠들기 최소 세 시간 전에 먹습니다. 에너지 요구량이 적은 밤에 음식을 먹으면 미토콘드리아에 활성산소가 넘쳐 나게 됩니다. 이에 대해서는 10장에서 설명하겠지만, 일단 지금은 여러분의 저녁 식사 시간을 조금 앞당기도록 노력합니다.

음식: 여러분의 목표량에 맞게 연어, 소고기, 닭고기 중에서 선택해

서 고품질 지방인 오리 기름, 베이컨 기름, 라드, 기를 넉넉히 사용해서 요리합니다. 여기에 버터나 올리브유, 코코넛 기름을 넉넉히 뿌린 저탄수화물 채소를 곁들입니다. 저녁 식사는 아침이나 점심 식사보다 가벼워야 이상적입니다. 잠들기 전에 대량의 연료를 섭취하면 원치 않는 활성산소를 원치 않는 시간에 만들어 낸다는 점을 기억하세요. 이는 밤새 일어나는 세포 작용을 억제하면서 미토콘드리아 손상으로 이어집니다.

· **간식**

시간: 음식을 섭취하는 시간 중 필요할 때는 언제나 가능합니다.

음식: 마카다미아너트, 피칸, 셀러리, 아보카도, 팻밤

진입로 #3: 생수 단식으로 시작하기

기본적으로 건강하고, 몸무게를 줄일 필요가 없다면, 나는 이 방법이 가장 좋은 전략이라고는 생각하지 않습니다. 몸무게가 줄어드니까요. 하지만 과체중인 대부분의 사람에게는 이 방법이 최고의 선택이 될 겁니다. 지방 연소 능력을 얻기 위해 몇 달 이상의 시간을 들이기보다, 며칠 동안 단식을 몇 차례 시행해서 지방 연소 상태에 금방 도달할 수 있습니다.(10장에서 단식 방법에 대해서 더 자세히 설명하겠습니다.)

식품을 사고 준비하는 데 드는 시간을 아껴서 찬장을 정리합니다.(이 장의 앞에서 설명했죠.) 건강에 해로운 식품을 집에서 없애고 지방을 주 연료로 태우도록 돕는 식품으로 대체합니다.

- 생수 단식 방법의 예시

생수 단식은 물 이외에 다른 모든 액체와 소수의 씨앗류까지 허용합니다. 여러분의 소화관에 휴식을 주고 몸이 지방 연소로 곧바로 뛰어들게 만드는 동안, 체내에 물과 영양소를 공급합니다.

생수 단식에서 마실 수 있는 액체는 다음과 같습니다.

① 물(어떤 종류든 상관없습니다.)

② 차(어떤 종류든 상관없습니다.)

③ 커피(하루 6잔까지 허용하며, 뜨거운 커피도, 냉커피도 괜찮습니다.)

④ 집에서 만든 육수(제한이 없지만, 단식에 익숙해질수록 필요 없어집니다.)

- 물에 넣을 수 있는 식품

① 라임 조각(라임은 먹지 마세요.)

② 레몬 조각

③ 사과 식초(첨가물이 없는 유기농 제품으로, 유익한 세균 배양액이나 세균 원액이 든 것)

④ 히말라야 소금

- 커피나 차에 탈 수 있는 식품(최대 1테이블스푼까지)

① 코코넛 기름

② MCT 기름

③ 버터(유기농, 목초를 먹고 자란 소, 첨가물이 없는 제품)

④ 기(유기농, 목초를 먹고 자란 소, 첨가물이 없는 제품)

⑤ 진한 크림(유기농, 목초를 먹고 자란 소, 첨가물이 없는 제품)

⑥ 계핏가루

⑦ 레몬

- 집에서 요리한 육수에 넣을 수 있는 식품

  ① 히말라야 소금

  ② 땅 위로 자라는 채소, 특히 푸른잎채소

  ③ 양파나 샬롯

  ④ 자른 당근

  ⑤ 동물 뼈

  ⑥ 생선 뼈

  ⑦ 허브나 향신료

  ⑧ 아마씨(육수 1컵에 1테이블스푼)

성공적인 시작을 위한 조언

- **공복감에 대처할 방법을 찾으세요.**

  지방 연소로 전환하는 처음 며칠이나 몇 주는 공복감을 느끼게 됩니다. 특히 탄
  수화물로 얻던 열량을 지방으로 충분히 대체하지 않는다면 말이죠. MCT 기름
  을 음식이나 음료에 넣어서 열량 부족분을 채우세요.(MCT 기름에 대해서는 5장
  으로 돌아가서 찾아봅니다.) 1~2티스푼 정도의 적은 양으로 시작하고 점차 1테이
  블스푼이나 그 이상으로 양을 늘려 갑니다. 복부 팽만감이나 설사가 생기면 양
  을 조금 줄입니다. MCT 기름을 일정량 이상 먹기 힘들다면(먹을 수 있는 양은 사
  람마다 다릅니다.) 코코넛 기름을 대신 섭취하세요. 미리엄은 코코넛 기름 1~2 티
  스푼을 아몬드 버터 1테이블스푼에 섞어서 셀러리 줄기에 발라 먹거나, 커피나
  차에 넣고 마시라고 권합니다. 아보카도 초기에 먹을 수 있는 훌륭한 식품입
  니다. 껍질만 벗겨 바로 먹기도 하고, 바닷소금과 올리브유를 약간 뿌리거나 신
  선한 레몬즙을 첨가해 먹을 수도 있습니다. 간식으로 아보카도를 먹으면 꽤 오
  랫동안 배고프지 않을 것이라고 여러분에게 장담합니다! 아보카도에는 포타슘
  과 불포화지방도 많이 들어 있답니다.

· 손 닿는 곳에 고지방 간식을 준비해 두세요.

이 계획의 가장 힘든 부분은 몸이 지방을 태우도록 전환하는 동안 음식에 대한 갈망을 몰아내는 일입니다. 식사 사이마다 탄수화물과 단백질을 먹지 않고 공복감을 누르고 에너지를 얻으려면 지방이 대부분인 간식을 먹도록 주의를 기울여야 합니다.

아래에 고지방 간식의 예를 들었습니다.

① 팻밤: 집에서 만든 작은 사탕이나 과자로, 대개 코코넛 기름을 넣어 지방 함량이 높습니다.

② 아보카도: 껍질을 벗기고 숟가락으로 바로 떠먹거나 바닷소금을 뿌려 먹을 수 있습니다. 으깨서 과카몰리를 만들어 돼지껍질튀김 몇 조각과 함께 먹기도 합니다.

③ 마카다미아너트, 피칸, 브라질너트: 마카다미아너트는 후무스(병아리콩을 으깨어 만든 음식으로 중동의 대중 음식—역주)로 만들어 먹기도 합니다. 브라질너트는 하루 두 개만 먹습니다.

④ 코코넛 기름, 코코넛 버터, 코코넛 크림: 커피나 차, 육수에 넣어 먹습니다.

⑤ 치아 푸딩: 코코넛 밀크로 만들어서 스테비아로 맛을 냅니다.

⑥ MCT 기름: 5장에서 지침을 찾아 읽어 보세요.

· 다양한 음식을 서서히 첨가하세요.

미토콘드리아 대사요법을 시작한 처음 며칠이나 몇 주가 지나면 한 줌의 음식이나 간식을 먹는 일을 잘 지킬 수 있을 겁니다. 그러면 식단 계획을 세우는 일이 쉬워지면서 이런 음식이 여러분의 몸과 혈당에 어떤 영향을 미치는지 살펴볼 여유가 생기겠죠.

고지방 식단의 기본 원칙에 더 익숙해지면 새로운 요리법과 식품을 적용할 수 있습니다. 미토콘드리아 대사요법은 지속해 나가는 생활습관임을 기억하세요. 항상 배워야 할 새로운 것이 생기고 도전할 요리법도 늘어납니다. 여러분에게 가장 잘 맞는 것부터 시작하고, 거기에서부터 개선해 나가세요.

· **물을 충분히 마십니다.**

지방을 연소하도록 전환하는 동안 신장은 나트륨 농도를 조절하는 방법을 바꾸게 됩니다. 그 결과 몸속에 가두어 두던 물을 배출하게 됩니다. 물이 배출되면서 나트륨과 전해질도 같이 배출되고, 그러면 근육경련, 심계 항진증(심장 박동이 빨라지는 현상—역주), 피로감 등의 부작용을 겪을 수 있습니다.(부작용에 관해서는 8장에서 다루겠습니다.) 따라서 고지방 식단을 시작한 초기에는 정제한 물을 충분히 마시고, 음식에 미량 무기물과 전해질을 함유한 히말라야 소금을 넣어서 먹어야 합니다.

스포츠 음료나 코코넛 워터의 유혹에 넘어가지 마세요. 스포츠 음료는 설탕이나 인공감미료가 잔뜩 들어 있습니다. 코코넛 워터에도 엄청난 양의 탄수화물이 들어 있죠.

지방 연소 전환에 관한 미리엄의 조언

피로감, 뇌가 멍해지는 상태, 근육경련 등의 부작용을 겪을 때 집에서 소금을 넣고 닭, 생선, 소고기로 끓인 육수를 마시면 문제가 해결됩니다! 또 최근 새로 발표된 많은 연구를 보면, 비타민 K2(MK-7)가 밤에 일어나는 근육경련을 근본적으로 경감시킨다고 하니 잠들기 전에 비타민 K2를 먹는 것이 좋습니다.

· **여러분에게 특히 잘 맞는 음식을 기록할 방법을 찾으세요.**

개인적으로는 음식의 무게를 재고, 섭취량을 관찰하고, 혈당을 측정하는 미토콘드리아 대사요법의 정밀성을 좋아합니다. 하지만 이런 요인이 사람들을 겁먹게 하거나 당황하게 만들 수 있다는 사실 또한 알고 있습니다. 특히 새로운 것에 끊임없이 적응해야 하는 처음 몇 주나 몇 달 동안 말이죠. 그래서 섭취한 음식의 양과 혈당을 추적 관찰하는 일이 왜 지방 연소 식이요법의 비결인지를 상기해 줄 몇 가지 설명을 덧붙였습니다.

① 실시간 피드백: 섭취한 음식과 혈당을 추적하기 시작하면 여러분은 다양한 식사가 몸의 수치에 어떤 영향을 미치는지 빠르게 배울 겁니다. 이는 건강이라는 목표를 향한 여정에서 계획을 수정하는 데 매우 중요한 정보입니다. 예를 들어 카페인이 혈당을 갑작스레 높일 수도 있습니다. 카페인이 범인이라는 점을 알고 있으면 다른 시나리오를 상상하면서 식이요법의 효능을 의심하지 않겠죠. 혹은 반대의 경우를 겪을 수도 있습니다. 커피 한 잔이 여러분의 하루에 별다른 영향을 미치지 않는다는 사실을 알면 커피를 마음껏 마셔도 되는 거죠.

② 정확성: 입을 스쳐 가는 모든 음식을 정확하게 기록하지 않으면 식이요법이 몸무게 감소 외에 다른 효능이 있는지 확신할 수 없습니다. 공복혈당을 낮추는 일처럼 다른 목표를 향해 전진하고 있는지 알고 싶다면 더 많은 정보를 확인해야 하죠. 여러분은 이 책이 소개하는 실천 지침을 자신만의 용도와 건강 상태, 질병, 목표에 맞게 손질해야 합니다. 여러분이 섭취한 영양소와 필요한 영양소에 관한 정확한 정보가 없다면 계획을 개선할 수 없습니다.

③ 동기: 혈당이나 다른 생체 지표가 시간이 지나면서 좋아지는 것을 관찰하면 상황에 맞게 식이요법을 개선하려는 동기가 부여됩니다.

④ 헌신: 지방 연소 식이요법을 계속하려면 여기에 몰두해야 합니다. 가족 기념일이나 사교모임처럼 지방 연소 식이요법을 고수하는 일이 힘들 때가 있을 겁니다. 불가피한 상황을 대비하고 실수에서 배울 수 있도록 열린 마음을 가지세요.

⑤ 책임감: 앞서 말했듯이 고지방 식단을 적용하는 일은 선택에 관한 권한을 갖는 것입니다. 섭취한 음식을 추적하는 일은 자신의 선택을 영구히 기록으로 남기는 일이며, 자신의 행동으로 몸이 바뀌는 결과를 직시하게 하죠.

그런데도 음식의 무게를 재고, 먹은 음식을 크로노미터에 기록하고, 혈당을 하루에도 여러 번 측정하는 일이 싫다면, 다른 선택사항이 있습니다.

섭취한 음식을 기록하는 대신 식단 계획표를 만들고 지키는 겁니다. 계획 설계자든 추적자든 섭취하는 모든 음식을 기록하게 될 테고, 탄수화물, 단백질, 지방 할당량을 얼마나 채웠는지 한눈에 볼 수 있겠죠. 하지만 이 방법은 총영양소 섭취량을 추적하는 것처럼 명확한 그림을 보여 주지는 못합니다. 총영양소 섭취량을 추적하면 식단의 균형과 섭취량, 식품의 다양성을 평가하는 데 아주 유용합니다.

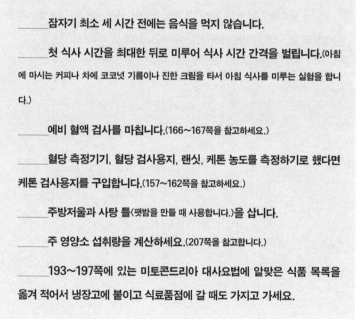

시작할 때 살펴볼 목록

초기 단계를 더 쉽게 관리하도록 목록을 만들었습니다. 여러분은 이 목록을 통해 어떻게 해야 할지 정확하게 알 수 있습니다.

_____잠자기 최소 세 시간 전에는 음식을 먹지 않습니다.

_____첫 식사 시간을 최대한 뒤로 미루어 식사 시간 간격을 벌립니다.(아침에 마시는 커피나 차에 코코넛 기름이나 진한 크림을 타서 아침 식사를 미루는 실험을 합니다.)

_____예비 혈액 검사를 마칩니다.(166~167쪽을 참고하세요.)

_____혈당 측정기기, 혈당 검사용지, 랜싯, 케톤 농도를 측정하기로 했다면 케톤 검사용지를 구입합니다.(157~162쪽을 참고하세요.)

_____주방저울과 사탕 틀(팻밤을 만들 때 사용합니다.)을 삽니다.

_____주 영양소 섭취량을 계산하세요.(207쪽을 참고합니다.)

_____193~197쪽에 있는 미토콘드리아 대사요법에 알맞은 식품 목록을 옮겨 적어서 냉장고에 붙이고 식료품점에 갈 때도 가지고 가세요.

_____미토콘드리아 대사요법에 적합한 식품을 삽니다.

_____찬장에 있는 고지방 식단에 맞지 않는 식품을 버리고, 공간을 만들어 미토콘드리아 대사요법에 적합한 식품 저장소를 만듭니다.

_____하루 세 번 혈당을 측정합니다. 아침에 일어나자마자, 아침을 먹기 전에, 잠자기 전에 세 번 측정해서 결과를 관찰합니다.

_____여러분에게 맞는 진입로를 선택해서 고지방, 저탄수화물, 적절한 단백질 식사를 하루에 가능한 한 많이 늘려 나갑니다.

_____크로노미터 계정을 만들고 자주 먹는 식사를 등록합니다.

_____요리법과 정보가 있는 웹사이트를 즐겨찾기에 등록합니다.(219쪽을 참고하세요.)

_____먹어 보고 싶은 요리법을 3~5개 정도 찾습니다.

_____새로운 식단에 익숙해지면 계속 개선해 나갑니다. 더 많은 요리법을 찾아보고, 먹은 음식을 등록하고, 식이요법을 더 공부하세요.

오래된 건강 문제를 해결하고 활력 넘치게 살아가세요!

제시카는 재발하는 습진, 염증으로 충혈된 눈, 다양한 알레르기, 호르몬 문제, 몸무게 감소 등의 문제를 안고 있었습니다. 제시카는 오랫동안 시간과 돈을 들여서 의사를 찾아다녔지만 증상은 일시적으로 나아질 뿐이었죠.

제시카는 포기하기 전에 마지막으로 의사를 한 번만 더 만나기로 했습니다. 그래서 솔트레이크시의 건강 코치이자, 세포 해독 전문가인 댄 폼파 박사를 찾아갔죠.

폼파 박사가 제시카의 병력에 관해 들어 보니, 제시카의 증상은 전혀 이상하지 않았습니다.

제시카는 자라면서 많은 독소와 곰팡이에 노출되었고, 항상 '아픈 아이'였습니다. 10대가 된 제시카는 우울증을 겪었고, 아이를 낳자 우울증은 더 심해졌습니다. 제시카의 병적인 증상은 그녀의 삶이 이어지는 동안 꾸준히 축적되었습니다.

폼파 박사는 제시카의 식단을 먼저 손질했습니다. 제시카는 이미 저탄수화물고지방 식단으로 기울어진 상태였는데, 이 식단은 기분을 좋게 해 주기는 했지만 제시카는 자신이 올바른 방향으로 가고 있는지는 확신이 없었습니다. 식단을 약간 조절하자, 제시카는 지방 연소 상태로 곧바로 전환할 수 있었습니다. 그런 뒤 일주일에 5일은 간헐적 단식을 했고, 그다음 하루는 마음껏 먹고, 다음날은 단식했습니다.

처음에 제시카는 식이요법에서 간간이 벗어나곤 했습니다. 하지만 공복혈당과 케톤 농도를 꾸준히 검사했습니다. 이런 측정치에서 얻는 피드백은 원하는 것 대신 자신의 몸에 필요한 것이 무엇인지 고민하도록 도왔습니다.

이 모든 요인이 통합되자 제시카에게 마술 같은 일이 일어났습니다. "변화가 일어나는 데는 5주밖에 걸리지 않았습니다. 내가 온갖 고통에 시달리던 시간과 비교하면 긴 시간도 아닙니다."(솔직히 보통은 이보다 더 오래 걸리기 때문에 폼파 박사는 환자들을 격려해야 하는 일이 많습니다.)

제시카의 몸무게는 큰 변화가 없었지만 체형은 바뀌어서 옷이 두 치수 정도 작아졌습니다. 하지만 가장 좋은 효과는 몸무게 감소가 아닙니다.

"이제는 활력이 넘치고 목표를 향해 달리는 삶을 삽니다. 피부는 깨끗해졌고, 스스로 건강하다고 느끼며, 몸과 마음이 균형을 이룹니다. 가장 좋은 것은 내가 이 전략을 평생 지속할 수 있다는 점이죠."

8장. 지방을 연소하는 상태인지
확인하는 방법

지방을 연소하는 식단으로 바꾸었으니 이제 몸을 포도당을 연료로 태우는 상태에서 지방을 연료로 태우는 상태로 만들어야 합니다. 인내심을 가지세요. 여러 단계로 구성된 과정이라 건강 상태나 주 영양소 섭취량의 달성, 지방을 연소하는 신진대사의 유연성에 따라 며칠에서 몇 달까지 걸릴 수 있습니다.

미토콘드리아 대사요법은 개인의 몸에 따르는 맞춤형이라 여러분이 완전히 지방에 적응하는 식품을 찾고 실행하는 데 시간이 걸릴 수도 있습니다. 이점에 대해서는 9장에서 자세히 설명하도록 하겠습니다. 8장의 목표는 여러분이 최대한 어렵지 않게 지방 연소 상태로 전환하고, 무엇보다 여러분이 탈선하지 않도록 돕는 겁니다.

신진대사에 일어나는 일

　지방을 연소하기 전에 먼저 골격근과 간에 저장한 글리코겐을 모두 소모해야 합니다. 제프 볼렉 박사와 스티븐 피니 박사는 그들의 저서 『저탄수화물 실천의 기술과 과학(The Art and Science of Low Carbohydrate Performance)』에서 보통 사람의 글리코겐 저장량은 400~500g을 유지하며, 이 중 100g이 간에 저장된다고 했습니다. 이는 대략 1,600~2,000kcal에 해당합니다. 만약 여러분의 몸에 근육이 많고, 고탄수화물 식사를 해왔다면 글리코겐 저장량은 이를 훨씬 웃돌 수도 있습니다.

　글리코겐 1g마다 물 3~4g이 함께 저장되므로, 저장한 글리코겐이 줄어들수록 이에 해당하는 만큼 물도 줄어들며, 보통 탄수화물 섭취를 제한하는 즉시 줄어듭니다. 몸무게 감소를 목표로 한다면 좋은 소식이죠.

　여러분도 예상하겠지만 1,600~2,000kcal의 열량을 소모하는 데는 하루나 이틀 정도면 충분합니다. 활동적인 사람은 더 빨리, 정적인 사람은 더 느리게 소모합니다. 하지만 지방을 태우는 상태로 전환하는 일은 글리코겐을 소모하는 일처럼 단순하지는 않습니다. 인슐린 농도도 계속 낮게 유지해야 하는데, 인슐린은 호르몬에 민감한 지방 분해 효소인 리파아제를 억제하기 때문이죠. 그뿐만 아니라 몸의 지방 연소체계를 완전하게 활성화하려면 인슐린 농도를 약 두 주에서 여러 달까지 낮게 유지해야 합니다. 인슐린과 렙틴 수용기 저항성이 있는 사람은 더 오랜 시간이 필요하고, 생수 단식을 하지 않으면 특히 더 오래 걸립니다.(7장의 도입부에서 설명했고, 10장에서 더 자세히 설명할 겁니다.)

처음에는 몸이 케톤, 지방산, 포도당을 뒤섞어 가면서 사용할 겁니다. 간이 과잉의 단백질과 분해한 근육 조직, 트리글리세리드의 뼈대인 글리세롤을 이용해서 만들어 내는 것이죠.

글리코겐을 다 소모하면 탄수화물과 단것에 대한 갈망을 겪거나 공복감을 느낍니다. 몸이 아직 지방을 연료로 태우는 데 능숙하지 않기 때문입니다. 일시적인 에너지 결핍은 여러분이 여기저기서 소량의 탄수화물을 섭취하거나 단백질을 많이 섭취하게 하지만, 이 유혹에 넘어가면 포도당과 인슐린을 공급해서 전이 상태에 더 오래 머물게 되므로 역효과를 낳게 됩니다. 결국 지방을 연소하는 상태로의 전환을 계속 미루기만 할 뿐입니다.

저장한 글리코겐이 모두 바닥나면, 간은 건강한 혈당을 유지하는 데 더 큰 책임을 지게 됩니다.('혈당 항상성 유지'라고 합니다.) 고지방 식이요법을 시작하기 전에는 인슐린과 또 다른 췌장 신호 호르몬인 글루카곤이 주로 혈당 농도를 조절합니다. 이제 간에 있는 신진대사 감지기가 그 역할을 넘겨받아 포도당을 생성해서 글리코겐을 다시 저장하려 듭니다. 여러분이 섭취한 단백질이나 골격근육을 분해하거나, 지방을 충분히 섭취하는 경우 글리세롤을 사용하려 하겠죠.

포도당 농도가 높아지면 지방을 연료로 연소하는 리파아제를 손상하게 됩니다. 포도당 신생 과정에서 나오는 과량의 포도당을 제거해야만 지방 연소를 촉진할 수 있습니다. 탄수화물 섭취를 더 엄격하게 제한하면서 단백질도 체중 1kg당 1g 이하로 유지하면 간은 더 효율적으로 지방을 연료로 사용하는 스위치를 만들게 됩니다.

미토콘드리아 대사요법에 적응하는 초기에 주 영양소 비율을 엄격히 지키고 먹는 음식을 모두 기록하면 전이는 더 매끄럽게 진행됩니다. 초기에는 소량의 탄수화물도 혈당을 올리는 원인이 될 수 있어서 지방을 연소하는 과정에 손상을 일으킵니다. 전이 단계에서 탄수화물을 폭식하면 글리코겐이 새롭게 보충되면서 지방을 주 연료로 연소하는 시기를 더 미루게 됩니다.

보통 젊고 건강할수록 더 빨리 전이합니다. 취학 연령의 아이는 24~36시간이면 만들 수 있습니다. 아이들은 전이가 빠르지만 다루기 힘든 발작이나 암에 걸리지 않았다면 미토콘드리아 대사요법을 할 필요가 없습니다.

20대와 30대도 쉽게 전환할 수 있지만 40대와 50대는 어려움을 겪습니다.(이미 유기농, 팔레오 유사 식이요법을 하고 있다면 이야기는 달라지겠지만요.) 60대와 70대는 상당한 노력을 해야 합니다. 그렇다고 겁먹지는 마세요. 나는 미토콘드리아 대사요법을 61세에 시작했지만 지방 연소 상태로 전환하는 데 몇 주밖에 걸리지 않았습니다.

여러분이 80세 이상이라면 시간은 좀 더 걸리겠지만 미토콘드리아 대사요법에 적응할 수 있습니다. 노인들은 근육이 손실되지 않도록, 즉 근육 감소증에 걸리지 않도록 아주 주의 깊게 관찰해야 합니다. 요점은 조금이라도 빨리 실천할수록 더 쉽게 몸을 유지할 수 있고, 나이가 들수록 건강상의 혜택을 누릴 수 있다는 것입니다.

혈당 측정치로 얼마나 전진했는지 확인한다

일어나자마자, 아침 식사 직전, 잠들기 전, 이렇게 하루 세 번 혈당을 측정하는 일을 잊지 마세요. 전이가 일어나는 기간에는 혈당 측정치가 상당히 크게 변하지만, 불규칙한 측정치는 여러분이 사용하는 측정기기 탓일 수도 있습니다. 그럴 때는 검사를 다시 합니다.(다음 파란 상자를 확인하세요.) 초기에는 측정치를 해석하기 힘들더라도 식이 요법을 계속하면 혈당 측정치가 예측 가능한 패턴으로 안정되는 현상을 볼 수 있을 겁니다.

혈당 측정치는 여러분의 식품 선택이 적절했는지에 대해 훌륭한 피드백을 줍니다. 혈당 수치가 높으면 순탄수화물이나 단백질을 너무 많이 먹는다는 뜻입니다. 물론 다른 요인이 있을 수도 있습니다.

초기 단계에는 혈당 수치가 치솟거나 가라앉는 현상이 나타날 테지만, 여러분이 지방 연소 상태에 머물도록 돕는 식품에 익숙해지면 시간이 지날수록 이른 아침과 잠들기 전의 혈당 수치가 평탄해집니다. 물론 그때에도 혈당 수치가 치솟을 수도 있습니다. 이것만 기억하세요. 며칠, 몇 주 동안 혈당 변화에 초점을 맞추어 관찰하면 혈당 수치가 내려가면서 안정되는 보상을 받게 될 겁니다. 이는 인슐린이 과하게 작용하지 않는다는 뜻이기도 하죠.

혈당 수치가 높은 원인

혈당을 측정했을 때 예상보다 높은 수치가 나오면 놀라게 됩니다. 이런 상황이 일어나는 몇 가지 요인은 아래와 같습니다.

- **월경 호르몬**: 월경을 시작하기 며칠 전에는 대체로 혈당 수치가 높아집니다.

- **염증 반응**: 상처를 입거나 수술하거나 질병을 앓으면 염증 반응이 일어나서 혈당을 높입니다.

- **과잉의 단백질**: 온종일, 혹은 특정 식사 때 적절한 양보다 많은 단백질을 섭취하면 간에서 포도당 신생 과정을 통해 새로운 포도당을 합성합니다.

- **측정기기의 한계**: 가정용 혈당 측정기는 위아래로 20% 정도의 오차를 보일 수 있습니다. 비정상이거나 예상치 못한 측정치가 나오면 똑같은 손가락에서 피를 뽑아 즉시 혈당 검사를 다시 하세요. 두 번째 검사 결과가 크게 다르면 세 번째 검사를 해 보고 세 숫자의 평균을 구하면 됩니다.

- **섭취량을 지키지 않음**: 아주 소량의 순탄수화물이 여러분의 혈당을 흐트러 놓을 수 있습니다. 선택한 식품에 당이 들어 있는지 모르고 먹었을 수도 있으므로 혈당이 예상보다 높게 나오면 지난 몇 시간 동안 섭취한 식품을 다시 살펴봅니다. 영양 성분표도 꼼꼼히 읽어야 합니다.

- **질병**: 감기, 독감, 계절 알레르기 같은 질병이 면역체계를 자극해서 스테로이드 호르몬 농도를 자연스럽게 높일 수 있습니다. 스테로이드 호르몬의 역할 중 하나가 혈당을 올리는 일입니다.

- **운동**: 혈당을 측정하기 몇 시간 전에 격렬하게 운동했다면 케톤이 모두

소모되었다는 의미입니다. 또는 아직 케톤을 생성하는 단계로 전환하지 못해서 몸이 근육을 분해해 포도당으로 전환한 뒤 연료로 사용했다는 의미일 수 있습니다. 가벼운 걷기나 요가 같은 운동이 혈당을 낮춥니다.

· 스트레스: 스트레스가 혈당에 미치는 영향력을 과소 평가하지 마세요. 실제든 상상이든 스트레스를 받으면 여러분은 아드레날린과 코르티솔을 분비해서 포도당 생성을 촉진합니다.

· 수면 부족: 일주기 리듬은 아침마다 코르티솔을 분비해서 여러분을 잠에서 깨우고, 코르티솔은 포도당 분비를 촉진합니다. 잠을 잘 자지 못하면 일주기 리듬과 호르몬 균형이 깨지면서 혈당 수치가 치솟을 수 있습니다.

· 화학요법과 방사선요법: 이 치료법들은 염증 반응을 촉발해서 혈당을 높입니다. 하지만 마음을 편히 가지세요. 미토콘드리아 대사요법을 실천하지 않았다면 여러분의 혈당은 훨씬 더 높았을 테니까요.

음식을 먹는 시간도 중요하다

지방 연소 상태로의 전이를 촉진하려면 정기적으로 단식을 해야 합니다. 단식에는 여러 방법이 있고 유용한 장점도 많은데, 이에 대해서는 10장에서 설명하겠습니다. 당분간은 저녁 식사를 잠들기 최소 세 시간 전에 마치고, 다음 날 아침 식사를 가능한 한 늦게 하는 데 주력합니다. 이는 내가 즐기는 간헐적 단식 방법인데, '피크 단식'이라고도 부릅니다.

식사량도 중요하다

푸짐한 식사는 활동량이 가장 많은 시간 전에 먹는 것이 이상적입니다. 그러면 여러분의 지방 연소 과정을 망치기 전에, 근육이 혈액에서 과잉의 포도당과 인슐린을 흡수해서 제거할 겁니다. 근육은 지방을 연소하는 상태에서도 포도당에 반응하니까요. 또 푸짐한 식사를 반으로 나누어 절반만 먹고 나머지 절반은 60~90분 후에 먹으면 신장에서 질소 스트레스가 줄어듭니다.

단백질도 하루 동안 골고루 나누어 섭취하는 편이 좋으며, 매끼 15g으로 제한해야 합니다. 그래야 단백질에서 나오는 과잉의 아미노산이 간에서 포도당으로 전환되는 것을 억제하고, 신장에서 일어나는 해독 작용의 부담을 덜어 줍니다. 신부전이 있고 혈청 크레아티닌 농도가 1 이상인 환자라면 특히 중요합니다. 단백질 섭취량이 너무 많으면 과잉의 아미노산이 mTOR 경로를 활성화하는 강력한 자극제가 된다는 점을 기억하세요.(잘 기억나지 않는다면 3장을 살펴보세요.)

특히나 전이 단계에서는 최소한 하루에 한두 번은 고지방 간식을 먹어야 합니다. 고지방 간식을 먹으면 공복감이나 당에 대한 갈망을 억누르기 쉽고 포만감을 줍니다.(196쪽의 상자에서 고지방 간식의 예시를 확인하세요.)

지방 연소 상태로 전이할 때 나타나는 증상과 치료법

지방을 연소하는 스위치를 만들고 몸이 포도당 대신 지방을 연료로 태우도록 재학습하는 동안 대개는 한두 가지 증상을 경험하게 됩니다. 얼마나 빨리 바꾸는지에 따라 증상의 강도를 조절할 수 있지만 완전히 피할 수는 없습니다. 몸이 새로운 연료를 사용하는 방법을 익히려다 보니 한두 개의 작은 문젯거리는 생기는 법입니다.

가장 보편적인 증상과, 그 증상을 피하는 방법은 다음과 같습니다.

탈수 증상

지방 연소 상태로 전이하면서 신장은 나트륨을 이제까지와는 다른 방식으로 처리하게 됩니다. 여러분의 몸은 더 많은 물과 전해질을 배출하게 되죠. 온종일 물을 충분히 마셔야 합니다. 미리엄은 히말라야 소금으로 간해서 만든 닭, 생선, 소고기 육수를 마셔서 배출한 전해질을 대체하도록 권합니다.(하지만 육수에는 포도당으로 전환할 수 있는 아미노산이 있으므로 한 컵 정도로 제한해야 합니다.)

구역질

지방이 많은 음식을 보기만 해도 구역질이 날 것 같다면 지방 분해 효소인 리파아제가 고농도로 든 영양보충제를 먹어서 지방 분해를 돕도록 합니다. 리파아제를 함유한, 판크레아틴이 든 영양보충제를 사세요. 소담즙이 든 영양보충제도 지방을 유화해서 흡수하는 데 도움이 됩니다.

머리가 멍한 증상

뇌는 지방산을 연료로 태울 수 없지만 케톤은 곧바로 에너지로 사용하기 시작할 겁니다. 처음에는 케톤의 양이 뇌가 필요로 하는 연료량의 1/4 정도밖에 채우지 못합니다. 뇌에 필요한 나머지 에너지는 포도당으로 채웁니다. 시간이 지나면 뇌는 더 많은 에너지를 케톤에서 뽑아내는 상태로 전이하며, 대략 60~70%의 에너지를 케톤에서 얻는 사람도 있습니다. 따라서 머리가 멍해지는 현상은 뇌가 케톤을 에너지로 사용하는 데 적응하면 사라집니다. 다시 강조하지만, 코코넛 기름이나 MCT 기름을 위장이 불편하지 않는 선에서 먹을 수 있는 최대치까지 섭취하면 도움이 됩니다.

근육경련

전해질 균형이 바뀌면서 일어나는 보편적인 증상입니다. 소금 섭취량을 1/2~1티스푼 늘려서 선해질을 보충할 수 있습니다. 아니면 사리염을 녹인 물로 목욕해 보세요. 사리염은 천연 근육 이완제로 피부로 흡수할 수 있는 마그네슘을 함유합니다.(따뜻한 소금물 목욕은 긴장을 푸는 데도 효과적입니다.) 대부분은 비타민 K2(K1은 아닙니다.)가 근육경련 억제제라는 점을 잘 모릅니다. 야간 근육경련 증상을 가진 사람들은 자기 전에 먹으면 효과가 좋습니다.

피로감

탄수화물과 단백질 섭취량을 줄여서 혈당 농도를 낮춰도 지방 연소 효율이 높지 않아서 포도당이 공급하던 만큼의 에너지를 만들어 내지 못할 수도 있습니다. 이에 따라 일어나는 에너지 결핍은 피로감으로 나타납니다.

블랙커피나 차에 버터, 코코넛 기름, MCT 기름을 넣어 마시면 지방을 충분히 섭취할 수 있습니다. 피로감이 2주 이상 계속되면 혈액 검사로 키르니틴 농도를 확인해 보세요. L-키르니틴은 장쇄지방산을 에너지 산화 장소인 미토콘드리아 내막으로 운반합니다. 공급량이 충분하지 않으면 미토콘드리아는 케톤과 중쇄지방을 계속 사용하면서도 장쇄지방 산화 반응 속도를 서서히 낮출 겁니다. 키르니틴은 이 문을 열어 주는 열쇠입니다.(키르니틴이 암 환자에게 문제가 될지 여부는 아직 결론이 나지 않았습니다. 그러니 의심스럽다면 하지 않는 것이 좋습니다.)

심계 항진증

보통 탈수와 전해질 손실로 일어납니다. 치료법은 물 한 잔을 마시는 것입니다. 먼저 물을 마셔 보고 진정되지 않으면 소금으로 간한 육수를 마셔 보세요. 마그네슘과 포타슘 보충제를 늘리는 방법도 있습니다. 두 성분 모두 도움이 되지만, 주치의와 먼저 상의하는 것이 우선입니다. 증상이 계속되면 주치의에게 진료를 받아야 합니다.

변비

사람들에게 많이 나타나는 증상으로, 암 환자에게는 심각한 문젯거리일 수 있습니다. 진통제나 항암 화학요법, 음식을 소화하는 방식이 암 환자의 변비를 키울 수 있기 때문입니다. 변비를 없애는 가장 좋은 방법은 식이섬유를 충분히 먹고 물을 많이 마시는 것이죠. 신선하게 간 아마씨를 음식에 뿌려 먹고, 샐러드에 견과류와 씨앗류, 엑스트라 버진 올리브유를 풍부하게 넣어 먹으면 좋습니다. 아마씨를 밤새 물에 불렸다가 스무디로 만들어 먹어도 좋습니다. 유기농 차전자도 훌륭한 식이섬유 공급원입니다.

MCT 기름은 장운동을 자극합니다. 5장을 다시 읽고 천천히 MCT 기름을 섭취하도록 하세요. 위나 장이 거북해지면 거부감이 없던 양으로 다시 줄여서 먹고 한동안 양을 유지합니다. 프로바이오틱스도 변비를 줄여 줍니다. 사우어크라우트나 김치처럼 전통 방식으로 발효한 음식을 통해 섭취하는 편이 가장 좋지만, 매일 발효식품을 먹기 힘들다면 고품질 영양보충제도 도움이 됩니다.

- **영양가 높은 스무디 요리법**

나는 한 잔으로 많은 영양소를 섭취할 수 있는 스무디를 애용합니다. 다음은 내가 하루에 두 잔씩 마시는 스무디를 만드는 재료입니다. 저탄수화물에 고지방이며, 단백질은 적당히 들어 있습니다. 보통은 이 목록에 모든 식재료를 넣지만 지금 있는 식재료가 무엇인가에 따라 달라지기도 합니다. 재료 목록이 길다고 지레 겁먹을 필요는 없습니다. 기본 재료는 모두 넣으면 좋고, 선택 재료는 있는 것만 넣으면 됩니다.

① 기본 재료

MCT 기름(먹을 수 있는 만큼 양을 조절합니다.) 1티스푼~1테이블스푼

아보카도(선호도에 따라 양을 조절합니다.) 반 개~한 개

유기농 그린스 파우더(다양한 채소를 가루로 만든 제품—역주) 1숟가락

유기농 차전자(전곡) 1테이블스푼

냉동 유기농 과일 30~90g

스테비아(맛을 내기 위한 것입니다.) 1~3방울

가공하지 않은 유기농 코코아 버터 2테이블스푼

유기농 치아시드 1테이블스푼

아마씨(밤새 물에 불린 것) 1테이블스푼

② 선택 재료

블랙 커민 씨앗이나 검정깨(밤새 물에 불린 것) 1테이블스푼

산사자(호손베리) 1티스푼

포다르코 가루(타히보 나무의 내피 가루—역주) 1/2티스푼

유기농 달걀 껍데기 가루 1/2티스푼

식품 등급의 규조토 1티스푼

아위느타리버섯 가루 1티스푼

③ 요리법

모든 재료를 믹서에 넣습니다.(나는 1L 용량의 뉴트리불렛사 믹서를 사용합니다.) 물을 눈금 끝까지 채웁니다. 약 2분 동안 갈아 줍니다. 맛있게 먹습니다!

전이 단계에서는 감정 조절에 유의하자

자신의 건강에 능동적으로 대처하는 일은 그저 의사의 지시만 따르던 과거의 태도와 비교할 때 큰 변화일 수 있습니다. 이런 무거운 책임을 맡을 자격이 없다고 생각하는 사람도 있을 겁니다. 혹은 빵, 과자, 감자칩 등 한때는 건강한 식품이라고 여겼던 음식을 포기하기 어려울 수도 있습니다. 아니면 두려운 질병을 진단받아서 당황스럽거나 우울해졌을 수도 있겠죠.

여러분을 돌보는 누군가가 등을 떠밀어서 미토콘드리아 대사요법을 고려하고 있거나 이 책을 읽고 있다면, 잠깐 멈추세요. 단지 다른 사람을 기쁘게 해 주려고 변화에 도전한다면 여러분은 이 식이요법에 전념할 수 없을 겁니다. 확신이 없으면 첫 번째 어려운 고비가 왔을 때 쉽게 포기하고 식이요법 탓으로 돌릴 가능성이 커집니다. 사실은 여러분 자신이 큰 변화를 받아들일 준비가 되지 않았을 뿐인데 말이죠. 이런 경우라면 이 책이 설명하는 개념이 여러분의 마음에 스며들 때까지 기다리세요. 언젠가는 여러분이 이 모험에 동참할 준비가 되길 바랍니다.

감정이 혼란한 상태에서 미토콘드리아 대사요법을 시작할 때 생길 수 있는 또 다른 위험은 여러분이 다시 위안을 주는 음식에 의지하게 되거나 작은 어려움에도 쉽게 포기하는 것입니다. 혈당이 한 번만 높게 나와도 의심에 휩싸여 확신과 헌신을 허물어 버릴 수 있습니다.

전이 단계에 관한 조언

처음 미토콘드리아 대사요법을 시작하면 당연히 음식에 대한 갈망이 생깁니다. 대개 이런 상황은 고지방 간식을 준비하면 쉽게 조절할 수 있습니다.(196쪽을 확인하세요.) 하지만 위안을 얻기 위한 음식을 갈망하게 되면 어떤 팻밤을 먹어도 만족할 수 없습니다. 이때는 "내가 사랑받고 관심 받고 있다고 느끼려면 어떻게 해야 할까?"라고 자신에게 물어볼 필요가 있습니다. 이 시점에서 고탄수화물 음식으로 되돌아가면 전이 단계를 늘리거나 탈선하는 결과만을 낳으며, 이것은 자신에게 결코 좋은 일이 아닙니다.

때로 왜 이런 변화를 원하는지 생각해 보는 시간도 필요합니다. 몸무게 감소 말고 건강이 어떻게 더 나아지길 바라는지 생각해 보세요. 생각한 것을 적어 두고 예전의 식습관으로 돌아가고 싶은 유혹이 생길 때 읽어 보세요. 구체적으로 써서 자신의 진전 상황을 객관적으로 평가할 수 있도록 합니다.

또 다른 좋은 전략은 여러분이 바라는 건강한 모습을 머릿속에 그려 보고, 이 모습에 모든 긍정적인 감정을 덧씌우는 방법입니다. 이것도 적어 둔 뒤 규칙적으로 머릿속에 떠올리고 생각해 봅니다. 이 목표를 이룰 때 느낄 수 있는 긍정적인 감정을 될 수 있는 한 많이 느껴 보는 일이 특히 중요합니다. 그러면 미토콘드리아 대사요법을 실천하려는 의지가 근본적으로 강해집니다.

감정 자유 기법을 이용해서 감정적 스트레스를 조절해도 좋습니다. 감정 자유 기법은 스스로 할 수 있는 지압요법으로 침을 사용하지 않는 침술의 일종인데, 긍정적인 말을 반복하면서 얼굴, 팔, 손의 특별한 부위의 경혈을 두드리는 기법입니다. 감정 자유 기법에 대해서는 'eft.mercola.com'에 상세하게 설명해 놓았습니다. 미토콘드리아 대사요법을 실천하다가 감정적 걸림돌에 부딪혔다면 이 기법을 적극적으로 추천합니다. 혼자서도 할 수 있지만 자격증을 가진 강사도 찾을 수 있습니다. 홈페이지에 정보가 많이 있으니 이를 이용하면 자신에게 알맞은 방법을 찾을 수 있습니다.

적당한 운동을 하자

지방을 연소하는 데 몸이 적응하는 동안은 중간 강도의 운동을 하면 좋습니다. 이때 격렬한 운동을 하면 간이 근육 조직을 분해해서 포도당으로 재활용하게 되어 포도당 농도를 낮게 유지하는 데 방해가 될 수 있습니다.

지금 하는 운동 강도를 알아보려면 운동 전후로 혈당을 측정해 보세요. 운동한 뒤 혈당이 10~20mg/dl보다 높아지면 간이 더 많은 포도당을 합성했다는 증거입니다. 이렇게 되면 30분 동안 걷거나 수영을 하거나 천천히 자전거를 타서 근육이 혈액 속의 포도당을 소모하게 합니다. 혈액 속에 포도당을 남겨 두면 인슐린 농도를 높일 수 있으므로 그렇게 하는 편이 낫습니다.

걷기는 누구에게나 적절한 운동입니다. 혈당을 조절할 뿐만 아니라 염증 반응을 일으키는 신호 전달 분자인 사이토카인 농도를 낮추기 때문이지요. 걷기 운동은 정서를 안정시키고, 자존감을 높입니다. 무엇보다 중요한 점은 많이 걸을수록 앉아 있는 시간이 줄어든다는 것입니다. 앉아 있는 시간이 길면 거의 모든 만성 질환의 위험요인이 됩니다. 많이 걸을 필요도 없습니다. 일주일에 몇 시간만 걸어도 유방암 위험이 낮아진다는 사실을 수많은 연구가 증명하고 있습니다.

나는 매일매일 맨발로 해변을 1~3시간 정도 거닙니다. 걸으면서 생각을 정리하고, 전화도 하고, 킨들에 저장한 책과 잡지를 읽습니다. 반바지를 입고 셔츠는 벗은 채로 맨발로 땅을 밟으면서 건강에 유익한 혜택을 누리죠. 전기적 접촉을 통해 흙에 저장된 양이온을 흡수하면 몸속 활성산소를 중화할 수 있습니다.(이에 대해 더 자세히 알고 싶다면 나의 전작 『쉽게 치유하기』를 읽어 보세요.) 나는 이를 운동이라고 생각하기보다는 비만, 뇌졸중, 관상동맥 심장 질환, 유방암, 대장암, 2형 당뇨병, 골다공증의 위험도를 낮추는 장점이 있는 즐거운 산책이라고 여깁니다. 산책은 정신 건강에도 좋고 혈압과 혈중 지방 성분도 개선합니다.[1]

고강도 인터벌 트레이닝도 추천할 만한 운동입니다. 아마 여러분은 이 부분을 읽으면서 '걷기 운동만 하라더니 말도 안 돼!'라고 생각하겠지요. 하지만 명심하세요. 가벼운 운동은 일시적인 처방입니다. 일단 전이 과정을 통과하고 나면 고강도 운동을 해도 좋습니다.

미리엄의 고객 중에는 질병이 있고 식이요법을 바꾸면서도 고강도 운동을 지속하는 일이 삶의 질을 좌우하는 문제라고 생각하는 사람도 있습니다. 일시적으로라도 운동 강도를 낮추는 것에 대해 거부감을 느끼는 사람도 있습니다. 미리엄은 이런 사람들에게 고지방 식단에 적응하면 대사 과정에 수많은 장점이 있다고 설득하지만, 고강도 운동이 고지방 식단에 적응하는 과정을 늦추거나 벗어나게 할 수

있다는 사실은 결국 스스로 이해해야 합니다.(케톤 보충과 피크 단식은
운동선수에게 특히 중요합니다.) 결정은 온전히 여러분에게 달렸지만, 모
든 사실을 알고 있는 상태에서 결정해야 합니다. 고지방 식이요법과
고강도 운동 어느 쪽도 포기할 수 없다면『저탄수화물 실천의 기술과
과학』은 여러분에게 귀중한 지침이 될 것입니다.

장애물을 파악한다

   수백 명의 고객을 상담한 미리엄은 지방 연소 식이요법에 적응하
는 사람들이 부딪히는 가장 보편적인 장애물이 무엇인지 일찌감치
깨달았습니다. 상황을 미리 알고 장애물에 맞설 대비를 하면, 여러분
의 노력이 허물어지거나 의지가 흔들릴 가능성을 줄일 수 있습니다.

- **다양성**

   점심에는 똑같은 샐러드를 먹고, 간식으로 같은 견과류를 먹는 식으로
한정된 식품에 의존하면 시간이 갈수록 질리게 됩니다. 그러다 보면 지
방 연소 식이요법에 포함되지 않는 식품을 먹게 될 수도 있습니다. 음식
에 질리게 되면 새 요리에 도전해야 합니다. 간단한 인터넷 검색만으로
도 글자 그대로 수천 개의 요리법이 손안에 들어옵니다.(219쪽에서 고지
방 요리법이 많은 홈페이지 목록을 참고하세요.) '저탄수화물'이나 '케톤 식단'이
란 단어를 여러분이 좋아하는 요리명과 함께 검색창에 입력하면 몇 가
지 요리법을 찾을 수 있을 겁니다. 불과 5년 전만 해도 미토콘드리아 대

사요법에 적합한 요리법을 찾기가 쉽지 않았지만, 고지방 식단이 인기를 얻으면서 지방 연소 식단에 맞는 새로운 간식과 요리를 놀라울 정도로 찾기 쉽게 되었죠. 하지만 이런 요리법은 대개 변형할 부분이 많으므로 순탄수화물과 단백질을 주의 깊게 분석해야 합니다.

· **미묘하지만 눈에 보이는 사회적 압력**

외식을 하거나, 파티에 참석하면 불특정 다수의 사람에게 파스타나 쌀, 밀가루를 먹지 않는 이유를 설명하기 힘들 수 있습니다. 어쩌면 집에서도 가족이 눈살을 찌푸릴 수도 있죠. 평화를 지키기 위해 '딱 한 입만' 먹을지, 그래도 먹지 않을지는 여러분에게 달려 있습니다. 사교모임에 참석한다면 모임에 가기 전에 미리 식사를 하거나 모두가 즐길 수 있고 미토콘드리아 대사요법에도 적합한 요리를 가져갈 수도 있습니다. 데빌드 에그, 버터와 소금을 뿌려 저온에서 구운 견과류, 마카다미아 후무스라면 잘 어울릴 겁니다.

가족과 친구들에게 고지방 식이요법의 장점을 설명해야 할 수도 있습니다. 특히나 그들이 미토콘드리아 대사요법을 단순한 다이어트라고 생각한다면 말이죠. 가족과 친구에게 맛있는 음식을 대접할 수 있다면 식이요법을 보다 오래 할 수 있습니다. 여러분이 먹을 수 없는 음식을 강조하기보다 여러분이 먹을 수 있는 음식을 강조하는 편이 훨씬 도움이 됩니다. 미토콘드리아 대사요법을 제한적인 식이요법이 아니라 특별한 식이요법으로 설명하면 사람들은 열린 마음으로 미토콘드리아 대사요법에 대해 경청할 테고, 더 나아가서는 여러분을 따라 할 수도 있습니다. 특히 여러분의 건강에 긍정적인 변화가 일어나는 것을 직접 본다면 말이죠!

· **식단의 새로움**

대부분이 보기에 미토콘드리아 대사요법은 일반적인 식단과 판이합니다. 으깬 감자나 잼을 바른 토스트를 더는 먹지 못하므로 더 많은 지방을 섭취할 방법을 찾아야 합니다. 샌드위치와 감자칩 대신 채소와 지방을 먹는 새로운 습관을 들이려면 시간이 걸립니다. 따라서 식사 때마다 당황하지 않으려면 간단하고 믿을 수 있는 요리 몇 가지를 정해 두고 시작하는 편이 좋습니다. 식단에 익숙해지고 다양한 음식에 대한 욕구가 솟으면 그때 요리 종류를 늘려 나가면 됩니다.

· 환경

7장에서 언급한 대로 여러분이 찬장을 정리했기를 바랍니다. 하지만 부엌을 정리해서 미토콘드리아 대사요법에 적합한 식사를 만들고, 달콤한 간식의 유혹을 이겨 내기 쉽게 만드는 일은 여정이지 목적지는 아닙니다. 자신과는 별개로 아이들이 먹을 감자칩을 사야 할 수도 있고, 집에서 자신은 찬장 하나를 비울 힘밖에 없다고 생각할 수 있습니다. 절약해야 하는 생활도 걸림돌일 수 있습니다. 사람들은 대부분 상하지 않은 음식이나 건강에 좋다고 생각하는 음식을 찬장에서 비우기를 주저합니다. 요리법을 찾을수록 탄수화물 주식이 필요하다고 생각하리라는 점도 예상할 수 있습니다. 미토콘드리아 대사요법에 맞는 식품으로 채워진 부엌은 여러분의 계획을 밀고 나가는 데 도움이 된다는 사실을 마음 깊이 새기세요.

· 여행

출장을 가거나 긴 여행을 간다면 집을 떠나는 동안 무엇이 필요할지 생각해야 합니다. 나는 여행할 때는 항상 주식을 챙겨 가는데, 샐러드나 스무디에 넣을 아보카도 12개, 건강한 단백질 식품인 정어리 통조림이나 멸치 통조림, MCT 기름 파우더, 혼합 견과류와 혼합 씨앗류를 영양보충제와 함께 가져갑니다. 아보카도는 종이로 만든 원통에 넣어서 뭉그러지지 않게 하고, 가져가서는 스무디를 만들거나 샐러드에 넣습니다. 거의 큰 가방 한 개 분량이지만, 여행 중에 나쁜 식품을 먹는 일을 예방하므로 내게는 그만한 가치가 있습니다.

· 기념 행사

보통은 이렇게 흘러갑니다. 여러분의 생일이라 딸이 케이크를 구워 왔습니다. 어떻게 해야 할까요? 딸의 노력을 존중해 주고 싶지만, 케이크를 한 조각 먹는 순간 며칠, 혹은 몇 주 동안 이루었던 성과를 잃게 됩니다. 한 번의 탈선이 또 다른 탈선을 부르니까요. 이런 상황에서는 딸에게 고맙다고 말하고 파티에 참석한 모두에게 케이크를 나눠 준 뒤, "정말 멋진 케이크구나! 기억해 줘서 고맙다."라고 말합니다. 아니면 상대방에게 여러분이 원하는 특별한 것을 요구해서 문제를 피해 가는 방법도 있습니다. 예를 들면 "지금 나는 홍차 한 잔이 간절해!"라고 말하는 식이지요. 또 다른 방법도 있습니다. 미토콘드리아 대사요법에 맞는 음식(다시 강조하는데, 인터넷 검색으로 '곡물과 설탕이 없는 치즈케이크'를 검색하면 요리법을 쉽게 찾을 수 있습니다.)을 준비하는 겁니다. 이보다 더 좋은 방법은 가능하다면 생일, 휴일, 기념일을 축하할 새로운 방식을 찾는 것이죠. 친교를 나누고, 모임의 목적에 초점을 맞추고, 음식에는 크게 신경 쓰지 않는 방식이 좋습니다.

· 목표 달성

혈당 농도가 낮아지고 몸무게가 줄었다고 해 봅시다. 목표를 성공적으로 이루었으니 식단을 더는 지킬 필요가 없다는 생각은 아주 유혹적일 겁니다. 혹은 현실에 만족하면서 음식의 무게를 측정하는 세부사항까지 지킬 필요는 없다고 느낄 수도 있습니다. 하지만 이 시기에 더 향상될 여지가 있다는 사실을 되새겨야 합니다. 손을 놓는 대신 새롭고 더 야심 찬 목표를 세워 보세요!

미토콘드리아 대사요법을 얼마나 오래 할지는 여러분이 무엇을 얻고자 하는가에 따라 크게 좌우됩니다. 여러분이 만약 암 환자라면 식이요법을 중단할 일은 없겠지요. 특히나 이 식이요법이 놀랍고 기대하지 못했던 결과를 끌어냈다면 말입니다. 아니면 10장에서 설명할 포식-기아 주기를 따라 프로그램을 장기간 지속할 수도 있습니다.

미토콘드리아 대사요법에 동의하지만 이런저런 장애물 때문에 힘들거나 식단을 지키기가 힘들다면 고지방 식단에 관한 훈련을 받은 건강 코치나 영양상담사에게 도움받기를 권합니다. 전문가는 여러분의 식단과 혈당 측정치와 같은 자료를 보고 목표를 향한 대안을 제시해서 여러분이 부딪힌 문제를 해결하도록 도울 수 있습니다. 전문가가 보여 주는 지지와 조언이 성공과 실패를 가를 수 있습니다.

미리엄에게 상담을 청하는 사람들 중에는 생활의 변화에 당황하는 경우가 있습니다. 하지만 식품의 기본 지식을 알고 요리하는 데 익숙하다면 문제를 해결하고 자신감을 가지는 데 서너 시간밖에 걸리지 않습니다. 거창한 투자는 아니지만 결과는 기대 이상입니다. 폭넓은 경험을 가진 상담사 대부분이 온라인이나 전화, 웹사이트를 통해 상담 서비스를 제공하기도 합니다.

미리엄과 나는 공인 영양학 전문가와 함께 의사와 영양학자를 위한 훈련 및 자격증 과정을 지도하고 있습니다. 상담사가 필요하다면 'www.NutritionSpecialists.org'를 방문하세요.

미토콘드리아 대사요법으로 전통적인 유방암 치료를 최적화하는 방법

2015년 7월, 데니즈는 대학 친구들과 함께 하와이로 60세 생일을 축하하는 휴가를 갔습니다. 해변에서 태양 빛을 받으며 누워 있던 데니즈는 왼쪽 가슴이 아프다고 느꼈지만 심각하게 생각하지는 않았습니다. 친구들과 스노클링도 하고, 부기보드(누워서 타는 서프보드—역주)도 탔고, 화산 하이킹도 했으니까요. 어디선가 부딪혔다고 가볍게 생각했지요.

2016년 8월, 데니즈는 3A기 소엽 유방암 진단을 받았습니다. 데니즈와 남편은 즉시 현재 치료법과 최첨단 치료법, 재발률과 생존율 통계치를 찾아보았습니다. 유방암 환자가 결정해야 할, 복잡한 선택에 필요한 정보들이었죠. 몇 주 뒤, 부부는 데니즈의 생존 확률을 최대한 높여 주리라 생각되는 계획을 찾기 시작했습니다.

9월이 되자, 데니즈는 호르몬 억제제와 항암 화학약품을 투여받았습니다. 치료는 암의 크기를 줄이고 유방암 세포를 성장시키는 호르몬을 억제하는 방향으로 진행되었습니다. 또 데니즈는 암의 주 연료를 억제하고 몸무게를 줄이기 위해 케톤 식이요법을 실천했습니다. 데니즈의 키는 165cm인데 몸무게는 101kg이었습니다. 조사 결과, 데니즈의 지방, 특히 내장지방 자체가 암을 촉진하는 호르몬의 주요 원천이었습니다. 데니즈는 여성의 경우 몸무게를 건강한 범위로 유지하지 않으면 암 재발률과 조기 사망률이 훨씬 더 높다는 무서운 사실을 알았습니다.

데니즈는 미리엄과 함께 유방암을 관리할 실용적인 계획을 세웠습니다. 데니즈는 에스트로겐이 많은 유제품도 제한해야 했으므로 유제품이 적은 케톤 식이요법을 실천했습니다.

데니즈는 "나는 탄수화물을 좋아하지만 죽음을 눈앞에 두니 사랑하는 남편과 아이들이 더 소중했습니다. 또 알츠하이머병에 걸린 어머니를 돌보려면 살아야 했지요."라고 말했습니다. 데니즈는 새로운 식단에 금방 적응했습니다. 아침 식사로는 달걀을, 점심 식사로는 아보카도와 베이컨 요리를, 간식으로는 릴리스 다크초콜릿(스테비아로 맛을 낸 초콜릿이죠.) 다섯 조각을, 저녁 식사로는 샐러드, 익힌 버섯, 자신에게 맞는 양의 단백질을 먹었습니다. 디저트는 블랙베리나 아몬드, 코코넛으로 마무리했죠. 영화관에서는 '아몬드초콜릿바'와 아주 비슷한 간식인 '코코넛바'를 먹었습니다. 식당에서는 연어, 브로콜리, 샐러드를 먹었습니다. 추수감사절에는 으깬 감자 대신 으깬 콜리플라워를 넉넉한 버터와 함께 냈는데, 손님들이 맛있다고 칭찬했습니다.

데니즈는 "나는 내 삶을 되찾았고 어떤 음식을 먹는지에 따라 수명이 실제로 길어진다고 진심으로 믿고 있어요. 몸무게가 34kg이나 줄었답니다. 건강해지고 힘이 넘치는 것 같아요."라고 말했습니다. 아직 항암 화학요법을 받고 있지만 데니즈는 춤과 에어로빅 강습에 다시 나가기 시작했습니다. 수면 패턴도 나아져서 데니즈는 "상당히 좋아 보이죠. 남편이 농담으로 '암이랑 싸우는 게 당신 체질에 맞나 봐.'라고 말한 적도 있다니까요."라고 덧붙였습니다.

극심한 공복감과 음식에 대한 갈망이 열흘 만에 사라지자 데니즈는 매우 기뻤습니다. 몸무게를 줄이기 위해 다이어트를 했을 때는 공복감과 갈망은 큰 골칫거리였지요. 하지만 이제는 식이요법을 지키는 일이 수월해졌습니다. 데니즈는 "속임수를 쓰면 힘든 열흘을 다시 한 번 반복해야 합니다. 하지만 이젠 그럴 필요가 전혀 없어요."라고 이야기합니다.

데니즈는 방사선 치료를 받는 2016년 4월과 5월에 식이요법을 지켰고, 치료의 부작용을 줄이고 암이 방사선에 민감해지도록 간헐적 단식도 했습니다. 방사선 치료를 하기 전 16시간 동안은 단식을 했지요. 물을 충분히 마셔서 탈수를 예방하고 오후 다섯 시간 동안만 음식을 먹었습니다.

약물치료와 식단 업그레이드, 유방 절제 수술, 방사선 치료를 마치자 데니즈는 암에서 해방된 듯했습니다. 하지만 모든 유방암 생존자가 그렇듯이 재발률이 높으리라고 예상되었으므로 데니즈는 호르몬 억제제를 계속 투여받았습니다. 케톤 식이요법도 같은 기간 동안 계속했지요.

데니즈의 주장은 이렇습니다. "숨어 있는 암을 굶주리게 하는 동안 암이 좋아하는 탄수화물과 당류를 제공하지 않으면 더 좋잖아요? 예방 조치는 아주 중요해요. 병원에 또 가기는 싫거든요!"

데니즈의 노력은 여러 측면에서 성공적입니다. 성공적인 방법을 계속 지속하려는 것은 당연한 일이 아닐까요?

9장. 미토콘드리아 대사요법을
오래 유지하려면

    지금 여러분은 전이 단계의 언덕을 넘어서 지방을 연소하는 단계에 들어섰을 겁니다. 이제 나는 여러분에게 전문가와 논의했던 수많은 사항을 바탕으로 미토콘드리아 대사 과정을 최적의 수준으로 회복하는 지침과 기준을 알려 드리려 합니다. 이 책은 그저 출발점이라는 점을 명심하세요. 장기적인 성공을 거두려면 미토콘드리아 대사요법을 여러분 각자의 필요와 목표에 맞게 적용해야 합니다.

    미토콘드리아 대사요법은 몸무게가 줄어들 때까지 그저 몇 주나 몇 달 따라해서 목표를 이룬 뒤 이전의 식습관으로 되돌아가는 단순한 다이어트법과는 다르므로 이 단계는 매우 중요합니다. 몸이 지방에 적응하면 미토콘드리아 대사요법은 평생 지속하는 삶의 방식이 될 수 있고, 10장에서 설명하겠지만, 특히 여러분이 포식-기아 주기를 정립하면 더욱 그렇게 됩니다. 몸과 정신의 습관은 여러분이 건강한 계획을 계속 지키도록 이끕니다. 여러분은 그저 따르기만 하면 되는 것이죠.

미토콘드리아 대사요법을 엄격하게 지키기가 힘든 시기가 있을 수 있지만, 이 상황에 대처하는 법은 있습니다. 이 부분에 대해서는 뒷부분에서 설명하겠습니다. 여러분이 미토콘드리아 식이요법을 일단 경험해 보면 오랫동안 이 식이요법을 지키게 되리라고 나는 확신합니다. 이 장은 지방 연소 상태를 장기간 지속하는 방법에 관해 설명하고자 합니다.

지방에 적응했다는 말의 정의

지방을 연소하는 데 완전히 적응했다는 것이 무엇을 뜻하는지 정의를 내려 봅시다. 여기에는 두 가지 상태가 있습니다.

신체적인 적응

앞 장의 지시에 따라 순탄수화물과 단백질 섭취량을 줄이고 건강한 지방의 섭취량을 늘리면, 여러분의 몸은 자연스럽게 더 많은 지방을 연소하기 시작합니다. 동시에 몸과 뇌의 세포 대부분이 케톤을 연료로 사용하기 시작합니다. 이렇게 되면 여러분은 케톤증 상태에 들어갑니다.

여러분의 세포가 케톤을 효율적으로 사용하는 데 적응하기까지는 시간이 다소 걸린다는 점을 명심해야 합니다. 포도당을 분해하는 효소와 케톤을 분해하는 효소는 다르기 때문입니다. 따라서 처음 케톤증 상태에 들어서면 케톤을 생성하고 있더라도 여러분의 세포는 아직 케톤을 연료로 사용하는 데 능숙하지 못합니다. 여러분의 몸이 케톤을 대사하는 데 필요한 효소를 충분히 만들지 못했기 때문이지요. 나이가 많거나, 인슐린 저항성이 있거나, 몸을 순환하는 인슐린 농도가 높으면 케톤증이 일정하게 지속하는 능력을 억제하기 때문에 적응 시간이 더 길어질 수도 있습니다. 이런 경우에는 지방 연소 상태에 완전히 적응하는 데 몇 주가 아니라 몇 달이 걸릴 수도 있습니다.

여러분의 몸은 다른 부분도 조율하기 시작합니다. 혈당 농도가 낮아지면 근육은 지방을 미토콘드리아로 이동시켜 산화하는 속도를 높입니다. 심장은 정상적인 환경에서는 포도당을 잘 사용하지 않고 지방산을 연료로 사용하는데, 곧 케톤을 연료로 함께 사용하게 됩니다.

뇌는 혈액-뇌장벽으로 보호받기 때문에 장쇄지방 같은 큰 분자는 이 막을 통과하지 못합니다. 하지만 작은 케톤은 곧바로 혈액-뇌장벽을 통과해서 특별한 수송 수단을 통해 뇌 조직으로 들어갑니다. 여러분의 뇌에는 수송 수단이 이미 존재하지만, 포도당 농도가 낮아지고 케톤 농도가 높아지면 수송 단백질을 더 많이 만들게 됩니다. 뇌의 대사 유연성이 서서히 높아지면 연료의 60~70%를 지방으로 사용하게 될 겁니다.

지방 연소 능력을 유지하면 관련 효소 농도가 높아져서 뇌 조직은 케톤을 더 능숙하게 사용할 수 있습니다. 이 적응 과정은 생존에 중요하므로 뇌 조직은 다른 조직보다 더 빨리 관련 효소 생성 과정을 증가시킵니다. 뇌가 케톤 사용률을 최대로 끌어올리는 데 얼마나 걸리는지는 예측하기 어려우며, 나이, 대사 과정, 유전적 배경, 그리고 여러분이 미토콘드리아 대사요법을 준수하고 반응하는 수준에 따라 크게 차이가 납니다.

정신적, 감정적 요소

지방을 주 연료로 연소하는 데 적응하는 일은 생리적인 과정 그 이상입니다. 사고의 전환과 새로운 생활방식으로의 변화를 뜻하죠. 처음에는 '숨어드는' 탄수화물에 저항하기가 힘듭니다. 특히 공복감에 시달리며 과자나 고탄수화물 음식에 대한 갈망에 시달리고 있다면요. 명절이나 여행 계획도 바꿔야 합니다. 하지만 새로운 식습관을 몸에 익히고, 음식과 건강의 연관성에 관한 새로운 사고방식이 단단하게 뿌리 내리면 균형감을 잃지 않은 채로 장애물을 다루는 데 익숙해집니다.

또 고지방저탄수화물 식이요법의 장점을 경험하는 일은 식이요법을 지키려는 동기를 강화합니다. 어느 정도 지나면 이런 변화에 당황하지 않고 '새로운 정상 상태'로 인식하게 됩니다. 인식의 변화는 적응 과정에서 중요한 단계이므로 이에 대해 생각할 시간을 충분히 가지도록 하세요.

자료를 분석해서 진행 상황을 확인하자

여러분의 몸은 지방 연소 식이요법에 관한 피드백을 계속 보냅니다. 모두에게 맞는 만능 식이요법은 없습니다. 끼니마다 먹을 적절한 단백질량과 순탄수화물량에 관한 지침을 제시하기는 했지만(275쪽 상자의 개요를 확인하세요.), 각자의 상황에 따라 수정해야 할 수도 있습니다. 예를 들어 당분간은 탄수화물 섭취량을 줄여서 지방 연소 상태에 머물거나, 하루 단식을 18시간이 아니라 13시간으로 정할 수도 있습니다.

다음의 항목을 주기적으로 평가하고, 평가 결과를 이용해서 미토콘드리아 대사요법을 여러분의 몸과 필요에 맞게 수정하세요.

공복감과 갈망

지방에 적응하면 공복감은 변합니다. 식욕은 인슐린이나 글루카곤 같은 호르몬에 전적으로 좌우되지 않을 테고, 그러면 여러분은 음식에 대한 갈망을 특별히 느끼지 않게 됩니다. 위장이 텅 비어 있다고 생각하는 일도 훨씬 줄어들겠죠.

물론 먹고 싶다는 느낌은 남아 있겠지만, 포도당을 에너지의 주 연료로 의존하던 예전처럼 절박하지는 않을 겁니다. 하지만 절박함이 없더라도 여러분이 음식을 즐기는 데는 전혀 지장이 없습니다. 여전히 맛있는 식사를 하지만, 어떤 순간에도 생리적인 욕구가 여러분의 사고나 행동을 장악하지는 않을 거예요.

만약 미토콘드리아 대사요법을 실천하는 도중에 친숙한 공복감이나 나약한 마음이 불쑥 튀어나온다면 아마 다음 네 가지 상황 중의 하나 때문일 겁니다.

1. 섭취한 양보다 더 많은 연료가 필요한 시기입니다.

예를 들어 여러분은 농부인데 지금은 모내기를 하는 시기일 수도 있죠. 이런 경우라면 해결책은 간단합니다. 고지방 간식을 더 섭취하세요. 아니면 질병이나 스트레스, 수면 부족, 과한 신체 활동에서 오는 피로감이 원인일 수도 있습니다.

2. 하루 동안 피크 단식을 너무 오래 하고 있거나, 지방을 주 연료로 연소하는 능력을 갖춘 후에 포식 주기를 프로그램에 다시 넣지 않았을 수 있습니다.

이렇게 되면 인슐린 농도가 지나치게 낮아져서 간이 포도당을 생성하는 포도당 신생 과정을 지속합니다. 혈당 농도가 예상보다 높게 유지되는 경우나, 순탄수화물 10~20g을 먹으면 혈당이 빠르게 떨어지는 경우라면 여기에 해당합니다.

3. 신진대사가 크게 손상됐다면 호르몬과 몸이 반응해서 정상화될 때까지 여러 달에서 일 년, 혹은 그 이상이 걸릴 정도로 서서히 진행됩니다.

이런 경우라면 미토콘드리아 대사요법의 장점을 경험하기도 전에 포기할 수 있습니다. 따라서 영양적 케톤증에 대해 알고 있는 건강 코치나 신진대사 전문의, 자격증 있는 영양학자와 상담하는 일이 가장 중요합니다. 수년 동안 탄수화물과 단백질이 많은 식단을 먹었다면 포도당을 연소하는 효소는 과발현되고, 지방을 연소하는 효소는 지방산과 케톤을 효율적으로 연소할 만큼 충분하지 않을 수 있습니다. 유전자를 활성화해서 지방 연소 효소를 충분히 생산하는 데는 시간이 걸립니다. 이런 상황이라면 앞에서 설명한 생수 단식을 진지하게 고려해 보세요.

4. 여성이라면 고려해야 할 요인이 몇 가지 더 있습니다.

월경 주기의 특정 시기와 맞물린다던가, 폐경기 전후에 흔히 나타나는 호르몬 분비 장애가 있지 않나요? 갑상샘은 건강한가요? 호르몬 문제는 주치의와 상의하는 편이 좋습니다.

에너지 수준

지방을 연료로 연소하는 데 익숙해지면 두 시간마다 에너지를 보충해야 하는 포도당을 연소할 때보다 에너지 수준이 높아집니다. 몸이 지방을 대사하는 데 필요한 효소를 더 많이 만들고 관련 과정을 활성화하면서 여러분은 즉각적인 음식 섭취에 구애받지 않는, 놀라울 정도로 안정적인 에너지를 공급받게 됩니다. 즉 에너지 수준의 일관성은 지방 연소 상태에 들어섰다는 신호로 볼 수 있습니다.

만약 에너지 수준이 불안정하다면 지방 연소의 경계를 넘나들고 있다는 지표일 수 있습니다. 무심코 글리코겐 저장량을 보충할 수 있으므로 순탄수화물과 단백질 섭취량에 주의를 기울여야 합니다. 장기간의 지방 연소를 위해서는 순탄수화물과 단백질 섭취를 더 줄여야 할지도 모릅니다.

피로감이 사라지지 않는다면 8장으로 돌아가 주요 원인과 치료법에 대해 다시 확인해 보세요.

명료한 사고

미토콘드리아 대사요법을 하면서 머리가 멍한 증상이 생겼다면 음식 일기를 확인하세요. 머리가 멍한 증상은 식품 선택과 관련이 있을 수 있습니다. 순탄수화물이나 단백질을 너무 많이 섭취해서 지방 연소 상태에서 벗어났을지도 모릅니다. 기록하고 있지 않았다면, 크로노미터에 며칠 동안 섭취한 음식을 입력한 뒤 주 영양소 목표량을 지키고 있는지 확인하세요.

수면 부족도, 강한 스트레스와 불충분한 신체 활동도 원인이 될 수 있습니다. 또 다른 요인으로는 티아민 결핍을 들 수 있습니다. 고탄수화물 식단은 뇌에서 포도당을 대사할 때 비타민 B인 티아민을 소진해서 농도를 낮춥니다. 뇌는 매일 몸 전체 에너지의 20%를 사용하며, 포도당을 독차지할 수 있죠. 힘든 정신노동을 할 때면 더욱 그렇습니다. 특히 당뇨병 환자와 알코올 중독자는 전형적인 티아민 결핍증을 보입니다. 약한 티아민 결핍에 따른 신경학적 증상에는 기억 장애, 피로감, 불안감, 무관심, 불안정성(이노성), 우울증, 수면 부족 등이 있습니다.

장과 뇌 사이에도 긴밀한 연관성이 있으므로 머리가 멍해지면 장내 미생물군의 균형에 영향을 미칠 만한 요인은 없는지 살펴보세요. 항생제는 유익한 세균을 죽여서 질병을 일으키는 세균이 과성장하게 됩니다. 이는 장과 뇌의 건강에 해를 미칩니다. 보편적으로 처방하는 양성자 펌프 억제제처럼 장을 파괴하는 약물도 장의 섬세한 균형을 무너트립니다. 여과하지 않은 수돗물에 든 염소도 장내 미생물군을 손상할 수 있습니다. 뇌가 멍한 증상은 과발효음식이나 과발효한 프로바이오틱 영양보충제를 먹었기 때문일 수도 있습니다. 혹은 환경에 있는 무언가에 대한 알레르기나 과민 반응을 일으킨 결과일지도 모릅니다. 히스타민 과민증을 예로 들 수 있습니다. 바이러스나 바이러스 감염 후 증후군이 원인일 수도 있죠.

항생제와 양성자 펌프 억제제는 B1, B6, B12, 엽산, 칼슘, 마그네슘, 아연 같은 영양소의 흡수를 방해하기도 합니다. 이 모든 영양소는 정상적인 뇌 기능에 필요하며, 결핍되면 사고의 명료성에 영향을 미칩니다.

소화

지방 연소 식이요법을 계속하면 장운동이 안정되고, 복부 팽만감과 역류 현상이 줄어들며, 소화 기능이 크게 향상됩니다. 여기에는 여러 가지 이유가 있습니다. 미토콘드리아 대사요법에서 먹는 음식은 전형적인 미국식 식단에 오르는 가공식품보다 품질이 우수합니다. 유익한 장내 세균의 먹이가 되는 식이섬유가 더 많이 들어 있죠. 헬리코박터 파일로리나 효모 같은 병원성 세균은 포도당을 먹이로 삼습니다. 따라서 여러분이 당 섭취량을 크게 줄이면 유익한 세균의 성장을 돕고, 질병을 일으키는 세균의 성장을 억제하게 됩니다. 2016년 자폐증 연구는 이러한 장내 미생물군으로 건강이 향상된다는 점을 증명했습니다.[1]

미토콘드리아 대사요법을 하는 동안 소화기 증상이 점점 악화하거나 변비가 생긴다면 섭취한 음식 목록을 주의 깊게 살펴보세요. 규칙적으로 기록하지 않았다면 며칠 동안 섭취하는 음식을 추적해 봅니다. 건강 코치나 상담사와 함께 기록을 살펴보고 무슨 일이 일어나고 있는지 분석해서 문제를 해결하세요.(8장을 참고합니다.)

만성 질환

수많은 만성 질환은 미토콘드리아 대사요법이 만들어 내는 변화로 인해 완화되거나 사라질 수 있습니다. 미토콘드리아 대사요법이 미토콘드리아 대사 과정을 개선하고 전신 염증 반응을 감소시키기 때문이죠. 더 자세한 정보는 부록 A에 실었습니다.

건강이 개선되면서 먹던 약을 줄이거나 끊어야 할 때는 반드시 의사에게 상담하세요. 그리고 무엇보다 음식이 곧 약이라는 사실을 꼭 기억하세요.

근육량

지방을 주 연료로 태우고 몸에 필수 영양소를 공급하면 몸무게는 줄어도 근육량은 유지됩니다. 줄어든 몸무게가 제지방 체중이 아니라 지방일 때가 이상적인 상황입니다. 하지만 규칙적인 운동으로 근육을 단련할 수 없다면, 혹은 주 영양소가 제대로 균형을 이루도록 음식을 섭취하는데도 근육이 손실되고 있다면, 근력 운동을 하는 동안 하루 단백질 섭취량을 25%, 혹은 그 이상으로 늘려야 한다는 신호일 수 있습니다.

객관적인 자료도 고려하자

다음의 측정치에 대해 객관적으로 평가하세요.

혈당 농도

시간이 지나면 여러분의 공복혈당은 낮아질 겁니다. 인슐린 민감도를 회복하고 전신 염증 반응이 감소하는 기회가 생기는 것이므로 기꺼운 신호입니다.

혈당이 낮아지지 않으면, 혹은 날이 갈수록 설명할 수 없는 상당한 모순이 생기고 있다면, 238쪽에 있는 원인과 치료 목록을 다시 확인합니다.

케톤

만성 질환이 없다면 케톤 농도는 프로그램을 시작한 처음 몇 주나 몇 달 동안만 관찰해도 충분합니다. 그 후에는 계획을 잘 실천하고 있는지 확인하는 용도로 가끔씩만 측정하면 됩니다. 이상적인 케톤 농도는 0.5~3.0 mmol/l입니다.

케톤 농도를 측정할 때는 가정용 케톤 측정기나 케토닉스 같은 호흡 측정기를 사용하면 좋습니다. 나는 매일 아침 케토닉스로 케톤 농도를 측정해서 순탄수화물 150g을 먹는 포식의 날 뒤에도 케톤증을 유지하는지 확인합니다. 우리 몸이 지방을 연료로 연소한다는 신호가 케톤증임을 기억하세요.

2장에서 설명했듯이 케톤 자체는 고지방 식단이 신진대사 건강에 미치는 주요 원인이 아닙니다. 여러 유익한 연쇄 반응을 촉진하는 것은 영양소와 영양소를 섭취하는 시간이 함께 어우러진 결과죠. 케톤은 그저 이 과정에서 나오는 부산물일 뿐입니다. 케톤을 성공의 주요 지표로 측정하는 것은 휴지통에서 찾아낸 다 쓴 펜과 연필을 바탕으로 학생의 성적을 매기는 일과 비슷합니다. 입력물과 몸 안에서 일어나는 모든 과정이 중요하지 결과물은 중요하지 않습니다.

케톤은 건강을 향상하는 변화의 주요 동인이 아닙니다. MCT 기름을 섭취하기만 하면 몸에서 케톤을 많이 만들 수 있지만, 식단을 바꾸지 않으면 고지방저탄수화물 식단이 주는 혜택의 아주 작은 조각만을 맛보게 될 겁니다.

몸무게를 줄이는 것이 목표라면

초기에 인슐린을 줄이고 글리코겐 저장량을 소모했을 때(그래서 글리코겐과 함께 저장된 물을 배출했을 때) 빠르게 나타나는 수분 손실로 몸무게 감량 후에도 몸무게가 줄어드는 현상을 볼 수 있습니다. 포도당을 연소할 때와 지방을 연소할 때의 열량은 다르기 때문이죠.

포도당을 주 연료로 연소할 때는 대개 지방의 저장 상태가 유지됩니다. 하지만 지방을 주 연료로 연소하면 몸은 저장된 지방을 케톤으로 바꾸고 사용하지 않은 케톤은 소변으로 배출합니다. 인슐린은 저장 호르몬인데 미토콘드리아 대사요법을 실천하면 지방 저장 기전이 자주 촉발되지 않아서 몸무게를 줄이고 유지하기가 훨씬 쉬워집니다.

덧붙여서 저장하는 지방보다 연소하는 지방이 더 많아지면 공복감이 진정되고 가공식품과 단 음식에 대한 갈망도 사라져서 지방을 줄이기가 더 쉽습니다. 이미 저체중이라면 지방에서 충분한 열량을 섭취해서 몸무게를 안정시키거나, 필요하다면 몸무게를 조금 늘려야 합니다.

시간이 지나면 몸무게는 며칠마다 한 번씩 일정한 시간에, 예를 들면 아침에 변을 보고 난 후나 아침 식사를 먹기 전에 측정하기를 권합니다. 체지방 비율도 계속 기록해서 비율이 낮아지는 현상을 확인하면 확실한 동기부여가 됩니다.

제지방 체중을 안정적으로 유지하거나 조금 늘리고 싶거나 그 어느 쪽이든 체중을 관리하는 데 도움이 됩니다. 근육을 만들기 위한 식이요법을 시작했다면 체중이 늘어나기를 기대할 테니 단백질 섭취량을 조금 늘려야겠죠. 잘 짜인 고지방 식단을 먹는데 시간이 지날수록 체중이 줄어든다면 케톤증에 대해 잘 아는 건강 코치에게 상담해서 식단을 조정하기를 권합니다. 단 체중 1kg당 단백질 섭취량 1g이라는 지침을 꼭 지키세요.(고지방, 저탄수화물, 적절한 단백질 식이요법에 능숙한 코치를 선택해야 합니다. 대부분의 피트니스 트레이너는 단백질을 과량 처방하니까요.)

크로노미터 기록

시간이 흐르면 매일 먹은 식단의 기록이 미토콘드리아 대사요법을 지키는 가장 강력한 도구가 됩니다. 생체 정보를 기록하는 일은 기록의 또 다른 필수요소입니다.

크로노미터를 활용해서 입에 들어가는 음식 무게를 낱낱이 기록하는 사람도 있지만, 대개는 이 일을 귀찮아합니다. 미토콘드리아 대사요법을 확실하게 지키려면 하루 식사를 최소 한 번은 기록하고 매주 운동하세요.

크로노미터를 사용하면 한 줌의 감자칩이나 생일 케이크 한 조각도 모두 기록해야 한다는 생각이 여러분이 음식을 먹는 데 영향을 미칠 수 있어서 식단을 지키는 데 도움이 됩니다. 동시에 어떤 음식이 여러분의 영양에 가장 큰 영향을 미치는지 배울 수 있기도 합니다. 크로노미터를 기본 도구로 사용하면 미토콘드리아 대사요법의 규칙에서 벗어나지 않도록 조심할 수 있습니다.

크로노미터는 여러분의 평소 영양소 섭취를 평가할 수 있어서 메워야 할 틈이 있는지, 혹은 보충해야 할 점이 있는지 쉽게 알 수 있습니다.

공복혈당을 낮추기 위해 비섬유성 탄수화물을 제한해야 한다는 사실을 알게 될 수도 있습니다. 또는 포식-기아 주기에 따라 지방을 연소하면서 비섬유성 탄수화물을 더 섭취해야 할 때도 있죠.

미량 원소 비율을 관리할 때도 크로노미터를 이용하면 편합니다. 특히 다음을 주의 깊게 관찰해야 합니다.

- **오메가-6 vs 오메가-3**

  이상적인 비율은 5:1에서 1:1 사이입니다만, 이 비율을 유지하기는 매우 어렵습니다. 5:1 비율을 최대치로 잡고, 더 나은 비율인 3:1이나 2:1 비율로 안정될 때까지 식단과 오메가-3 영양보충제를 바꿔 가면서 실험해 보세요. 비율을 조사할 때는 오메가-3 지수나 '퀘스트(Quest)', '랩코퍼레이션(Lab Corp)'에서 발표한 종합 지방산 프로파일과 비교하는 편이 좋습니다.

  레솔빈이라는 화학물질을 만드는 오메가-3 지방산은 염증 반응에 대응하는 가장 좋은 방편입니다. 레솔빈은 감염에 맞서 싸울 필요가 없을 때도 몸속에서 일어나는 염증 반응을 억누르는 놀라운 물질입니다.

마음에 새겨야 할 사실은 많은 사람이 생선 기름을 과량으로 섭취해서 오메가-3 지방산 중의 하나인 에이코사펜타엔산(EPA)의 농도가 높다는 사실입니다. 생선 기름에서 추출한 영양보충제를 통해 EPA를 과잉 섭취하면, EPA와 연관된 아라키돈산(AA) 농도가 낮아질 수 있습니다. 아라키돈산 농도가 낮아지면 세포막이 불안정해지고 출혈이 일어납니다. 세포 구조와 지지, 신호 전달에는 아라키돈산이 필요합니다. 따라서 해산물이나 크릴새우 기름 같은 유기농 해산물 영양보충제를 통해 도코사헥사엔산(DHA)을 섭취하는 편이 가장 좋으며, 생선 기름에서 추출한 영양보충제는 따로 고르지 말아야 합니다. 신선한 해산물은 크릴새우 기름보다 좋은 선택이지만, 신선한 해산물이 없다면 크릴새우 기름도 도움이 됩니다. 크릴새우 기름은 생선 기름과 달리 유화된 인지질 형태라 잘 흡수됩니다.

· **포타슘 vs 나트륨**

나트륨은 종종 고혈압과 심장 질환을 일으키는 악당처럼 취급되지만, 나트륨 자체는 나쁘지 않습니다. 나트륨과 균형을 이루는 포타슘에 비해 나트륨을 너무 많이 섭취하는 식습관이 문제죠.

포타슘은 나트륨의 고혈압 효과를 상쇄하고 pH 균형을 유지합니다. 1985년 《뉴잉글랜드의학저널》에 발표된 한 논문은 원시 시대의 음식 섭취량을 조사해서 이들이 하루에 포타슘 1만 1000mg과 나트륨 700mg을 섭취했다고 발표했습니다.[2] 포타슘양이 나트륨의 16배에 이릅니다. 오늘날 이 비율은 역전되었죠. 현대인의 하루 포타슘 섭취량은 평균 2,500mg인데 비해 나트륨은 3,400mg입니다.

포타슘 섭취량을 나트륨보다 더 늘리려면, 미토콘드리아 대사요법에 적절한 식품 중에서 포타슘 함량이 높은 식품을 먼저 섭취하는 것이 좋습니다. 여기에는 시금치, 브로콜리, 방울양배추, 아보카도, 아스파라거스, 견과류, 씨앗류가 포함됩니다.

포타슘과 나트륨의 이상적인 비율은 2:1 정도입니다. 대부분은 하루에 포타슘 5g을 섭취하면 됩니다. 건강을 위해 포타슘염이 아니라 채소를 통해 섭취해야 한다는 점을 명심하세요.

- **칼슘 vs 마그네슘**

  마그네슘은 우리 몸에서 네 번째로 많은 무기질입니다. 단백질에는 3,750개 이상의 마그네슘 결합 부위가 있고,[3] 단백질, DNA, RNA, 미토콘드리아 에너지 등을 생산하는 데 필요한 몸속 300여 종의 다양한 효소에 마그네슘이 필요합니다. 마그네슘은 미토콘드리아를 최적화하는 데 중요한 요소입니다.

  마그네슘은 칼슘과 균형을 이룹니다. 칼슘이 많고 마그네슘이 적으면 심장마비, 뇌졸중, 돌연 심장사로 이어질 수 있습니다. 마그네슘과 칼슘 비율은 1:1을 목표로 합니다.

  다행스럽게도 마그네슘은 포타슘을 함유하는 식품에 함께 들어 있습니다. 푸른잎채소, 견과류, 씨앗류, 브로콜리, 방울양배추, 카카오 파우더 등에 풍부하게 들어 있죠. 나이와 성별에 따라 달라지겠지만, 마그네슘 섭취량은 하루 310~420mg을 권장합니다.[4] 하지만 나를 비롯한 많은 과학자들은 최적의 건강을 위해서 하루 600~900mg 정도가 필요하다고 생각합니다.

- **식이섬유 vs 열량**

  5장에서 설명했듯이 식이섬유는 최소 35~50g을 섭취하는 것이 좋습니다. 지역에서 키운 신선한 유기농 채소, 견과류, 씨앗류가 이상적인 식품입니다. 추천하는 섭취량을 채우지 못한다면 유기농 차전자로 보충할 수 있습니다.

앞에서 소개한 영양소의 목표량을 채우지 못하고 있다면, 나중으로 미루지 말고 지금 문제를 해결해야 합니다. 객관적인 태도를 유지할 수 있는 사람, 예를 들어 여러분의 음식 섭취 기록과 혈액 검사 결과를 분석할 수 있는 건강 코치와 의논해서 어떤 부분을 개선할지 짚어 내야 합니다.

콜레스테롤 농도

고지방 식단에 적응한 사람 중 25~30%는 처음에는 트리글리세리드와

콜레스테롤 농도가 높아지는 경험을 할 겁니다. 나머지는 그대로 유지되거나 떨어집니다. 다음 몇 가지 요인을 읽어 보고 자신에게 해당하는지 생각해 보세요.

- 콜레스테롤과 심혈관계 질환의 연결고리는 주류 의학계가 주장하듯 견고하지는 않습니다. 1996년 발표된 한 논문은 심장마비 사망자의 50%와 관상동맥 질환 환자의 80%는 콜레스테롤 농도가 정상이었다고 보고했습니다.

- 혈중 LDL 농도를 측정하는 가장 보편적인 검사인 LDL-C는 실제로는 LDL 입자 수를 측정하며, 다른 검사처럼 오류를 일으킬 확률이 있습니다.

- 고지방 식단을 먹는 뇌전증 어린이들을 장기간 관찰한 결과, 대개 6~12개월 뒤에는 식이요법을 시행하기 전의 콜레스테롤 농도로 되돌아온다는 사실이 밝혀졌습니다. 성인도 원래 수준으로 되돌아오는 것으로 보입니다.

- LDL 콜레스테롤은 보통 '나쁘다'라고 인식됩니다. 1장에서 나는 콜레스테롤의 두 가지 유형을 설명했습니다. 하나는 작고 밀도가 높으며 죽상 동맥 경화증에 일조할 수도 있습니다. 다른 하나는 크고 밀도가 낮으며 동맥에 해로운 작용을 할 가능성이 적습니다. 따라서 LDL 농도가 높아져도 두 유형의 LDL 콜레스테롤 농도를 각각 측정해서 정교하게 지방 구성성분을 분석하는 검사법이 아닌 이상, 이 정보 자체는 별 의미가 없습니다.

- 심혈관계 질환의 실제적인 지표로는 트리글리세리드가 더 적합합니다. 사람들은 대부분 고지방 식단을 실천하면 트리글리세리드 농도가 급격하게 하락하는 현상을 경험합니다. 과량의 탄수화물이 높은 트리글리세리드 농도의 주요 원인이기 때문이죠. 트리글리세리드 농도가 높아지더라도 이는 여러분의 몸이 지방을 연소하는 방향으로 전이하는 단계에서 나타나는 일시적인 현상입니다. 탄수화물 섭취량을 줄이면 지방에 저장된 트리글리세리드 배출을 촉진해서 연료로 사용하려 들기 때문입니다. 검사하기 전에 단식해야 하는 이유가 여기 있습니다. 전날 배출된 트리글리세리드는 단식하는 동안 연료로 소모될 테니까요.

- 코소프와 존스홉킨스 병원의 케톤 식이요법 전문가들이 쓴 『케톤 식이요법과

변형한 앳킨스 다이어트(The Ketogenic and Modified Atkins Diets)』를 보면, 트리글리세리드 농도가 높아지는 현상은 대개 1~2년 안에 예전의 농도로 되돌아가는 것으로 나타났습니다.

- 8장에서 설명했듯이, 미토콘드리아 막을 통과해 장쇄지방산을 수송하는 키르니틴의 농도가 낮을 수 있습니다. 고지방 식단은 전통적인 식단보다 키르니틴을 더 많이 필요로 하므로 키르니틴 농도는 낮아질 수 있습니다. 혈액 검사로 유리 카르니틴 농도를 확인할 수 있습니다. 유리 카르니틴 농도가 낮고, 피로감을 느끼며, 케톤 농도가 낮은 증상을 겪고 있다면 키르니틴 보충제를 선택할 수 있습니다. 하지만 키르니틴 영양보충제를 과량으로 섭취하면 암 발생을 촉진할 수 있다는 증거가 혼재하고 있으니, 먼저 주치의나 건강 상담사에게 의논하세요.(키르니틴 보충제에 대해서는 11장에서 더 설명하겠습니다.)

- 특정 치료법은 혈중 지질 농도에 영향을 미칠 수 있으며, 고지방 식단이 제대로 효과를 나타내는지 결정할 때는 이 점을 고려해야 합니다. 수면 부족, 질병, 강한 스트레스도 여러분의 생체 정보에 영향을 미칠 수 있습니다.

- 진행성 암과 같은 진단을 받았다면 어느 쪽이 더 중요한지 결정해야 합니다. 여러분의 삶을 위협하는 질병을 굶길지, 아니면 '정상'이라고 판정되는 혈중 지질 농도를 계속 유지할지 말이죠. 비록 그 정상치가 '건강하지 않은 모집단 통계'에 근거한 숫자이더라도 말입니다.

혈중 지질 농도가 높아졌거나, 혈중 지질 농도가 변해서 혼란스럽거나 당황스럽다면, 포기하기 전에 고지방저탄수화물 식이요법 전문가인 건강 코치나 건강 상담사에게 자신의 상황에 대해 객관적으로 평가받으세요.

최적의 지방 연소 상태를 장기간 유지하는 기본 지침

이 지침은 출발점이며, 여러분의 현재 건강 상태, 목표, 생활환경에 따라 크게 달라질 수 있습니다. 자신에게 딱 맞는 기준은 스스로 찾아내야 합니다.

- 공복혈당: 80mg/dl 이하

- 케톤: 0.5mmol/l 이상, 소변 검사용지를 사용하는 경우 옅은 분홍색을 유지하는 수준입니다. 케토닉스 호흡 측정기로 측정할 때는 빨간불이 빛나면 케톤증입니다. 빨간불이 더 빨리 깜빡거릴수록 더 높다는 의미입니다.

- 필요한 단백질량을 결정하는 공식: 제지방 체중 1kg당 1g이 적절합니다. 임신을 했거나, 모유 수유 중이거나, 운동선수나, 노년층이라면 단백질 섭취량은 이보다 더 많아야 합니다.

- 한 끼 식사에 섭취하는 단백질 최대량: 여성은 대부분 12~15g(임신부나 수유부라면 더 먹어야 합니다.)이고, 남성은 대개 15~20g입니다.

- 미토콘드리아 대사요법의 주 영양소 비율(상황에 따라 다를 수 있습니다.): 지방은 50~85%, 탄수화물은 4~32%, 단백질은 8~12%입니다.

- 피크 단식 기간: 13~18시간

10장. 단식의 힘

나는 음식이 여러분의 미토콘드리아를 최적의 상태로 만들 수 있으며, 여러분을 놀라게 할 만큼 건강하게 할 수 있다고 계속 설명했습니다. 하지만 아무리 좋은 건강식품을 먹더라도 이는 전반적인 건강, 특히 미토콘드리아를 관리하는 공식의 절반에 해당할 뿐입니다.

어떤 음식을 먹을지에 너무 집중한 나머지 우리는 먹지 않는 행위가 있다는 사실을 잊어버립니다.

모든 것에는 양면성이 있습니다. 어둠과 빛, 활동과 휴식, 뜨거운 것과 차가운 것.『독소를 비우는 몸』과『비만코드』를 펴낸 제이슨 펑 박사의 말에 따르면, 단식은 먹는 행위의 이면으로서 우리 몸이 최고의 능력을 발휘하는 데 중요한 역할을 한다고 합니다.

왜 그럴까요?

우리 몸은 단순한 기계가 아니기 때문이죠.

정기적으로 음식을 먹지 않는 행위가 건강에 해롭다면 인류는 번성하기는커녕 생존할 수도 없었을 겁니다. 21세기를 사는 우리와 달리 선조들은 항상 음식을 구할 수는 없었으므로 사람은 오랜 시간을 음식 없이 견디면서 진화했습니다.

사회는 이 사실을 믿지 않습니다. 언론, 주류 의학계, 식품 산업계는 우리에게 온종일 먹어야 한다고 세뇌합니다. 너무 많이 반복되다 보니, 우리는 이 주장을 사실로 믿게 되었습니다. 아침 식사는 하루 중 가장 중요한 식사이고, 하루 세끼와 간식을 반드시 먹어야 신진대사가 원활하며, 잠들기 전에 간식을 먹으면 수면에 도움이 된다는 식입니다.

하지만 사람은 하루 24시간, 일주일 내내 음식을 먹고 살지는 않았습니다. 펑 박사는 『독소를 비우는 몸』에서 이렇게 설명했죠.

"단식은 세계에서 가장 오래된 식이요법입니다. 가장 최신의, 가장 훌륭한 식이요법이며, 동시에 가장 오랫동안 증명된 진실입니다."

물 혹은 지방 단식

현재 성인 세 명 중 두 명 이상이 과체중이거나 비만이며,[1] 이 숫자는 계속 늘고 있습니다. 이 비극은 어린이의 건강도 위협합니다. 과체중인 사람은 확장한 단식을 해 볼 만합니다. 단식 기간은 며칠에서 몇 주까지 다양합니다. 단식은 우리 몸이 빠르게 지방 연소 상태로 전이

할 수 있도록 돕고, 많은 건강 문제의 근본 원인인 신진대사 경로를 즉시 개선시킵니다. 공복감과 음식에 대한 갈망 때문에 2~3일은 힘들겠지만, 그 이후로는 음식에 대한 갈망이 급격하게 줄어듭니다.

지방을 연소하는 상태에 적응하면 실행력을 더욱 높일 수 있습니다. 시작할 때 이미 공복감이 여러분의 노력을 허물어트릴 수 있는 지점을 지났을 테니까요. 이 과정을 더욱 쉽게 해 줄 흥미로운 대안으로는 탄수화물과 단백질을 각각 하루 5g 이하로 제한하면서 건강한 지방을 섭취하는 겁니다. 탄수화물과 단백질은 mTOR, 인슐린, 렙틴, IGF-1 경로를 활성화하는 유일한 주 영양소이므로 두 영양소를 제거하면 보편적으로 나타나는 에너지 손실을 겪지 않고도 생수 단식의 혜택을 얻을 수 있습니다. 지방을 섭취하는 방법은 건강한 목초를 먹은 소에서 얻은 버터, 코코넛 기름, MCT 기름을 뜨거운 차나 커피에 타 마시는 겁니다. 자연공정을 거친 스테비아를 넣어 음료를 더 맛있게 만들 수도 있지만, 미토콘드리아 대사요법을 따르는 사람들은 대개 단맛에 대한 갈망을 더는 느끼지 않습니다. 생수 단식의 대안으로는 이쪽이 훨씬 쉽습니다.

생수든 지방이든 어떤 단식을 선택하든지, 일단 단식이 끝나면 순탄수화물이 적고, 단백질도 적고, 고품질 지방이 든 식단으로 바꿔야 합니다. 생수, 혹은 지방 단식을 통해 영양적 케톤증과 지방 연소 상태에 이른 사람이 보통 전이 단계에 이르기 더 쉽습니다.

이 방법을 이용하는 데 관심 있거나 더 알고 싶다면 『독소를 비우는 몸』을 읽어 보세요. 총괄적인 지침서로 단식에 관심 있는 사람이라면 누구에게나 유용한 책입니다.

단식은 거의 모든 종교의 제의적 의례입니다. 예수, 석가모니, 무함마드의 영적인 전이에 단식이 중요한 역할을 했다는 사실을 관찰할 수 있습니다. 의학의 아버지인 히포크라테스는 과체중인 사람에게 하루에 한 끼만 먹으라고 권했습니다. 벤저민 프랭클린은 '최고의 약은 휴식과 단식이다.'라고 기록했습니다. 단식 신봉자였던 마크 트웨인은 '약간의 허기는 아픈 사람에게 최고의 약과 최고의 의사보다 더 많은 것을 안겨 준다.'라고 썼습니다.

단식이 가진 치유의 힘을 잃기 시작한 것은 것은 비교적 최근의 일입니다. 가장 큰 원인은 사람들이 농경과 장거리 수송을 통해 식품 공급을 통제하기 시작하면서 음식이 24시간, 일주일, 일 년 내내 풍족해졌기 때문입니다. 물론 예외도 있지만, 이전의 인류는 대부분 정기적으로 굶주리거나 기근을 겪었습니다.

연구 결과를 보면, 대부분의 미국인이 일반적으로 하루에 무려 15.5번이나 음식을 먹는다고 합니다.[2] 하루 열량의 대부분을 저녁 늦게 섭취하는데, 이때는 몸이 음식에서 얻은 열량을 최소한으로 사용하는 시간입니다. 잠들기 최소 세 시간 전에는 음식을 먹지 말라고 권하는 이유이기도 하지요. 그리고 이는 어떤 식이요법을 따르든지 간에 모두 해당됩니다. 음식을 계속 먹으면 몸은 단식하는 동안 일어나는 복구와 원기 회복 과정을 진행할 수 없습니다.

단식의 놀라운 장점

단식은 운동처럼 대사 과정을 촉진해서 총체적인 건강을 향상하는 생물적인 스트레스 요인입니다. 음식을 먹지 않는 시간을 일과에 도입해서 음식을 간헐적으로 먹은 선조의 식습관을 따라 하면, 모든 생물적 장점이 발휘되는 더 자연스러운 상태로 몸을 회복할 수 있습니다.

단식의 장점은 다음과 같습니다.

· **혈당이 안정됩니다.**

혈당 농도가 정상 공복혈당 농도인 100 이하로 떨어집니다. 혈당은 이쯤에서 안정됩니다. 당뇨병이 없는 사람은 간에서 포도당 신생 과정을 통해 포도당을 만들기 때문이죠.

· **인슐린 농도가 낮아지면서 인슐린 저항성이 개선됩니다.**

혈당이 떨어지므로 포도당을 혈액에서 세포로 운반할 필요가 없습니다. 따라서 인슐린 농도도 낮아지며, 이에 따라 몸은 인슐린 저항성이 개선됩니다.

· **장과 면역계는 휴식을 취할 수 있습니다.**

소화관이 휴식을 취하면서 소장의 점막 내층을 재생할 수 있습니다. 또 면역계는 계속 흘러드는 음식 항원이 주는 지속적인 스트레스에서 벗어나 몸속 조직 재생에 참여할 수 있게 됩니다. 덧붙여서 짧은 단식은 줄기세포가 새로운 백혈구를 생성하도록 촉진해서 면역력을 높입니다.

· 케톤이 생성됩니다.

케톤은 대체 에너지원이므로 근육량도 보존합니다. 케톤은 뇌와 중추 신경계에서 포도당을 대체하기도 하지요.

· 대사율이 증가합니다.

에너지를 공급하기 위해 아드레날린 농도가 높아지며, 이는 전체 대사 율이 실제로 증가했다는 뜻입니다.(즉 단식이 신진대사를 억제하며 몸을 '기아 상 태'로 밀어 넣는다는 근거 없는 속설과는 반대입니다.)

· 손상된 세포가 제거됩니다.

단식은 자연스러운 정화 과정인 오토파지를 촉진해서 독소를 포함한 몸 속 세포 찌꺼기를 제거하고 손상된 세포 구성성분을 재활용합니다. 오 토파지는 2장에서 설명했듯이 '스스로 먹는다.'라고 번역할 수 있습니다. 오토파지는 줄기세포가 조직을 지탱하고 복구하는 능력을 유지하도록 돕고,[3] 염증 반응을 억제하고, 노화 과정을 늦추며, 암 성장을 억누르고, 생물 기능을 최적화하는 등 많은 기능에 공헌합니다.

· 공복감이 줄어듭니다.

일반적인 생각과 달리 일단 단식에 적응하면 주관적으로 느끼는 공복 감은 줄어듭니다. 왜냐고요? 대개 단식이 인슐린과 렙틴의 농도를 낮추 고 인슐린 수용기와 렙틴 수용기의 민감도를 높이기 때문입니다. 이 두 가지 신진대사가 개선되면 저장한 지방의 산화 작용이 늘어나고 비만과 만성 질환의 주요 원인인 호르몬의 흐름도 개선됩니다.

· **체지방이 줄어듭니다.**

임상 진료를 30년간 하면서 나는 간헐적 단식이 제지방 체중을 잃지 않으면서 과잉의 체지방을 없애는 가장 효과적이고 쉬운 방법이라는 점을 깨달았습니다. 먹지 않고 장기간 견디면 섭취하는 총열량이 줄어듭니다. 즉 몸의 구성이 자연스럽게 최적의 비율로 정리되는 것이죠. 단식을 끝내고 식사를 거하게 할 수도 있지만, 연구 결과에 따르면, 단식이 끝난 후 먹는 첫 번째 식사는 평균 식사보다 열량이 20% 정도 많을 뿐입니다. 여러분이 단식하는 동안 먹지 않았던 열량을 무효로 하기에는 충분하지 않죠.[4]

간헐적 단식의 체중 감소 효율을 평가한 소규모 예비연구도 있습니다. 이 연구에서 식이요법의 유일한 변화는 매일 음식 먹는 시간을 10~12시간으로 제한한 것뿐이었습니다. 넉 달이 지나자, 매일 단식한 집단은 몸무게가 평균 3kg 이상 줄었습니다. 특별히 열량을 제한하도록 지시하지 않았지만 참가자들의 하루 섭취 열량은 평균 20% 정도 줄었습니다.[5]

· **암을 촉진하는 호르몬 농도가 낮아집니다.**

규칙적으로 음식 섭취를 중단하면 인슐린과 렙틴 농도만 낮아지는 것이 아니라 인슐린 유사 성장인자-1(IGF-1)의 농도도 낮아집니다.

IGF-1은 뇌하수체에 작용해서 세포 성장과 복제를 포함한 강력한 신진대사와 내분비계 효과를 유도할 가능성이 큰 호르몬입니다. 고농도의 IGF-1은 유방암이나 전립선암과 같은 수많은 암과 연관됩니다. 암세포는 IGF-1 수용기를 정상 세포보다 더 많이 가지고 있으며, IGF-1의 농도가 감소하면 대개 암의 증식도 줄어듭니다. 단식은 암을 촉진하는 단백질인 사이토카인의 농도를 낮춥니다.

- 노화 속도를 늦춥니다.

    단식은 성장 호르몬의 농도를 높이며, 활성산소의 축적을 억제하고, 세포 속의 단백질, 지방, DNA의 산화 스트레스를 예방합니다. 세포 손상은 노화나 대부분의 만성 질환과 높은 연관성이 있습니다.

    단식은 mTOR 경로도 억제합니다. mTOR 경로는 오래된 세포 신호 전달 경로로 인슐린, 렙틴, IGF-1을 조절하며, 촉진되는지 억제되는지에 따라 성장과 복구를 책임집니다. 만일 여러분이 유지와 복구 과정을 상향 조절하고, 장수를 촉진하며, 암 위험도를 낮추고 싶다면 mTOR 경로 억제를 목표로 잡아야 합니다. 이편이 보디빌더나 운동선수를 제외한 거의 모든 사람에게 좋은 방향이죠.

- 지방 연소를 촉진합니다.

    온종일 음식을 먹으면 저장된 포도당인 글리코겐을 사용할 기회가 없습니다. 여러분이 지방을 주 연료로 연소하지 않는 상태라면 최소 18시간 동안, 여러분이 지방을 주 연료로 사용하는 상태라면 13시간 동안 단식을 하면 여러분의 간에 저장된 글리코겐이 즉시 소모되기 시작합니다. 이 시점에서 몸은 저장한 지방을 에너지로 전환하라는 압력을 받으며, 바로 여기서 여러분이 미토콘드리아 대사요법을 통해 유지하려는 지방 연소가 시작됩니다.

- 뇌 기능을 보호합니다.

    단식은 뇌 기능에도 긍정적인 영향을 미치며, 알츠하이머병이나 다른 만성 뇌 질환을 예방하는 열쇠를 쥐고 있습니다. 마크 맷슨 박사는 동물 실험을 통해 알츠하이머병을 일으키도록 유전자를 변형한 쥐가 이틀에 한 번 단식하면, 사람 나이로는 90세인 두 살이 될 때까지 알츠하이머

병이 발병하지 않는다는 점을 증명했습니다.[6]

단식을 하지 않으면, 쥐는 이 기간의 절반인 1년쯤 되면 치매를 일으킵니다. 쥐의 1년은 사람 나이로는 40~50세 정도에 해당합니다. 맷슨 박사가 이 쥐에게 정크푸드를 먹였더니 알츠하이머병이 아홉 달 만에 발병했습니다!

맷슨의 연구는 격일 단식이 뇌유래신경성장인자(BDNF) 생산을 뇌 영역에 따라 약 50~400%까지 촉진할 수 있다는 사실을 보여 줍니다. 뇌유래신경성장인자는 뇌 줄기세포를 활성화해서 새로운 신경세포로 바꿉니다. 또 신경을 건강하게 하는 화학물질을 분비하고, 뇌세포를 알츠하이머병이나 파킨슨병과 연관된 부정적인 변화에서 보호합니다.[7]

음식을 먹을 때와 단식할 때 몸의 변화

음식을 먹을 때 몸에 일어나는 변화	단식할 때 몸에 일어나는 변화
에너지(지방)가 저장된다.	에너지(지방)가 연소된다.
인슐린 농도가 높아진다.	인슐린 농도기 낮아진다.
성장 호르몬이 억제된다.	성장 호르몬이 분비된다.
활성산소 생성이 증가한다.	활성산소 생성이 감소한다.

장수에 유리하다고 연구 결과로 수없이 입증된 다른 전략으로는 장기간 열량을 제한하는 식이요법이 유일합니다. 이 방법은 오랫동안 음식 섭취량을 철저하게 제한해서 기아 직전의 상태로 사는 것입니다. 여러분도 알겠지만 열량 제한 식이요법을 지키기는 정말 힘듭니다. 하지만 단식의 방법은 여러 가지가 있어서 과도한 어려움이 없는 것도 있죠. 이런 선택사항에 대해서는 잠시 뒤에 설명하겠습니다.

중요한 점은 단식이 거의 동등한 혜택을 고통 없이, 그리고 열량 제한이라는 장애물 없이 제공할 수 있다는 사실입니다.

장기간 열량을 제한하는 식이요법처럼 섭취하는 음식의 양을 통제하는 대신 음식을 섭취하는 시간을 바꾸기만 하면 됩니다. 물론 섭취할 음식도 현명하게 선택해야겠죠. 그저 음식을 먹는 기간과 단식하는 기간을 하루, 한 주, 한 달 단위로 반복하기만 해도 장기간 열량을 제한하는 식이요법과 비슷한 혜택을 얻을 수 있습니다. 이런 식으로 음식을 먹는 시기와 단식할 시기를 선택하는 방식을 '간헐적 단식'이라고 부릅니다. 내 동료이자 단식 지지자인 댄 폼파 박사는 "늘 적게 먹지 말고, 가끔 적게 드세요."라고 말하죠.

다양한 간헐적 단식의 세계

간헐적 단식은 다이어트에 효과가 있다는 단순한 이유로 빠르게 인기를 얻었습니다. 과잉의 체지방을 줄이려는 시도든 최적의 건강을 위해 생체 지표를 향상하려는 목적이든 긍정적인 효과를 나타내죠. 보통 간헐적 단식은 한 달이나 한 주에 이틀, 혹은 격일로, 부분이나 전체적으로 열량을 제한합니다. 내가 선호하는 피크 단식의 경우에는 매일 열량을 제한합니다.

달마다 2~3일 동안 물 외에는 아무것도 먹지 않는 단식부터, 매일 정상적인 열량을 섭취하지만 제한된 시간에만 먹어서 24시간을 주기로 음식을 섭취하지 않는 시간을 길게 유지하는 방법까지 단식의 종류는 많습니다.

'올바른' 단식 방법은 실제로 지킬 수 있는 방법입니다. 아래에 다양한 단식법을 소개합니다.

2~3일 생수 단식

대부분 건강한 사람에게는 음식을 먹지 않은 채 18시간 이상 견디는 방법을 권하지 않습니다. 하지만 여러분이 과체중이거나 심각한 건강 문제를 안고 있다면 의학적으로 감독을 받고 진행하는 생수 단식이 적합할 수 있습니다.

생수 단식은 이름 그대로입니다. 제한된 시간 동안 물과 몇 종류의 무기질 외에는 아무것도 먹지 않는 방법이죠. 이 단식은 저장된 글리코겐을 빠르게 소모해서 몸이 지방을 에너지로 사용하도록 밀어붙이므로 지방 연소 상태로 가는 전이 단계를 짧게 줄여 줍니다. 만약 뇌암처럼 심각한 질병에 걸렸다면 이 단식법이 적절합니다. 하지만 다음 사항에 해당한다면, 단식을 시작하기 전에 건강 상담사와 반드시 의논하세요.

- 저체중
- 영양학적으로 위태로운 상태
- 이뇨제나 혈압약을 먹는 경우
- 저혈압
- 당뇨병, 갑상샘 질환, 만성적인 저나트륨 상태, 심혈관계 질환이 있는 경우

5일 단식

『간헐적 단식법』의 저자인 마이클 모슬리 박사가 제안한 방법입니다. 모슬리 박사는 달마다 5일 동안 단식하는 방법을 권장합니다. 5일 동안은 다음 칼로리를 제외하고는 어떤 음식도 먹을 수 없습니다. 단식 첫 번째 날에는 1,000~1,100kcal를 섭취하고, 남은 4일은 725kcal를 섭취하는 것이죠. 다른 단식처럼 순탄수화물과 단백질이 적고 건강한 지방이 많은 음식을 먹습니다.

2015년에 실시한 실험에서,[8] 한 달에 한 번, 5일 연속으로 하는 단식을 석 달 동안 실시한 사람들은 세포 재생력을 나타내는 생체 지표가 개선된 것으로 나타났습니다. 당뇨병, 암, 심혈관계 질환, 노화 위험인자도 감소했습니다.

아주 적은 음식으로 5일을 버티는 일이 상당히 힘들다는 점에 주의하세요. 특히 한 번도 단식을 해 본 적이 없다면 이 단식법은 나중에 천천히 해도 좋습니다.

1일 단식

이 단식법은 매주 하루는 음식을 먹지 않고 물만 마시는 겁니다. 단식이 끝나면 평균 식단을 먹되, 보통 먹는 식사보다 20% 이상 많은 양의 식사는 하지 않도록 조심하고, 평소 하던 운동은 특별한 권장 사항 없이 그대로 해도 됩니다.

24시간 동안 단식하는 일이 힘든 사람도 있겠지만, 고지방저탄수화물 식이요법을 하는 사람이라면 24시간 단식은 어렵지 않습니다. 고지방 식이요법이 공복 호르몬을 정상화하고 포만감을 더 오래 유지하도록 만들 테니까요. 저녁 식사 후 다음 날 저녁 식사까지 단식할 수도 있는데, 매일 음식은 먹으면서 24시간 동안 단식하는 좋은 방법이죠.

격일 단식

이름 그대로입니다. 하루는 먹고, 하루는 먹지 않습니다. 단식 날에는 500kcal의 식사를 한 끼만 먹습니다. 단식하지 않는 날에는 정상적으로 먹습니다.

잠자는 시간을 포함하면 단식은 길어야 32~36시간이면 끝납니다. 『격일 다이어트(The Every-Other-Day Diet)』의 저자 크리스타 바라디 박사의 말에 따르면, 격일 단식으로 매주 체지방 0.9kg을 감량할 수 있다고 합니다.

격일 단식의 또 다른 장점은 여러분의 몸이 규칙적인 단식에 쉽게 적응한다는 점입니다. 무작위적인 5:2 단식은 적응하기가 더 힘들 수 있습니다.[9] 임상시험에서는 참가자의 약 90%가 격일 단식에 적응한 반면, 나머지 10%는 두 주가 지나기 전에 단식을 포기했습니다.

나는 격일 단식과 같은 종류는 선호하지 않는다는 점을 말해 두겠습니다. 나는 훨씬 지키기 쉽고 나은 방법이 많다고 생각합니다. 쥐 실험 결과를 보면,[10] 격일 단식을 장기간 실시한 동물은 심장의 확장기 예비력이 떨어질 수 있는 것으로 나타났습니다.

5:2 단식

마이클 모즐리 박사가 『간헐적 단식법』에서 제안한 또 다른 단식법으로는 5:2 단식법이 있습니다. 일주일 중에서 이틀 동안 권장 열량의 1/4만 섭취하는 방법입니다. 이 경우 남성은 600kcal, 여성은 500kcal를 먹게 됩니다. 남은 5일은 정상적으로 식사합니다.

단, 5:2 단식의 불규칙성이 몸의 일주기 리듬을 붕괴시킬 수 있으니 주의해야 합니다. 일주기 리듬은 수면/각성 주기와 호르몬체계의 다양한 기능을 조절합니다.

피크 단식

대개 나는 피크 단식이라고 부르는 특정 형태의 간헐적 단식을 권장합니다. 모두에게 전하고 싶을 만큼 선호하는 단식으로, 나는 이 단식법을 애용합니다. 몸이 포도당 연소에서 지방 연소 상태로 넘어 왔다면 단식을 유지하기가 훨씬 쉽고, 몸의 일주기 리듬도 안정적으로 뒷받침합니다.

피크 단식은 며칠이나 몇 주, 몇 달 주기가 아니라 매일 하는 것입니다. 하지만 여러분의 일과나 사회 업무에 맞춰 휴일에도 할 수 있습니다. 이런 유연성이 피크 단식의 또 다른 장점입니다. 가능하다면 나는 피크 단식을 한 주에 5일 하도록 권합니다. 방법은 아주 간단합니다.

피크 단식에서 가장 중요한 부분은 매일 음식을 먹는 시간을 6~11시간으로 제한하는 겁니다. 그 결과 여러분은 매일 13~18시간 동안 음식을 먹지 않게 됩니다. 피크 단식을 하는 가장 간단한 방법은 잠들기 최소 세 시간 전에 음식을 먹는 행동을 멈추고, 다음 날 아침 식사를 최소 13시간을 채울 때까지 미루는 거죠. 피크 단식의 효과를 보여 주는 놀라운 실례는 저녁 식사 이후 13시간 이상 단식한 여성은 초기 유방암이 재발할 위험이 낮다는 것입니다.[11] 여러분의 몸이 지방을 주 연료로 연소하도록 훈련하면 단 13시간의 간헐적 단식을 통해 이런 혜택을 누릴 수 있습니다. 아직도 탄수화물을 주 연료로 사용한다면 같은 혜택을 얻기 위해서는 18시간 가까이 단식해야 합니다.

하루를 놓고 볼 때 단식하는 시간이 너무 길어 보일 수도 있지만, 일단 몸이 지방을 연소하는 상태에 적응하면 여러분은 공복감을 자주 느끼지 않게 됩니다. 피크 단식의 또 다른 장점으로는 지방이 연료를 계속 제공하므로 여러 시간 단식해도 에너지가 떨어지는 상황을 겪지 않는다는 점이죠. 포도당은 이와 반대로 고탄수화물 음식을 더 먹으라는 신호로 혈당/인슐린 농도가 급격히 치솟는 현상이 나타나며, 공복감이 자주 들고, 에너지 붕괴가 일어납니다.

전이 단계에 관한 조언

13시간 이상 단식하기 어렵다면 커피나 차에 코코넛 기름이나 MCT 기름을 1~2티스푼 넣어 마셔 보세요. 혈당이 치솟는 일 없이 공복감을 최소화하면서 단식할 수 있습니다.

잠들기 전에 음식 섭취를 금지하면 좋은 점

어떤 단식법을 선택해도, 혹은 어떤 단식도 하지 않기로 했더라도, 잠들기 최소 세 시간 전에는 음식 섭취를 멈춰야 합니다. 이 작은 변화가 미토콘드리아 기능을 최적화하고 세포 손상을 예방하는 데 얼마나 중요한지 나는 최근 더 깊이 깨달았습니다. 잠들기 최소 세 시간 전에는 음식을 먹지 않는 습관이 건강에 좋은 이유는 다음과 같습니다.

- 잠이 들면 에너지 요구량이 최소로 감소하므로 과잉의 연료를 공급하면 과량의 활성산소를 생성하는 결과로 이어집니다.
- 수면은 몸이 해독 작용을 하고 손상을 복구하는 시간인데, 잠자는 동안 식사를 소화하면 이 중요한 과정을 진행할 수 없습니다.
- 밤은 대개 케톤을 에너지로 사용하는 시간입니다. 글리코겐은 보통 18시간이면 모두 소모되기 때문입니다.(저탄수화물 식단을 지킨다면 13시간입니다.) 잠들기 전에 음식을 먹으면 글리코겐 저장량을 보충하게 되어 몸이 밤새 지방을 연소하지 못합니다.
- 잠들기 전, 최소 세 시간 동안 음식을 먹지 않으면 하루를 기본으로 할 때 단식 시간을 늘려서 피크 단식을 쉽게 할 수 있습니다.

2011년 발표된 리뷰 논문을 보면,[12] 잠들기 전에 음식을 먹지 말라는 조언을 뒷받침하는 실험 결과가 상당히 많습니다. 전달하려는 뜻은 명확합니다. 잠을 잘 때는 에너지를 최소한으로 사용하므로 이 시간에 여분의 연료를 공급하면 과량의 활성산소를 생성해서 조직을 손상하고, 노화를 가속하며, 만성 질환을 일으킨다는 것이죠.

그래서 미토콘드리아의 활성산소 생성을 억제하는 가장 좋은 전략은 최소한의 에너지가 필요할 때, 즉 잠잘 때는 연료 공급을 제한하는 방법이라고 생각합니다. 따라서 나는 잠들기 4~6시간 전에는 음식을 먹지 않습니다. 하지만 세 시간으로도 충분히 효과를 볼 수 있고, 지키기도 더 수월합니다.

단식할 때의 금기

나는 간헐적 단식, 특히 피크 단식이 생리 기능을 개선하는 강력한 수단이라는 점을 믿지만, 안타깝게도 모두에게 그렇지는 않습니다. 약을 먹는 사람, 특히 당뇨병 환자는 의사의 감독을 받아야 합니다. 아니면 저혈당증이 생길 수 있습니다.

만약 심각한 부신 장애나 만성 신장 질환을 앓고 있다면, 또 만성 스트레스인 부신 피로 증후군이 있다면, 혹은 코르티솔 조절 장애가 있다면 간헐적 단식을 하기 전에 이 문제를 먼저 해결해야 합니다. 또한 포르피린증이 있으면 단식하면 안 됩니다.

여러분의 목표가 근육을 단련하는 것이라거나, 단거리 운동을 전문적으로 하는 것이라면 단식이 근섬유에 경련을 일으키므로 간헐적 단식은 적합하지 않습니다.

임신부와 수유부도 간헐적 단식을 하면 안 됩니다. 아기는 엄마 배속에 있을 때나 출산 후에 다양한 영양소를 섭취해야 하고, 이 중요한 시기에는 단식이 아기의 건강을 지켜 줄 수 없기 때문이죠.

18세 이하 어린이도 장기간 단식을 하면 안 됩니다. 어떤 연령대의 누구든지 영양실조에 걸렸다면, 혹은 저체중(신체 질량 지수인 BMI 지수가 18.5 이하라면)이라면, 신경성 식욕 부진증 같은 섭식 장애가 있다면 단식은 금지사항입니다.

간헐적 단식을 할 때는 아래와 같은 저혈당증 신호가 나타나는지 잘 관찰해야 합니다.

- 가벼운 어지럼증
- 불안정한 기분
- 혼란스러운 기분
- 실신
- 과도한 발한
- 시야가 흐릿한 상태
- 불분명한 발음
- 심장이 비정상적으로 뛰는 느낌
- 손가락 끝을 바늘로 찌르는 듯한 감각

만약 혈당이 내려갔다고 의심되면 블랙커피나 홍차에 코코넛 기름을 넣어서 마시면 적당합니다.

역설적으로 피크 단식은 부신 기능을 정상화하는 해결책의 일부지만, 저혈당증 문제로 시달린다면 단식할 때 전문가의 조언이 필요할 수 있습니다.

정기적인 단식에 적응하는 요령

간헐적 단식을 할 때 가장 힘든 부분은 한 주에서 길게는 두 달까지 걸리는 초기 전이 단계입니다. 전이 단계가 더 길어지는 사람도 있는데, 인슐린 저항성과 몸무게, 혈압 등의 요인일 수도 있고, 단식요법을 얼마나 엄격하게 지키는지에 따라 달라지기도 합니다.

약 10% 정도는 처음 단식을 시작했을 때 부작용으로 두통이 생겼다고 보고하지만, 사실 가장 큰 적은 공복감입니다. 그래서 탈수가 되지 않도록 조심해야 하고, 물에 마그네슘을 첨가해서 마실 때는 특히 주의해야 합니다. 음식에 대한 갈망은 여러분의 몸이 포도당 연소에서 지방 연소로 바뀌는 스위치를 아직 만들지 못했기 때문이라는 사실을 알면 좀 도움이 되겠죠. 포도당에 의존할수록 공복감은 더 자주 찾아옵니다. 지방은 훨씬 천천히 연소하는 연료이므로 더 큰 포만감을 줍니다.

전이 단계를 통과하는 동안 실수할 수 있는 또 다른 요인은 순전히 심리적인 요소입니다. 저녁에 간식을 우물거리는 습관이 있었다면 이 버릇을 고치는 데 시간이 걸립니다. 음식을 먹지 않고 좀 더 쉽게, 더 오래 견디려면 물을 많이 마시는 것이 좋습니다. 사람들은 종종 갈증을 배고픔으로 착각하기도 하거든요.

대개 13시간을 견디기까지는 며칠이 걸리지만, 일단 지방 연소체계가 활성화되면 쉽게 이 시간을 버틸 수 있습니다. 가장 효과적인 방법은 순탄수화물 섭취량을 하루 40g 이하로 제한하고, 단백질도 제지방 체중 1kg당 1g만 섭취한다는 원칙을 지키는 겁니다.

일단 지방을 주 연료로 연소하는 능력이 생기면 이 식이요법에 다양성을 첨가하고 싶어질 수 있습니다. 이에 대해서는 다음의 포식-기아 주기에서 설명하도록 하죠.

포식-기아 주기를 이용한 지방 연소체계의 장점

지방을 주 연료로 연소하는 상태로 전환하는 일은 미토콘드리아 건강을 개선해서 총체적 건강을 향상할 수 있는 강력한 방법입니다. 하지만 '이 식이요법을 얼마나 오래 해야 하는 걸까?' 하는 의문이 생길 수 있습니다.

미토콘드리아 대사요법의 많은 측면은 평생 지켜야 할 중요한 부분입니다. 고품질 지방 식품을 선택하고, GMO 식품을 피하며, 가능한 한 지역에서 생산한 유기농 식품을 먹는 일은 평생 지속해야 합니다. 여러분은 이 식이요법을 평생 실천할 수 있습니다. 하지만 모든 사람에게는 해당하지 않을 겁니다.

미토콘드리아 대사요법을 6개월 이상 실천해 보니, 나는 미토콘드리아 대사요법이 일으킨 신진대사의 변화 중 몇 가지는 삶에 유익하지 않을 수도 있다는 점을 깨달았습니다. 대부분 인슐린 호르몬과 인슐린이 작용하는 방식에 관련된 문제였습니다.

건강 전문가는 대부분 인슐린이 포도당을 세포로 밀어 넣는다고 알고 있습니다. 하지만 인슐린의 주요 기전은 이와 다르다는 사실이 뒤늦게 밝혀졌죠. 사실 인슐린은 포도당을 세포 밖으로 끄집어냅니다.

그렇다면 어떻게 사람에게, 특히 이전에는 인슐린을 투여해 본 적이 없는 사람에게 인슐린을 주입하면 혈당이 떨어지는 걸까요?[13]

인슐린은 실제로는 간에서 포도당을 생성하는 과정인 포도당 신생 과정을 억제합니다. 이 사실이 널리 인정받지 못했던 이유는 간이 포도당을 생성하는 과정을 멈출 만큼 충분히 낮은 인슐린 농도를 유지하는 사람이 거의 없었기 때문이었죠. 오래 지속하는 단식이나 순 탄수화물을 적게 섭취해서 나타나는 영양적 케톤증만이 이런 현상이 나타나는 유일한 사례입니다.

인슐린 농도가 극히 낮아지면 간이 포도당을 합성해서 혈당이 높아지기 시작합니다. 정말 놀라운 점은 이런 상태에서 아주 소량의 탄수화물을 먹으면 혈당이 떨어진다는 사실이죠! 이 현상은 여러분이 섭취하는 양보다 간에서 만드는 포도당이 더 많기 때문이고, 여러분이 소량의 탄수화물을 섭취하면 인슐린 농도를 높이면서 포도당 신생 과정이 멈추는 겁니다.

이 부분을 쓸 때 나는 6개월 동안 지속해서 혈당 농도를 관찰하는 중이었습니다. 저순탄수화물 식사를 하는데 혈당이 아무 이유 없이 10~30mg/dl 정도 증가하기 시작했습니다. 이는 인슐린 농도가 낮기 때문이었으고, 이제 탄수화물을 더 섭취해야 할 때가 됐다는 신호였습니다. 탄수화물을 더 섭취하자 혈당은 급격하게 떨어졌죠.

이런 현상은 왜 일어날까요?

앞서 설명한 대로, 뇌는 주 연료로 케톤과 지방을 사용할 수 있지만, 적절한 기능을 발휘하려면 특정 분량의 포도당이 필요합니다. 포도당을 식사로 섭취하지 않으면 몸은 간에 신호를 보내서 포도당을 생성합니다.

또 몸이 생존하기 위해 지속적으로 적응하는 과정이라고도 할 수 있습니다. 긴 단식이나 오랜 케톤증 상태가 이어지면 몸은 연료인 지방을 보존할 방법을 찾습니다. 세포는 포도당이나 지방만 연료로 사용할 수 있다는 사실을 기억하세요. 케톤증 상태에 들어서면 주요 세포 에너지는 지방에서 나옵니다. 여러분의 몸이 음식이 모자란다고 인식하면 연료로 사용할 포도당을 충분히 확보하려 합니다.

그 결과 신진대사는 지방 연소 속도를 늦추고, 지방 대신 근육을 연소해서 포도당 신생 과정을 증가시킵니다. 몸은 미래에 사용할 수 있도록 귀중한 지방을 저장하려 합니다. 겨울이 얼마나 오래 계속될지, 추위가 얼마나 심할지 모르는 상태에서 가장 긴 장작을 보관하듯이 말이죠.

이 책을 집필하면서 인터뷰한 많은 임상의는 케톤증을 치료 전략으로 이용했을 때, 케톤증 상태가 오래 가면 많은 환자가 근육이 손실되고 지방을 저장하는 현상을 관찰했다고 말했습니다. 지속 기간은 사람마다 다르지만 유전자와 미토콘드리아의 차이가 주요 결정 요인일 것으로 생각됩니다. 갑상샘 기능 저하증 같은 호르몬 변화를 겪는 사람은 대개 이 자연스러운 현상에 더 빨리 맞닥뜨립니다. 에너지가 부족하다거나 다시 늘어난 몸무게가 빠지지 않는 등의 증상이 나타나는 것이죠.

다양성은 삶의 비결이다

나는 다양성이 생물의 중요한 원칙이라고 믿습니다. 아무리 좋은 운동이나 식이요법이라 하더라도 한 가지만 오래 하면 의도치 않은 부정적인 결과가 나타납니다. 따라서 지방을 주 연료로 연소하는 능력을 회복한 후에는 식이요법에 다양성을 부가하는 편이 현명합니다.

그렇다면 영양적 케톤증은 얼마나 오래 유지해야 할까요?

음식의 다양성과 최적 섭취량은 개개인에 따라 다르며, 지방 연소 능력을 회복하기 전에 여러분의 신진대사가 얼마나 심각하게 손상되었는지에 따라서도 달라집니다. 이 책에 설명한 지방 연소 프로그램은 여러분의 몸이 지방을 주 연료로 연소하는 상태에 적응할 때까지 계속하는 편이 좋다고 생각합니다. 몸이 적응한 후에는 다음 설명할 포식-기아 주기를 이용해서 지방 연소 프로그램의 혜택을 누릴 수 있습니다.

암에 걸렸다면 식단을 바꾸기 전에 주치의와 상의하세요. 하지만 질병이 나을 때까지 지방 연소 상태를 유지하는 것도 어느 정도 타당성이 있습니다.

포식-기아 주기를 설명하기 전에, 이 이론을 뒷받침하는 몇 가지 기본 전제를 알아야 합니다.

- 생식(生殖)은 여러분에게 내재한 지성에서 첫째가는 우선권을 가지고 있습니다. 이 본능은 여러분을 도울 수도, 방해할 수도 있습니다.

- 주기적인 식단의 변화는 다양한 기전의 원동력이 되어 생존 확률을 높입니다.[14]

- 고대 문명은 식품 공급에 영향을 미치는 환경요인에 따라 식단에 변화를 주면서 자연스럽게 생존 기전을 강화했습니다.[15]

- 신진대사가 새로운 식습관에 계속 적응하도록 길들여지면, 호르몬 감수성을 높이고, 성장 호르몬과 다른 주요 호르몬 농도를 최적의 조건으로 조절하며, 뇌 기능을 보조하고,[16] 장내 미생물군을 강화할 수 있습니다.

포식-기아 주기를 이용하는 방법

일단 지방을 주 연료로 연소하는 능력을 회복했다면 이제는 몸의 소리에 귀 기울이고 식단의 유연성을 높일 차례입니다. 신중하게 진행하면 여러분이 회복한 지방 연소 능력을 손상시키지 않습니다.

내가 권하는 방법은 포식-기아 주기를 이용하는 것인데, 이것은 고대 선조들의 식습관과 비슷합니다.

내가 아는 한, 이 전략의 상세 사항을 점검한 대조군 연구는 없습니다. 물론 보디빌더 선수들은 이 전략을 변형해서 최적의 몸 상태를 만들기도 합니다.

담당 환자에게 영양적 케톤증을 치료법으로 시행하는 의사들과, 댄 폼파 박사가 사용하는 방법은 흥미롭고 조직적입니다. 환자들은 일주일에 4~5일은 피크 단식을, 1~2일은 생수 단식을 하고, 또 1~2일은 포식합니다. 이렇게 하려면 몸의 변화를 자세히 관찰하고, 체지방 비율, 몸무게, 케톤과 혈당 농도 등 생체 지표를 완벽하게 추적해서 여러분에게 적합한 최선의 전략을 세워야 합니다.

전체론적인 관점에서 접근하면 식단에 계절 변화를 반영하는 방법이 있습니다. 선조들이 환경 스트레스, 음식 부족, 계절적인 패턴을 강제적으로 식단에 반영해야만 했던 것처럼 말이죠.

여러분 역시 겨울에는 미토콘드리아 대사요법을 따르면서 지방 연소 상태를 유지하고, 봄에는 4~7일 동안 물과 뼈를 곤 육수만 먹으면서 단식하고, 여름에는 채소, 딸기류, 육류와 생선을 즐기면서 식단에 계절의 변화를 반영할 수 있습니다.

엄격한 미토콘드리아 대사요법과 유기농 식품을 바탕으로 한 느슨한 식단 사이를 3~4개월마다 자유롭게 오가는 사람도 있습니다. 식단의 변화가 크고, 몸무게 감량을 재촉진하며, 식단을 바꿀 때마다 새롭게 동기를 부여받기 때문이죠!

어떤 전략을 선택하든지 식단을 규칙적으로 변화시키면 건강한 생활습관을 장기간 지켜 나가기가 수월합니다. 그러한 변화가 좌절감, 박탈감이나 똑같은 음식을 계속 먹어야 하는 지루함에서 벗어날 수 있도록 도와주니까요.

식단에 다양성을 도입해야 하는 상황

- 지방에 적응이 안 되었을 때(즉 케톤증을 유지하지 못할 때)

- 몸무게가 줄어들지 않을 때

- 몸무게가 줄지만 지방이 아닌 제지방 조직(몸무게에서 지방을 제외한 조직—역주)이 줄어들어 '마른 비만'이 될 때. 즉 수치상으로는 비만이 아니지만 근육량이 적고, 복부 주위에 지방이 집중되며, 혈당이 높거나 트리글리세리드 농도가 높고, 혈압이 높은 식으로 건강 표지자의 수치가 나빠졌을 때

- 지방을 연소하지만 에너지 수준이 계속 낮을 때

- 호르몬 상태, 특히 갑상샘 호르몬 농도가 낮을 때

시행 시기를 정하는 일반 원칙

매주 금요일에는 단식하겠다는 식의 융통성 없는 계획에 자신을 밀어 넣지 마세요. 다양성은 중요한 비결입니다. 폼파 박사가 권장한 대로 5-1-1(피크 단식을 5일, 생수 단식을 하루, 포식하는 날을 하루) 계획이나 4-2-1 계획을 일주일 동안 비율을 맞춰 실천할 수도 있지만, 이 비율을 섞어서 한 달로 만들 수도 있습니다. 포식의 날을 지내는 목적은 기아 상태에 빠진 것이 아니니 근육을 분해하는 작용을 멈추고 지방 연소를 다시 시작하라는 신호를 몸에 보내는 겁니다. 단식하는 날은 지방 연소 효율을 높여 줍니다.

포식의 날에는 지방 섭취량을 줄이고 건강한 탄수화물과 단백질 섭취량을 늘립니다. 포식의 날이라고 정크푸드를 먹으면 안 됩니다! (물론 소량을 먹는다고 해서 심각한 신진대사 변화가 일어나지는 않겠지만, 그렇다고 건강에 도움이 되지도 않습니다.) 순탄수화물 섭취량을 100~150g으로 늘리되, 고구마, 참마, 딸기류, 근대, 그 외 뿌리채소 같은 건강한 탄수화물을 고릅니다. 현미나 퀴노아 같은 건강한 곡물이라면 소량 먹을 수도 있습니다.

단백질 섭취량도 늘립니다. 다만 근력 운동을 하는 날에 맞춰 섭취하는 것이 좋습니다. 추가된 단백질이 mTOR 신호 전달 경로를 활성화해서 동화 작용에 도움이 되도록 해야 현명한 선택이죠. 평소에 먹던 단백질 섭취량의 두 배를 넘지 않는 편이 좋지만, 최대 세 배까지는 허용할 수도 있습니다.

그럼에도 한 끼에 단백질을 25g 이상 섭취하는 일은 절대 없어야 합니다. 몸은 그렇게 많은 아미노산을 효율적으로 이용할 능력이 없으며, 이는 신장에 부담을 줄 뿐입니다. 따라서 하루 동안 적당한 간격을 두고 단백질을 섭취하도록 주의하세요.

포식의 날에도 잠들기 최소 몇 시간 전에는 음식을 먹지 않는다는 원칙을 지키는 편이 좋고, 혹시 음식을 먹게 되거든 소량만 먹어서 미토콘드리아 기능을 최적화하도록 합니다.

포식-기아 주기를 이용해서
수면 문제, 편두통, 만성 피로를 다루는 법

지나는 48세로 가사도우미이자 정원관리사입니다. 지나는 항상 건강한 생활습관을 유지하고 활력이 넘치지만 건강에 문제가 있었습니다. 30대 중반이 되었을 때, 지나를 평생 괴롭혔던 수면 장애인 심각한 이갈이와 야경증이 건강을 해치기 시작했던 것이죠.

지나는 수면장애센터를 찾아가서 의사에게 클로노핀이라고도 부르는 클로나제팜을 처방받았습니다. 약을 먹어도 증상이 낫치 않자 의사는 복용량을 늘렸고, 곧 나아질 거라고 지나를 안심시켰습니다. 지나의 증상은 완화되었지만 안타깝게도 독성 반응을 일으켰습니다.

증상은 무자비하게 몸 전체로 퍼져 나갔고, 수년 동안 의사는 섬유 근육통, 불안감, 우울증, 중증 조증, 외상후 스트레스 장애, 해리성 스트레스 장애, 부신 기능 부전증, 아드레날린 과다 분비, 기생충 감염, 혈액 감염, 만성 피로 증후군, 루푸스, 류머티즘 관절염, 라임병 등 수없이 진단을 번복했습니다.

수년 동안 종창, 만성 두드러기, 편두통, 과체중, 머리가 멍해지는 증상, 불면증, 혈액의 점도가 높아지는 증상, 극심한 불안 증상, 미각과 후각 상실, 극단적인 탈력감 등과 싸우면서 지나는 좌절하고, 과체중이 되었으며, 지쳤습니다.

그때쯤 지나와 내가 만났습니다.

나는 지나의 식단을 일주일 동안 관찰했습니다. 그 시점에서 우리는 고지방저탄수화물 식이요법을 시행하기로 했죠. 처음 두 주는 힘들었지만 이후로는 프로그램을 지키기가 아주 쉬웠습니다. "지방 연소 상태를 유지하자 머리가 명료해지고 활력이 넘치는 놀라운 일이 벌어졌습니다."라고 지나는 회상합니다. 더불어 몸무게가 줄었고 몇 가지 증상은 완화되었습니다.

1년 정도 식이요법을 진행하자, 지나는 정체기에 이르렀습니다. 처음보다는 많이 나아졌지만 여전히 여러 증상으로 고통스러웠고 몸무게도 아직은 과체중이었습니다. 특히 지나가 활동적인 생활습관을 가졌다는 점을 생각하면 더욱 만족스럽지 않았죠. 우리는 식단을 다시 검토했습니다. 나는 지나가 크로노미터에 기록한 음식 기록을 모두 살펴본 뒤 지나가 먹는 음식의 종류와 양을 검토했습니다. 우리는 지나의 몸을 재설정하기 위해 강도 높은 핵심 전략을 시행하기로 했습니다.

지나는 나흘 동안 생수 단식을 하고 그 후 극단적인 저탄수화물, 저단백질 식이요법을 시행했습니다. 단식 후 23일 이상을 탄수화물 5g, 단백질 5g으로 제한하는 대신 고품질 지방은 제한하지 않고 먹었습니다. 지나는 식이요법을 지키기가 정말 힘들었다고 고백했지만, 그래도 잘 지켜 주었습니다.

그다음은 탄수화물 20g, 단백질 20g으로 늘리고 지방은 제한 없이 먹으면서 21일을 더 보냈습니다. 당연히 지나는 이 시기를 더 수월하게 견뎠고, 몸무게가 많이 줄어들면서 서서히, 하지만 지속해서 증상이 완화되었습니다. 그러자 지나는 또 다른 정체기에 들어섰습니다. 여기서 우리는 포식-기아 주기를 이용해서 일주일에 4일은 고지방(제한 없이), 적절한 단백질(20g), 저탄수화물(20g) 식단을 섭취하고, 하루는 생수 단식을 하고, 나머지 이틀은 탄수화물이 더 많고(100~150g), 단백질은 조금 많으며(50g), 지방은 그다지 많지 않은 식단을 먹었습니다. 나는 지나에게 포식과 단식 날의 수와 빈도, 순서를 조정해서 신체 건강과 정신 건강 모두를 만족시키는 지점을 찾도록 했습니다.

마지막 석 달 동안 지나의 몸무게는 9kg이나 줄었습니다. 지나는 예전보다 컨디션이 더 나아졌다고 말했습니다. 수면 장애도 훨씬 나아졌고, 에너지 수준이 높아졌으며, 손에 생겼던 심한 종창은 사라졌습니다. 편두통도 90% 정도 사라졌고, 지속적인 근육 통증 역시 없어졌습니다. 이갈이 증상도 나아졌고, 야경증은 강도와 발작 횟수가 놀라울 정도로 줄었으며, 머리가 멍한 상태도 좋아지고 있습니다.

지나의 치료는 여전히 진행 중이지만, 스스로를 통제할 수 있고, 건강, 에너지, 사고 능력, 건강한 몸무게를 다시 회복할 수 있으리라는 점에서 매우 낙관적입니다.

11장. 건강을 향상하는
또 다른 방법

    식이요법을 바꾸는 일은 미토콘드리아 건강을 개선하기 위해 할 수 있는 가장 강력한 수단입니다. 단식은 식이요법 다음으로 강력한 방식이므로 10장을 자세히 읽고 여러분의 삶에 적합한 단식법을 집어넣을 방법을 궁리해 보세요.

    그 외에도 미토콘드리아 건강을 위해 사용할 수 있는 보완 전략은 여러 가지가 있습니다. 이 장에서는 미토콘드리아 건강을 향상시키는 또 다른 방법에 관해 설명하겠습니다.

    ※노화에 관한 단상: 새로운 미토콘드리아를 만드는 과정은 보통 나이가 들면 줄어들어서 미토콘드리아 수가 적어집니다. 따라서 나이가 들수록 이런 부가적인 전략에서 이득을 취해야 합니다.

땅에 접촉하기

이 책을 통해 나는 지방 대신 포도당을 주 연료로 연소해서 생기는 과잉의 활성산소와 2차 활성산소가 미토콘드리아 기능을 손상하는 과정을 설명했습니다.

지금까지는 건강한 지방을 주 연료로 선택해서 활성산소의 위협을 줄이는 데 집중했습니다. 지방은 청정 연료이며 연소 과정에서 활성산소를 더 적게 생성하기 때문입니다.

하지만 이외에도 또 다른 방법이 있는데, 우리 몸에 과량의 전자를 제공해서 과잉의 활성산소를 중화하는 방법입니다. 땅에 접촉하는 것은 이를 위한 좋은 방법입니다. 맨발로, 혹은 전기가 통하는 가죽신을 신고 땅에 직접 닿는 단순한 행동입니다.

지구 표면은 전도성 물질로 덮여 있으며, 다양한 원인으로 음 전위를 띠고 있습니다.

- **자기권에 진입하는 태양풍, 이온층 바람**
- **천둥 번개를 동반한 폭풍우(뇌우)**
- **지구 핵에서 순환하는 녹은 자철석은 지구 표면으로 탈출하는 자유 전자의 주요 공급원**

지구 표면은 자유 전자의 거대한 저장소입니다. 따라서 땅에 직접 닿으면 유익한 전자를 몸속으로 운반하는 데 도움이 됩니다. 불행하

게도 선진국 사람들은 대부분 전자가 풍부한 땅을 맨발로 디딜 순간
이 거의 없습니다. 땅 위를 절연되는 합성고무로 만든 신을 신고 걸
으니까요. 해독 효과 이외에도 땅에 접촉하는 일은 장점이 정말 많습
니다.[1,2]

- 휴대전화, 컴퓨터, 전자기기 등 전자 장치에서 나오는 인공적인 전자기
  장 효과를 약화하는 데 도움이 됩니다.
- 상처의 치유 속도가 빨라집니다.
- 고통을 덜어 줍니다.
- 수면의 질을 높여 줍니다.
- 염증 반응을 줄입니다.
- 행복한 느낌을 줍니다.
- 심박 변이도를 개선합니다.

의료용 적외선 영상 검사 결과를 보면 땅을 밟은 뒤 30분 안에 염증
반응이 진정되는 현상을 확인할 수 있습니다. 40분 안에 에너지 생성
이 증가하고, 산소 소비량, 맥박수, 호흡수도 증가합니다.

게다가 땅을 밟으면 교감 신경계가 진정되고, 심박 변이도를 안정
시키며, 자율 신경계의 항상성, 혹은 균형을 잡아 줍니다. 심박 변이
도를 개선하면 몸 전체와 모든 신체 기능을 개선할 수 있으므로 이는
매우 중요합니다. 심박 변이도는 거론되는 일이 거의 없지만, 총체적
으로 몸이 건강하다는 강력한 표지입니다.

땅을 밟는 간단한 방법

많은 미국인이 깨어 있는 시간 동안 고무나 플라스틱 밑창을 댄 신을 신고 있습니다. 고무나 플라스틱은 아주 효과적인 절연체라서 보통 전기 전선을 감싸는 데 사용됩니다. 하지만 동시에 여러분을 지구의 자연스러운 전자 흐름에서 떼어 놓기도 합니다. 가죽으로 밑창을 댄 신을 신으면 맨발로 걸을 때처럼 지구와 접촉할 수는 있습니다. 하지만 땅과 접촉하려면 적절한 표면을 걸어야 합니다.

걷기에 좋은 지구 표면은 다음과 같습니다.

- 모래(해변)
- 잔디(될 수 있으면 촉촉한 잔디밭이 좋습니다.)
- 나지(거름을 주지 않은 땅)
- 콘크리트와 벽돌 길(페인트칠을 하지 않았거나 포장되지 않은 길)
- 도자기 타일

아래의 표면은 효과가 없습니다.

- 아스팔트
- 나무
- 고무와 플라스틱
- 비닐
- 타르나 사막

맨발로 걷기에 이상적인 곳은 물이 가까이 닿거나 물에 잠긴 해변입니다. 바닷물은 훌륭한 전도체이기 때문이죠. 해변 다음으로는 잔디밭이 좋은데, 특히 이슬로 뒤덮여 있다면 최상입니다. 보통 이른 아침에 산책하면 발견할 수 있습니다.

해변이나 이슬 맺힌 잔디를 걷지 못하더라도, 가능할 때는 언제든 직접 태양 빛을 받으며 걸으세요. 태양과 지구, 여러분 사이에 생물 회로가 만들어지면서 여러분의 세포 에너지 생성이 촉진됩니다. 이에 대한 설명은 곧 다시 하겠습니다.

내가 매일 맨발로 1~3시간 동안 해변을 산책하는 이유가 여기에 있습니다. 몸을 움직이고 싶은 욕구를 충족시키는 동시에 지구와 접촉할 수 있고, 온종일 집안에서 지내면 얻을 수 없는 유익한 파장도 받을 수 있습니다.

움직이는 일은 좋지만 땅을 밟기 위해 꼭 움직여야 할 필요는 없습니다. 예를 들어 집 밖에 의자를 내놓고 맨발을 땅에 디딘 채 조간신문을 읽으면서 쉴 수도 있으니까요.

도심 지역에 살아서 땅을 밟을 기회가 없다면, 혹은 어떤 이유에서든 규칙적으로 밖에 나갈 수 없다면, 접지 패드와 접지 시트를 사서 접지 막대에 연결해 사용합니다. 철물점에서 1만원 정도에 살 수 있습니다. 창문이나 벽에 구멍을 뚫어 전선을 빼내고 틈새는 실리콘으로 막습니다. 집안에서 접지하기 좋은 방법이죠. 그렇게 접지 전기 회로에 연결하면 끝입니다. 물론 많은 사람이 지저분한 전력에서 나오는 인공적인 전자기장 주파수가 몸에 전달되는 점을 우려하기도 합니다. 집안에서 접지하는 일은 집 밖에서 태양 빛을 피부로 직접 받으면서 땅에 접촉하는 일보다 나을 수는 없겠죠. 어디까지나 차선의 선택입니다.

적절한 태양 노출

여러분이 실천할 수 있는 가장 중요한 전략은 날씨가 좋은 날을 골라 집 밖에서 태양 빛을 직접 쬐는 일입니다. 지금까지 주의 깊게 읽었다면 내가 비타민 D 농도를 높여 주는 태양 노출의 열렬한 지지자라는 점을 눈치 챘을 겁니다. 지금은 비타민 D 생성을 넘어서는 태양 빛의 치유력에 관심을 두고 있습니다.

사람은 태양 빛의 모든 파장을 흡수해서 몇 가지 중요한 생리 과정을 조절하고 자극하도록 만들어졌다는 점에서 식물과 비슷합니다. 우리는 태양 빛이 사람에게 미치는 영향을 이제 막 깨달았을 뿐입니다. 이 분야는 광생물학(생물이 광을 흡수해서 나타내는 현상을 연구하는 생물학의 한 분야―역주)이라고 부르는데, 너무나 매혹적인 분야라 다음에는 여기에 관한 책을 쓸까 생각 중입니다.

태양 빛은 모든 파장의 집합체로 이상적인 비율로 균형을 이루고 있습니다. 우리 선조는 태양에 규칙적으로 노출되었으며, 그 결과 우리의 몸은 태양 빛에서 영양을 공급받는 데 최적화되었죠.

집안에서만 생활하면 집안의 인공적인 조명에는 들어 있지 않은 자외선이나 적외선 같은 필수적인 파장이 결핍됩니다. 낮에도 창문은 많은 유익한 파장을 걸러 냅니다.

역사적으로 우리 선조는 대부분 밖에서 돌아다니며 지구와 접촉했습니다. 태양 빛에 치유력이 있는 이유는 빛을 포함한 전자기 복사의 소립자인 광자가 강력한 에너지 공급원이기 때문입니다. 아인슈타인이 추론했듯이 광자는 입자인 동시에 파동이며 에너지를 갖고 있습니다. 태양 빛이 태양전지판에서 전력을 만들어 내는 현상도, 광자가 태양전지판의 원자와 상호작용을 해서 원자에서 전자를 튕겨 내며 전력을 발생시키기 때문이죠.

여러 면에서 여러분은 태양전지판과 비슷합니다. 여러분이 밖에 있을 때(땅과 직접 접촉하고 있으면 더 좋습니다.) 태양 빛이 피부에 와 닿으면, 강력한 연쇄 반응이 일어나면서 미토콘드리아 기능을 개선하는 에너지를 만듭니다. 이 연쇄 반응은 특히 여러분이 땅에 닿아 있을 때 강해지며, 여러분의 몸을 통과하는 에너지 흐름을 개선하는 회로를 만듭니다.

세포와 미토콘드리아 막에 오메가-3 지방산인 DHA가 충분히 섞여 있다면 특히나 효과가 좋습니다. DHA는 태양 광자를 받아서 직류 전류를 발생힐 수 있는 유일한 지방입니다. 이를 광전효과라고 부르며, 아인슈타인은 광전효과를 발견한 공로로 1921년 노벨상을 받았습니다.

전류는 세포 속의 물을 육각수로 구조화해서 물 분자가 세포를 잘 투과할 수 있도록 합니다. 그러면 수분 공급이 더 원활해지고, 미토콘드리아에 연료로 제공할 전하를 저장하는 데 도움이 됩니다.

자외선의 또 다른 기능으로 피부에서 산화질소 생성을 촉진하는 역할이 있습니다. 산화질소는 혈관을 확장해서 혈류를 60%까지 피부 표면으로 흘려보냅니다. 즉 태양 빛을 더 쉽게 혈액에 전달되게 하죠.

비타민 D 생성에 영향을 미치는 파장은 자외선 B지만 다른 파장도 중요한 역할을 합니다. 붉은색 파장과 적외선의 기능에 대해서는 곧 설명하겠습니다.

적외선 사우나

생물 회로의 성능을 최대한 끌어올리려면, 하루에 몇 시간은 땅을 밟으면서 태양에 피부를 노출하는 것이 가장 좋습니다. 도시인들에게 대부분 비현실적인 계획이란 점은 명백하지만, 건강이 나빠져서 심각하게 몸이 쇠약해졌다면 이 방법을 실천하기 위해 노력해야 합니다.

열대나 아열대 기후대로 이사할 수도 있습니다. 미토콘드리아 대사요법을 함께 하면 강력한 시너지 효과를 내면서 사투를 벌이는 건강 문제가 그 무엇이든지 간에 회복되는 데 도움이 될 것입니다.

심각한 건강 문제는 없지만 매일 밖에서 충분한 시간을 보낼 수 없는 사람은 저주파수 전자기장 적외선 사우나를 한다면 좋겠습니다.

붉은 파장과 적외선은 우리 몸속 깊숙이 침투해서 미토콘드리아에 에너지를 전달하며, 미토콘드리아는 이 에너지를 사용해서 ATP 생성률을 높입니다. 미토콘드리아 기능을 개선하는 중요한 역할 외에도, 적외선 사우나는 몸속에 쌓여 있는 독소를 제거하는 데 도움이 됩니다.

적외선 사우나를 일주일에 두세 번씩 정기적으로 하면 몸에 쌓인 독소를 상당량 제거할 수 있습니다. 나는 집에 있을 때면 거의 매일 적외선 사우나를 합니다.

정기적으로 적외선 사우나를 할 때는 낮은 주파수의 전자기장인지 꼭 확인하세요. 대부분은 인공 전자기장을 높은 강도로 발산합니다. 전자기장 강도는 사우나 안에서 트리필드 EMF 측정기 같은 저렴한 전자파 측정기를 이용해서 쉽게 측정할 수 있습니다. 전자파 수준은 1mG 이하여야 하고, 0.3mG 이하면 가장 좋습니다.

많은 회사에서 자기들이 만든 적외선 사우나가 모든 파장을 발산한다고 광고하지만, 사실은 그렇지 않습니다. 대부분의 제품은 원적외선을 발산하며, 해독 작용은 원적외선도 유용하지만 이것만으로는 충분하지 않죠. 근적외선 중에서도 특히 800~850nm 파장은 미토콘드리아 속 전자 전달계의 네 번째 단백질인 사이토크롬 C 산화효소가 공진하는 파장입니다. ATP와 세포 에너지 생산을 최대로 끌어올리려면 아주 중요하죠.

사우나 기계를 사려고 한다면 해당 제품이 원적외선뿐만 아니라 근적외선도 같은 강도로 발산한다는 검증단체의 분석 결과가 있는지 확인하세요. 대부분 사우나 기계는 원적외선 강도가 근적외선보다 20배나 높습니다. 그러니 중요한 건강 제품에 투자할 때는 되도록 많이 조사하고 주의를 기울여야 합니다.

사우나에서 나오는 열은 세포 속의 열충격단백질을 최적화하는 데 필요한 유전자를 활성화합니다. 신진대사에 부가적인 혜택을 주죠. 열충격단백질은 시간이 지나면 손상되어 재생해야 하기 때문에 이점은 아주 중요합니다. 손상된 열충격단백질이 축적되면 뇌나 혈관

에 반(斑)이 형성되는데, 열 스트레스는 이런 부정적인 과정을 예방합
니다.

열충격단백질은 장수와도 관련이 많으수록 좋습니다. 또 단백질이
분해되는 현상을 억제하므로 골격근이 위축되는 현상을 예방하는 데
도 중요합니다.

열은 미토콘드리아 생성도 촉진합니다. 열 스트레스는 활성산소
배출을 촉발하는데, 이때의 활성산소는 더 많은 미토콘드리아를 만
들도록 자극합니다. 주의할 점은 건강이 많이 좋지 않다면 사우나를
하기 전에 주치의와 반드시 상의해야 한다는 점입니다.

인공조명

전기 기술자들은 LED라는 놀라운 에너지 절전형 조명을 만들었습
니다. 이 조명은 태양 빛을 복제한 듯한 밝은 청색광을 냅니다. 하지
만 2010년쯤, 나는 LED 조명으로 바꾸고 난 뒤에야 이 조명이 겉보기
와는 다르다는 점을 깨달았습니다.

나는 LED 조명이 내는 빛은 청색광이 강하고 적색광은 약하다는
점을 몰랐습니다. 청색광은 위험하지 않지만, 생물적 맥락에서 벗어
났을 때는 이야기가 달라집니다. 사람은 이른 아침에는 청색광에 노
출되도록 만들어졌지만, 저녁과 밤에는 아닙니다. 그리고 태양에서
오는 청색광이 좋다는 뜻이지 LED 전구에서 나오는 빛은 해당 사항

이 없습니다.

태양 빛은 완벽한 균형을 이룹니다. 같은 양의 적색광과 청색광을 포함하며, 적외선, 근적외선, 자외선도 각각 균형이 잡혀 있어서 건강에 좋습니다. 하지만 LED 빛에 노출되면 청색광의 강도가 너무 커서 심각한 문제를 일으킬 수 있습니다.

해가 진 후 청색광에 노출되면 일주기 리듬이 붕괴할 수 있고 자연스러운 멜라토닌 생성이 줄어들어 암 위험도를 높인다는 점은 이미 잘 알려진 사실입니다.[3] 따라서 해가 진 뒤에는 청색광을 막는 안경을 써서 청색광 노출을 제한해야 합니다.

하지만 낮에도 인공적인 청색광에 노출되는 것이 문제라는 사실을 아는 사람은 많지 않습니다. LED나 형광등의 청색광에 노출되면 망막에서 활성산소 농도가 증가하지만, 오직 인공적인 청색광에 노출될 때만 손상을 일으켰다는 사실을 연구 결과는 명확하게 보여 줍니다. 특히나 여러분이 집 안에만 머물면서 자연광을 받지 못한다면 더욱 중요한 사실입니다. 태양에서 오는 청색광은 같이 들어 있는 적색광과 적외선이 균형을 이루어서 망막과 몸이 청색광에서 받은 손상을 복구하고 회복하는 경로를 자극합니다.

많은 연구 결과가 LED 빛에서 나오는 청색광에 노출되면 황반변성이 일어난다는 점을 보여 줍니다. 청색광은 자외선보다 눈 깊숙이 침투해서 타원형 모양의 황반이 있는 망막에 도달할 수 있습니다. 황반변성으로 일어나는 시력 상실은 보통 회복할 수 없는 경우가 많습니다. 검사하지 않고 내버려 두면 심각한 상황에 부닥칠 수 있습니다.

황반변성은 시력을 상실하는 가장 보편적인 원인입니다. 내 생각으로는 LED와 형광 전구에서 나오는 인공적인 청색광이 위험하다는 사실을 대중에게 알리지 않으면, 다음 10년에서 20년 사이에는 아마 황반변성이 대유행하지 않을까 싶습니다. 2020년까지 우리가 받는 인공 빛의 90%가 LED에서 나오리라는 평가도 있습니다.[4] 디지털 광학 기술로 얻은 에너지 절약에 관해 이의를 제기할 사람은 아무도 없지만, 사실상 이 변화에 대응하는 생물 반응을 탐색하는 사람은 아무도 없습니다. 다시 한 번, 우리는 의도치 않은 결과를 부르고 있을지도 모릅니다. 에너지를 절약하는 대가로 시력을 상실하는 결과를요.

청색광이 사람의 눈에 미치는 위험을 더 정확하게 이해하려면 연색 평가 지수(CRI)를 살펴봐야 합니다. 연색 평가 지수는 광원이 사람의 눈에 비치는 물체의 색과 색채의 미묘한 변화에 미치는 영향을 수치화한 것입니다. '기준' 광원과 비교할 때 '특정' 광원이 얼마나 정확하게 색을 나타내는지를 0에서 100까지 숫자로 나타냅니다.

연색 평가 지수가 높을수록 색채 유사성이 높습니다. 연색 평가 지수가 85~90인 광원은 색채를 실제와 비슷하게 보여 줍니다. 지수가 90을 넘으면 아주 뛰어난 광원이지요. 태양 빛의 연색 평가 지수는 100입니다.

백열전구는 대부분 연색 평가 지수가 99지만, LED 전구는 대부분 70 이하입니다. 백열전구는 에너지의 5% 이하만이 가시광선을 생성하는 데 사용되어 '비효율적'이지만, 남은 에너지는 열로 전환됩니다 이것이 적외선입니다.

백열전구에서 나오는 '낭비되는' 에너지는 물체를 보는 데는 이용할 수 없지만, 빛의 열원이 되어 태양 빛과 유사한 파장 배열을 생성합니다. '낭비된' 비가시광선 파장은 생물적 가치가 높으리라고 생각됩니다.

LED 빛이 유도하는 생물 효과에 관해서는 사람을 대상으로 깊이 연구해야 하지만, 균형을 이룬 광원의 필요성에 모두가 동의할 때까지 수십 년씩 기다리면서 LED 빛에 노출되는 고통을 겪을 필요는 없습니다.

덧붙여서 LED 전구는 디지털 방식으로 아주 높은 주파수에서 빠르게 깜빡거리는데, 이는 생물에 부정적 영향을 미칠 수 있습니다. 반대로 백열전구는 아날로그 방식의 발열 광원으로 우리 선조들이 수천 년 동안 사용했던 빛과 같습니다. 그래서 우리 몸은 여기에 적응되어 있죠.

LED에서 나오는 청색광 노출에 대응해 사용할 수 있는 간단한 전략이 있습니다.

밤에는 조명을 되도록 켜지 않는 편이 좋습니다. 사용하더라도 겉면을 하얗게 칠한 전구가 아닌, 투명한 백열전구를 사용하세요. 백열전구를 쓰더라도 청색광 파장을 막는 안경을 쓰는 것이 좋습니다. 해가 지면 LED 전구를 켜지 않는 편이 현명한 행동입니다. 백열전구 중에서 할로겐 전구는 사용할 만합니다.

낮에 LED 전구를 켜면 청색광이 멜라토닌 생성과 일주기 리듬의 붕괴에 미치는 영향이 적어지므로 괜찮을 수도 있습니다. 하지만

LED 조명에서 나오는 과잉의 청색광을 상쇄할 외부의 빛이 없다면 낮에도 청색광을 막는 안경을 쓰는 편이 좋습니다.

LED에 노출되는 주요 원인은 조명이지만, TV, 컴퓨터 모니터, 노트북, 태블릿, 휴대전화의 위험성을 인지하지 못하는 경우가 많습니다. 이 물건들에도 똑같은 주의사항이 붙습니다. 낮에는 별문제가 되지 않지만, 밤에는 청색광을 막아 주는 안경 없이 봐서는 안 됩니다.

다행스럽게도 밤에 노출되는 청색광의 위험성이 마침내 인정받기 시작했고, 전자 산업계에서도 여러 가지 해결책을 내놓고 있습니다. 애플사는 iOS 9에 야간모드를 탑재했고, 안드로이드 6은 청색광 필터를 탑재했습니다. 컴퓨터 모니터는 에프럭스(f.lux)라는 프로그램을 이용하면 청색광 상당량을 차단할 수 있습니다. 하지만 에프럭스보다는 이리스(Iris)가 사용하기도 훨씬 쉽고 청색광을 더 잘 차단합니다. 이리스 프로그램은 'http://iristech.co/iris-mini'에 가면 다운받을 수 있습니다. 나는 이 프로그램을 모든 컴퓨터에 받아 놓고 에프럭스가 차단할 수 없는 모든 청색광을 차단합니다.

화면을 볼 수 있는 한도 내에서 청색광을 최대한 막아야 합니다. 청색광을 막아 놓으면 밝은 태양 빛 아래에서는 화면을 볼 수가 없을 겁니다. 하지만 태양 아래서는 이 정도 노출은 괜찮습니다. 태양에서 오는 적색광과 다른 파장이 청색광의 위협을 막아 줄 테니까요.

해가 뜨기 전에 일어난다면 청색광을 막는 안경을 쓰는 편이 현명합니다. 해가 뜰 때까지 안경을 쓰고 있어야 하죠. 그러면 여러분의 중요한 일주기 리듬이 평정을 유지할 겁니다. 햇빛이 적은 겨울에는 특히 중요합니다.

운동

운동은 현존하는 미토콘드리아 기능을 개선하고, 새로운 미토콘드리아를 만들도록 자극해서 ATP를 더 많이 만든다고 입증된 방법입니다. 운동은 퍼옥시좀 증식인자 활성화 수용기의 γ 공활성화인자(PGC-1α)를 촉진해서 미토콘드리아 생성을 증가시킵니다. 이 엄청나게 긴 이름을 가진 물질은 미토콘드리아를 생성하는 가장 중요한 촉진제입니다.

운동은 강력한 신호 기전인 아데노신인산 활성화 단백질인산화효소(AMPK)를 활성화합니다. 이 효소는 PGC-1α를 상향 조절해서 새로운 미토콘드리아 생성을 촉진하는 동시에 손상된 미토콘드리아를 미토파지를 통해 제거합니다.

운동하면 세포의 높아진 에너지 요구량을 따라잡기 위해 몸은 미토콘드리아를 더 생성합니다. 최적의 생물 기능과 건강을 유지한다는 측면에서 보면, 더 건강한 미토콘드리아를 가질수록 더 건강해집니다. 운동은 몸속 중심부의 온도를 높이므로 유익한 열 스트레스이기도 합니다.

나는 열성적인 운동 추종자라서 하고 싶은 말이 무척 많습니다. 일상에서 더 많이 운동하고 움직이는 방법을 찾고 싶다면 'fitness.

mercola.com'을 방문하거나, 『머콜라 박사의 최적의 운동법(Dr. Mercola's Guide to Optimal Fitness)』을 참고하세요.

저온 열 생성

저온 스트레스는 우리 몸이 지방을 주 연료로 연소하도록 돕습니다. 규칙적으로 추위에 노출되면 우리 몸은 갈색 지방을 더 많이 저장하기 때문입니다. 갈색 지방은 지방의 한 종류로, 보통 흔한 하얀 지방보다 더 효율적인 연료입니다. 추위에 노출되면 뇌는 집중력과 주의력에 관여하는 노르에피네프린과 도파민 생성을 늘립니다. 이 두 신경전달물질은 부분적으로 염증 반응을 낮추므로 기분을 나아지게 하고 고통을 완화합니다. 그저 4℃의 물에 20초만 몸을 담그거나 14℃의 물에 몇 분간 몸을 담그면 노르에피네프린을 두 배로 증가시킬 수 있습니다.

신경전달물질로 잘 알려졌지만 노르에피네프린은 호르몬이기도 합니다. 노르에피네프린의 기능 중 하나는 혈관 수축으로, 몸에서 열이 달아나지 않게 해 줍니다. 노르에피네프린은 주요 에너지 저장소인 지방 조직에 더 많은 미토콘드리아를 생성하게 유도하는 신호전달물질이기도 합니다. 에너지 생성 반응의 부산물은 열인데, 다음번 추위에 노출될 때를 대비하도록 도와주기도 합니다. 추위에 더 많이 노출될수록 지방세포에 더 많은 미토콘드리아가 생성되어 추위를 더 잘 견딜 수 있게 됩니다.

네, 맞습니다. 시간이 지날수록 우리는 더 낮은 온도에 적응할 수 있습니다. 추위에 노출했던 경험이 지방에 신호를 보내서 미토콘드리아를 더 많이 만들기 때문입니다. 이는 여러분이 더 많은 지방을 연료로 연소할 수 있다는 뜻이고, 그 결과로 열이 발생하며, 열은 여러분이 더 추운 상황을 더 오래 견딜 수 있게 해 줍니다.

열에 노출되면 열충격단백질을 만들듯이, 추위에 노출되면 RNA 결합 모티브 3, 즉 RBM3이라는 저온충격단백질을 뇌에서 만듭니다. 동물연구 결과를 보면, RBM3은 알츠하이머병을 예방하는 데 도움이 된다고 합니다. 한랭요법은 미토콘드리아를 활성화하고, 지방 소모를 도우며, 렙틴 저항성을 해결하면서, 신경 보호 효과를 일으킵니다.

여기에는 중요한 경고가 붙습니다. 근력 강화 운동을 하면 근육량을 늘리는 데 도움이 되는 활성산소를 만듭니다. 근력 강화 운동을 한 후 한 시간 안에 추위에 노출되면 유익한 과정을 억제하게 되므로, 근력 강화 운동을 한 직후 찬물로 샤워하거나 냉탕에 들어가지는 마세요.

사우나에 들어가거나 냉탕에 들어가는 일은 안전하지만, 열이나 추위 모두 심장과 심혈관계에 스트레스를 주므로 건강에 문제가 있다면 먼저 주치의와 상담하세요. 동시에 몸이 전하는 신호에 주의를 기울이세요. 열과 추위에 대한 내성은 개인마다 편차가 매우 크고, 또 너무 무리하면 오히려 건강을 해칠 수 있습니다.

작은 대야에 10~13℃가 되도록 얼음물을 채워서 저온 열 생성법을 시작할 수 있습니다. 시작하기 전에 화장을 모두 지우고 고지방 식사를 하세요. 준비되면 얼굴을 물에 담그고 버틸 수 있는 한 오래 견딥니다. 숨을 참을 수 있을 때까지 참으면서 점차 시간을 늘립니다.

이렇게 시작해서 차가운 물로 샤워하기까지 성공하면, 얼음주머니를 여러 개 띄워 놓은 냉탕에 몸을 담글 수 있습니다. 어지럼증이 생기거나 피부가 창백해지면 중단하고, 더 짧은 시간으로 다시 도전해 보세요.

영양보충제

미토콘드리아가 적절하게 기능을 발휘하려면 많은 요소가 필요합니다. 대부분 미토콘드리아 대사요법 식단에서 얻을 수 있지만, 적절한 양 이상을 섭취하고 싶다면 영양보충제를 이용해야 하는 것이 몇 개 있습니다. 그 목록은 다음과 같습니다.

베르베린

베르베린은 노란색 알칼로이드 화합물로, 유럽 매자나무, 골든실, 황련, 구골나무, 황백나무, 강황나무 등 몇 종류의 식물에서 얻을 수 있습니다. 항균성, 항염증성, 면역 증진 특성을 보이며, 다양한 세균, 원생동물, 균류에 효과적입니다. 원칙적으로 상처에도 이용하지만, 보통 설사나 식중독 같은 소화계 문제를 해결하는 데 사용합니다.

베르베린이 효능 있는 영양보충제인 이유를 이해하려면, 아데노신인산 활성화 단백질인산화효소(AMPK)를 이해해야 합니다. 베르베린의 활성 성분은 주로 AMPK를 활성화해서 열심히 운동하는 것과 비슷한 효과를 나타내는데, AMPK는 약품이 아닌 화합물로서 이런 효과를 끌어내는 몇 안 되는 물질 중의 하나입니다.

AMPK는 중요한 영양소 감지 경로로 mTOR과 반비례적 연관성이 있습니다. 인슐린, 렙틴, IGF-1 농도가 높으면 mTOR이 증가하고 이에 대응해서 AMPK는 억제됩니다. 이 현상이 만성으로 유지되면 건강에 해롭습니다. 반대로 인슐린, IGF-1, 렙틴 농도가 낮으면 mTOR이 억제되고 AMPK는 활성화되어 몸 기능이 건강한 방향으로 움직입니다.

AMPK는 지방, 포도당, 에너지 불균형을 정상화하고 세포 복구와 유지에 적극적으로 개입하면서 신진대사를 조절하는 중요한 역할을 합니다. AMPK가 활성화하면 지방을 더 효율적으로 연소할 수 있습니다.

베르베린은 갈색 지방의 활성도 촉진합니다. 갈색 지방은 에너지를 저장하는 대신 연소합니다.

베르베린은 이외에도 아래와 같은 역할을 합니다.

- 강력한 항산화제로 활성산소를 제거합니다.
- 혈류에서 포도당을 제거하는 작용을 촉진합니다.
- 간에서 포도당 생성을 억제합니다.
- 인슐린 민감도를 높입니다.
- 수많은 신호 전달 경로를 통해 다양한 암세포에 강한 항암 활성을 보입니다.

베르베린은 반감기가 짧으므로 영양보충제를 먹는다면 혈액 속 농도를 일정하게 유지하기 위해 하루 세 번 섭취해야 합니다. 많은 논문에서 하루 900~1500mg을 적정량으로 봅니다. 한 번에 300~500mg을 식사 전에 하루 세 번 나눠서 먹으면 됩니다.

유비퀴놀

유비퀴놀은 코엔자임 Q10(CoQ10)의 환원물질입니다. 미토콘드리아 안의 전자 전달계에 있는 사이토크롬 단백질 다섯 종에서 일어나는 반응 중의 하나입니다. 유비퀴놀은 에너지 기질과 산소를 에너지로 전환하는 과정을 촉진합니다.

유비퀴놀은 몇 안 되는 지방 용해성 항산화 물질 중의 하나로, 대사 과정에서 나오는 부산물입니다. 유비퀴놀은 활성산소를 우리 몸속의 지방 부분, 즉 세포막 같은 곳에서 제거할 수 있습니다. 영양보충제로 섭취하면 미토콘드리아 막을 산화 스트레스에서 보호할 수 있습니다.

복용량은 각 개인의 상황과 필요성에 따라 달라지지만, 아픈 사람일수록 더 많이 섭취해야 합니다. 심각한 질병이 있다면 하루 600mg 정도가 적당합니다. 하지만 유비퀴놀을 처음 먹기 시작했다면 하루 200~300mg으로 시작하세요. 3주 안에 혈장 수준이 최적의 상태로 안정될 겁니다. 그 후에는 복용량을 하루 100mg으로 줄이세요. 건강한 사람이라면 보통 이 정도가 충분합니다. 활동적인 생활습관을 가졌거나, 운동을 많이 하거나, 일이나 생활에서 스트레스를 많이 받는다면, 하루 200~300mg으로 복용량을 늘릴 수도 있습니다.

40세 이상인 미국 성인 네 명 중 한 명 이상이 복용하는 스타틴을 먹고 있다면, 하루 최소 100~200mg의 유비퀴놀을 섭취하세요. 스타틴은 몸속 콜레스테롤 생성을 촉진하고 유비퀴놀의 전구체인 CoQ10 생성을 손상시키는 HMG-CoA 환원효소를 억제합니다. 그 결과로 나타나는 결핍 상태는 심각한 결과로 이어질 수 있습니다.

복용량에 관해서는 주치의와 상의하는 편이 가장 좋습니다. 주치의는 혈액 검사를 통해 CoQ10 농도를 측정하거나 유기산 검사를 해서 여러분에게 적절한 섭취량을 알려 줄 수 있습니다.

스타틴과 미토콘드리아 대사요법에 관해 한 가지 주의사항이 있습니다. 만약 스타틴을 복용하면서 미토콘드리아 대사요법을 하고 있다면, 스타틴이 억제하는 HMG-CoA 환원효소가 케톤 생성에도 관여한다는 사실을 알아야 합니다. 따라서 여러분이 스타틴을 복용하고 있다면 간에서 케톤을 생성하는 능력 역시 심각하고 근본적으로 억제됩니다. 유비퀴놀을 먹기 시작하더라도 여전히 지방을 케톤으로 전환하는 능력이 심각하게 손상되었다는 사실을 알아야 합니다. 미토콘드리아 대사요법을 실천하는 데 전념하고 싶다면 주치의와 상의해서 스타틴 복용을 멈춰야 할 수도 있습니다.

또 다른 중요한 점이 있습니다. 유비퀴놀과 CoQ10은 모두 미토콘드리아 항산화제이므로 항암 화학치료용 약과 충돌할 수 있으니 영양적 케톤증으로 암을 치료하려 한다면 이 점을 유의해야 합니다. 전자 전달계 속의 CoQ10 활성이 증가하면 암세포의 미토콘드리아 에너지 생성도 증가할 수 있어서 암세포의 세포 자살을 유도할 가능성도 커집니다. 항암 치료법은 경구용 항산화제인 비타민 C와 비타민 E, 셀레늄을 섭취하지 않는 것이고, 여기에는 N-아세틸시스테인도 해당합니다. N-아세틸시스테인은 암세포의 미토콘드리아를 강화하고 암세포 미토콘드리아의 생존을 유리하게 만들어 줍니다. 하지만 많은 통합 암 전문의는 암세포를 죽이는 데 고농도의 비타민 C 수액이나 경구용 리포조말 C를 사용합니다. 그러니 주치의와 상의해서 이 권고안을 여러분 각자의 상황에 맞게 맞추기 바랍니다.

암 환자의 미토콘드리아 관리 전략은 다른 만성 질환 환자의 미토콘드리아 관리 전략과 근본적으로 다릅니다. 암이 아닌 질병을 앓는 세포의 미토콘드리아에는 좋은 치료법이 암 환자에게는 특정 항암 치료법에 대한 암세포의 저항력을 높여 더 위험할 수도 있습니다.

이는 자연의학 전문의 사이에서는 심각한 문제입니다. 일반 세포의 미토콘드리아와 암세포의 미토콘드리아에 관해 잘 모르는 채로 암 환자에게 항산화제를 처방하는 사례도 있습니다.

마그네슘

마그네슘은 우리 몸속 모든 기관에서 필요한 무기질로 특히 심장, 근육, 신장에서 많이 소모하지만, 대부분은 이 영양소가 결핍된 상태인지도 모르는 경우가 태반입니다. 조사 결과에 따르면, 미국인의 80%가 충분한 양의 마그네슘을 섭취하지 못하고 있으며 결핍 상태일 가능성도 크다고 합니다. 마그네슘 결핍이 '보이지 않는 결핍'이라고 불리는 이유입니다.

100년 전 사람들은 영양이 풍부한 땅에서 자라는 곡물을 통해 하루 약 500mg의 마그네슘을 섭취했습니다. 하지만 지금은 음식에서 150~300mg만을 섭취할 수 있습니다. 권장 섭취량은 성별과 나이에 따라 대략 310~420mg입니다. 물론 최적의 건강을 위해서는 하루 600~900mg을 먹어야 한다고 믿는 과학자도 있습니다.

마그네슘은 ATP를 활성화하는 방법으로 에너지 생성 과정에 참여하기 때문에 미토콘드리아 대사요법을 성공시키는 데 중요한 성분입니다. 즉 마그네슘은 미토콘드리아를 최적화하는 필수요소입니다.

만약 근육경련, 두통, 식욕감퇴, 구토와 메스꺼움, 피로감, 쇠약감 등 마그네슘 결핍의 초기 징후를 감지하면 영양보충제로 마그네슘을 보충해야 합니다. 나는 개인적으로 미토콘드리아 세포막을 뚫고 들어가는 데 가장 효율적인 마그네슘인 트레오네이트를 선호합니다. 혈액-뇌장벽도 통과하므로 혈액순환과 기억력을 향상할 수 있습니다.

키르니틴

L-키르니틴은 아미노산에서 나오는 물질로 붉은 고기, 달걀, 그 외 미토콘드리아 대사요법에 적합한 식품에서 발견됩니다. 키르니틴은 미토콘드리아 막을 통과해서 장쇄지방을 실어 날라 에너지로 산화할 수 있게 합니다. 미토콘드리아 대사요법을 실천해서 지방을 연료로 연소하면, 여러분은 포도당을 연료로 연소하던 때보다 더 많은 키르니틴을 사용하게 되어 일시적으로 키르니틴 결핍에 빠질 수 있습니다. 키르니틴 농도가 적절한 수준으로 안정될 때까지는 시간이 걸릴 수 있는데, 이는 미토콘드리아 대사요법에서는 흔하게 겪는 일입니다. 분명히 말하자면, 여러분의 미토콘드리아는 여전히 케톤과 중쇄지방을 사용할 수 있지만, 키르니틴 농도가 낮으면 장쇄지방을 산화하는 데 어려움을 겪을 겁니다.

8장에서 키르니틴에 대해 설명한 대로, 키르니틴 농도를 측정하는 가장 좋은 방법은 혈액 검사입니다. 실제로 키르니틴 농도가 낮고, 에너지가 떨어지거나 피로감을 느끼는 증상을 겪고 있다면, 혹은 지방 연소 상태에 완전히 적응할 만큼 케톤을 충분히 생성하지 못한다면, 키르니틴을 영양보충제로 섭취해야 합니다. 키르니틴 보충제를 먹을 때는 짧은 기간 동안 하루 500mg, 혹은 1,500mg을 섭취합니다. 키르니틴은 몸에서 생성되는 물질이므로 체내 균형을 조절하는 동안만 먹습니다.

키르니틴 보충제가 암의 진행을 촉진할 수 있다는 증거도 혼재한다는 사실을 명심하세요. 만약 여러분이 암 환자라면 키르니틴 농도가 낮더라도 키르니틴을 영양보충제로 섭취하지 않는 편이 낫습니다.

육각수

깨끗한 물의 공급원은 여러분의 건강을 최적화하는 가장 중요한 요인입니다. 물은 어디에나 흔히 있는데도 오히려 과학적으로 분석하지 않는다는 사실이 놀라울 뿐이죠.

제럴드 폴락 박사는 워싱턴대학 생물물리학자로, 물이 사람의 몸을 움직이는 방식을 분석하는 권위자 중의 한 명입니다. 폴락 박사는 『물의 네 번째 상(The Fourth Phase of Water)』이라는 책을 발표했는데, 물이 생물체와 인간의 건강에 미치는 놀라운 기능과 역할에 관해 알고 싶다면 이 책을 추천합니다.

폴락 박사는 물이 네 번째 상인 육각수로 바뀌는 과정을 상세하게 설명하면서 이를 EZ 워터라고 부릅니다. 물이 일단 육각수로 전환되면 물리적으로 변화하며, 수돗물인 H_2O와는 화학 구조가 달라집니다. 육각수는 수소 결합 형태가 다르며, 실제로는 H_3O입니다.

세포가 육각수를 많이 만들도록 하는 가장 좋은 방법 중의 하나는 규칙적으로 태양 빛을 쬐는 겁니다. 태양 빛은 적외선, 특히 근적외선을 40%가량 포함하므로 세포 내의 물을 육각수로 전환하도록 촉진할 수 있습니다. 저주파수 전자기장 적외선 사우나를 정기적으로 이용하면 세포 내의 물을 육각수로 전환하는 동시에 몸속 지방에 저장된 독소를 해독하는 데도 좋습니다.

어떤 이유로든 정기적으로 태양 빛을 받지 못하거나 저주파수 전자기장 적외선 사우나를 이용할 수 없다면, 압력, 진동(특히 소용돌이를 이용해서 만든 진동), 낮은 온도, 유익한 전자기장, 단극형 정자기장(정지한 도체나 자석 주위에 형성되는 자기장으로 시간상으로 변화하지 않는다. ─ 역주), 적외선, 자외선에의 노출을 통해 만든 육각수를 마셔도 도움이 됩니다. 보통 육각수를 얻는 가장 좋은 방법은 다음과 같습니다.

- 깊은 자연 샘물('findaspring.com'에서 가까운 곳에 있는 샘을 찾아보세요.)
- 물의 온도를 4°C로 낮춥니다.
- 둥근 그릇에 담긴 물을 숟가락으로 저어 소용돌이를 만들거나, 기계를 사용해서 소용돌이가 생기도록 물을 섞어 줍니다.
- 익히지 않은 채소를 먹거나 즙으로 만들어 마십니다.(채소는 육각수를 함유하고 있지만, 익히거나 가열하면 육각수가 파괴됩니다.)

결론

우리 몸이 지방을 주 연료로 연소하는 그날까지

정제하고 가공한 탄수화물에 의존하는 행동을 멈춰야 할 때가 왔습니다. 대부분 이런 식단 때문에 지방을 주 연료로 연소하는 능력을 상실했습니다.

우리 몸이 지방을 주 연료로 연소하는 법을 배우도록 가르치는 일은 가장 중요하고도 기본적인 전략 중의 하나로, 이를 통해 몸무게를 줄이고, 염증 반응을 진정시키며, 문제를 일으키는 증상을 경감하고, 만성 질환을 예방할 수 있습니다.

나는 여러분에게 자신의 몸을 소중히 여기고, 여러분을 더 건강하게 만들어 줄 연료를 연소하라고 강력하게 권고합니다. 인내하고 노력하면 보상을 받기 마련이며, 음식에 대한 갈망이 사라지고 활력이 넘치는 일에 놀라게 될 겁니다.

하지만 미토콘드리아 기능을 개선하는 일은 아직 발달 중인 과학

분야라는 점을 기억하세요. 이 접근법이 널리 수용되려면 수년은 걸릴 겁니다. 과학이 이 주제를 수용하기 전에 미토콘드리아를 관리하고 건강을 향상하는 방법에 관한 지식을 더 깊이 알고 싶다면, 두 가지 방법을 추천할 수 있습니다.

- 전문적으로 훈련받은 전문가의 도움을 받으세요. 프로그램을 성공적으로 실천하도록 도와줄 겁니다. 또 여러분의 몸에 연료를 공급하는 가장 좋은 방법을 지식도 알려 줄 수 있습니다. 'www.nutritionspecialists.org'에서 이런 전문가들을 만날 수 있습니다.
- '머콜라닷컴'에서 미토콘드리아 대사요법과 관련한 지식을 확인할 수 있습니다. 정기적으로 이 주제와 관련된 논문에 관한 논평을 올리고 있으며, 이 책에 설명한 프로그램에 중대한 발전이나 변화가 생기면 홈페이지에 공표할 겁니다. 홈페이지의 글과 기사는 모두 무료이며, 화면 위쪽에 있는 검색 엔진을 이용해서 건강에 관련된 세부 항목을 찾을 수 있습니다.

이 책을 끝까지 읽은 여러분! 축하합니다. 과학이라는 주제가 무겁고, 처음 볼 때는 식단 변화에 주눅이 들 수 있다는 것을 나도 압니다. 하지만 더 밝고 건강한 미래를 위해 유용하고 가치 있는 지침이라는 점을 여러분이 이해했기를 바랍니다.

여러분이 할 수 있는 최대한의 노력을 기울여서 건강을 스스로 통제하기를 기원합니다.

여드름부터 심장 질환까지

미토콘드리아 대사요법이 질병을 치료하는 방법

미토콘드리아를 치유하는 일은 세포 수준에서 일어나지만, 혜택은 몸 전체로 퍼져 나가 건강의 모든 측면에 영향을 미칩니다. 어쩌면 가장 놀라운 일은 여러분의 삶의 질을 위협하는 만성 질환 등 몸 상태에 영향을 미친다는 사실이겠죠.

과학계는 고지방 케톤 식이요법이 뇌전증에 유익한 효과를 나타낸다는 사실을 1920년대부터 알고 있었습니다. 하지만 케톤 식이요법의 장점에 관한 연구는 수많은 이유로 느리게 진행되었습니다. 여기에 지방 연소 식이요법이 도울 수 있는 질병 목록에 관한 최근 연구 결과를 모았습니다. 그사이 결과가 완전히 뒤집히지 않았다는 전제하에 말이죠.

여드름

85%의 사람들이 여드름이 나는 시기를 거칩니다. 이로 인해 여드름은 미국에서 가장 흔한 피부 질병이 되었습니다.[1] 여드름은 보통 사춘기가 시작되면서 나타나지만, 청소년뿐만 아니라 다양한 연령대의 집단에서 볼 수 있으며, 50대 이상의 노인에게 나타나기도 합니다.

신체적으로는 위험한 질병이 아니지만, 여드름은 심각한 심리적 해악을 미칩니다. 여드름이 난 사람 중에는 타인의 시선을 과하게 의식하고 당황해하면서 사회생활과 개인의 삶에서 고통을 받는 사람도 있습니다. 사회에서 소외되고, 우울증을 나타내며, 심하면 사회에서 격리되는 사람도 있습니다.

많은 사람이 심미적인 문제라고 오해하지만, 사실 여드름은 우리 몸 체계, 대개는 장에서 유래한 불균형을 나타내는 신호입니다. 의사는 대부분 이런 연관성을 무시하고 여드름약과 다른 치료법을 처방합니다.

미국인은 여드름 치료에 매년 2조 3980억 원을 씁니다. 여기에는 처방약과 처방전 없이 살 수 있는 약품이 모두 포함됩니다.[2] 그러나 이런 약품 대부분은 여드름의 근본 원인인 부적절한 식사를 무시하는 한 별 효과가 없습니다.

당류와 정제한 탄수화물이 많은 식단은 여드름의 주요 원인입니다. 사실 당과 정제한 탄수화물 소비량이 상당히 낮은 비서구 사회에서는 여드름은 거의 문제가 되지 않습니다.[3]

곡물, 고순탄수화물 채소, 과일, 당류/과당은 모두 몸속 인슐린과 인슐린 유사 성장인자-1(IGF-1) 농도를 급격하게 높이므로 탄수화물과 여드름 사이에는 연관성이 있습니다. 과량의 단백질 역시 IGF-1 농도를 높입니다. 이 현상은 테스토스테론 같은 남성 호르몬의 과다 분비로 이어져 모공에서 피지가 분비됩니다. 피지는 기름기가 많은 물질로 여드름을 일으키는 세균을 유인합니다. IGF-1은 각질이라고 부르는 피부의 케라틴세포를 증가시키는데, 이 과정도 여드름과 연관이 있죠.

덧붙여서 정제한 탄수화물처럼 여드름을 유발하는 식품은 몸속 염증 반응도 증가시켜서 여드름을 악화시킵니다.

식단을 바꾸면 여드름이 개선된다는 증거는 아주 많습니다. 대부분 고지방 식단은 연구하지 않았지만, 대신 저당 식이요법이 효과가 있다는 사실을 지적했습니다. 당 지수는 혈당을 높이는 식품의 능력을 나타냅니다. 즉 혈당을 안정시키는 식이섬유보다 탄수화물이 많은 식품이 당 지수도 높습니다. 이 연구 결과들이 고지방 식이요법이 여드름에 미치는 효과를 입증하지는 않지만, 미토콘드리아 대사요법도 저당 식단이므로 강한 연관성을 갖습니다.

2007년 《미국임상영양저널》에 발표된 논문을 보면, 여드름 문제가 있는 15~25세의 젊은이들에게 저당 식이요법, 즉 탄수화물이 적게 든 식이요법을 12주 동안 실시했더니 인슐린 민감도와 여드름이 크게 개선된 것으로 나타났습니다.[4] 2012년에는 한국 과학자들이 무작위 대조시험을 통해 여드름 환자가 10주 동안 저당 식이요법을 하면 염증 반응이 크게 낮아지고 발진도 줄어든다는 사실을 발견했습니다.[5] 2014년에 뉴욕주립대 다운스테이트 의과대학에서 발표한 리뷰는 정제한 탄수화물 섭취와 여드름의 연관성을 증명하고, 피부과 전문의는 여드름 환자에게 고탄수화물 식품을 섭취하지 않도록 권고해야 한다고 결론 내렸습니다.[6] 이는 고지방 식이요법이 결핍감 없이 자연스럽게 여드름을 완화한다는 뜻이기도 합니다.

알츠하이머병

2015년 현재, 미국인 530만 명이 알츠하이머병을 진단받았으며,[7] 이 숫자는 착실하게 증가하고 있습니다. 알츠하이머병은 2050년에는 세 배에 이를 것으로 예상합니다.[8] 미국인 50만 명이 매년 이 질병으로 사망하며, 알츠하이머병은 심장 질환과 암에 이어[9] 미국인 사망 원인 3위로 꼽힙니다.

계속 쌓이는 연구 결과는 현대 식단이 알츠하이머병의 대유행에 중요한 역할을 하고 있다고 주장합니다. 가공식품은 건강한 지방을 거의 넣지 않은 대신 정제한 당류를 과도하게 첨가합니다. 미토콘드리아 기능에 치명적인 조합이죠. 2장의 '명료한 사고' 편에서 설명했듯이 알츠하이머병은 2005년 이후 '3형 당뇨병'으로 여겨지고 있으며, 과학자들은 당뇨병 환자는 알츠하이머병에 걸릴 위험이 두 배나 높다는 사실을 밝혔습니다.

이후 과학자들은 인슐린 저항성과 알츠하이머병의 복잡한 연결고리를 탐구했습니다. 인슐린 수용기는 뇌 전체에 퍼져 있으며, 음식 섭취와 몸무게 조절뿐만 아니라 학습과 기억에도 관여합니다.

인슐린 신호 전달 경로가 흐트러지면 인지 능력이 떨어지면서 알츠하이머병이 두 가지 방식으로 전개됩니다. 첫 번째 방법은 신호 전달 분자를 늘려서 뇌에 알츠하이머병의 상징인 신경성반과 신경원섬유 농축체를 형성하는 단백질을 발현합니다.[10] 두 번째 방법은 뇌가 아니라 간에서 시작하는데, 인슐린 저항성 때문에 해로운 지방인 세라마이드가 만들어집니다. 세라마이드는 혈액-뇌장벽을 넘어 뇌로 가서 인슐린 저항성, 산화 스트레스, 염증 반응, 세포 자살을 일으킵니다.[11]

특별히 알츠하이머병에 식이요법을 연관 짓는 연구는 메이요 의료원이 2012년 발표한 연구에 따른 것으로, 탄수화물이 풍부한 식단이 치매 위험도를 89% 높인다는 사실을 밝혔습니다. 반면 고지방 식단은 치매 위험도를 44% 낮추는 것으로 나타났죠.[12]

미토콘드리아 대사요법은 인슐린 수용기 민감도를 높여서 총체적인 대사 신호 전달 경로를 개선하므로 건강한 뇌 기능을 뒷받침할 가능성이 큽니다. 또 지방을 연소하도록 촉진해서 몸이 생산하는 청정 연료인 케톤을 증가시킵니다. 만성 염증 반응을 낮추고 혈당을 완화하는데, 이 반응은 모두 알츠하이머병과 연관성이 있습니다.

기능성 식품인 액소나의 효과를 연구한 논문은 손에 꼽을 정도입니다. 액소나는 중쇄 트리글리세리드(MCTs)로 이루어진 포화지방으로 코코넛에서 나오는 포화지방과 비슷합니다. 2009년 무작위 이중맹검 대조시험에서 액소나는 플라세보 대조군과 비교할 때 알츠하이머병 환자의 인지 능력을 크게 개선했습니다.[13] 외부에서 유입한 케톤이 알츠하이머병에 유리한 점을 제공했더라도, 결국 직접 케톤을 생성하도록 해야 합니다.

알츠하이머병의 위험요인을 완화하는 또 다른 방법은 미토콘드리아 건강을 개선하는 것입니다. 살아 있는 알츠하이머병 환자와 사망한 알츠하이머병 환자의 뇌 영상을 비교해 보면, 미토콘드리아가 손상된 사실을 알 수 있습니다.[14] 미토콘드리아 대사요법은 미토콘드리아를 산화 스트레스에서 보호하므로 알츠하이머병 예방 효과도 있으리라고 기대됩니다.

10장에서 설명한 단식은 미토콘드리아 대사요법이 알츠하이머병에 갖는 장점을 극대화하는데, 단식은 알츠하이머병의 전형적인 특징인 아밀로이드반이나 단백질 조각을 분해하는 속도를 높입니다. 순탄수화물과 단백질 섭취량을 줄이면 손상된 단백질 조각을 제거하고 재활용하는 뇌의 능력이 높아집니다.

고지방 식단과 알츠하이머병 사이의 연관성에 관한 한 과학은 여전히 진화 중입니다. 일단 알츠하이머병은 한 번 발병하면 회복할 수 없고 예방만이 해결책인데, 미토콘드리아 대사요법은 효과적인 방어법이 될 수 있는 모든 특징을 갖추고 있습니다. 그보다 더 좋은 점은, 미토콘드리아 대사요법은 100% 개인이 통제하는 방법이라는 점이죠. 알츠하이머병은 일단 시작되면 빠르게 침식한다는 점을 기억해야 합니다.

관절염

미국인 2100만 명 이상이 관절염 때문에 계단을 오르거나 옷을 입는 등의 활동을 하기 힘든 상태입니다. 이 수치는 불과 몇 년 전 1900만 명에서 훌쩍 뛰어오른 숫자죠. 퇴행성 관절염을 앓으면 관절 속에 있는 연골이 꾸준히 손상되고, 관절을 부드럽게 움직여 주고 충격을 흡수하는 윤활액의 양이 줄어들지요. 퇴행성 관절염은 염증 반응도 일으킵니다.

2040년까지 18세 이상 미국인 중 7800만 명이 퇴행성 관절염 진단을 받을 것으로 추정됩니다. 45~64세의 비교적 젊은 연령대에서 퇴행성 관절염을 진단받는 사람이 절반 이상을 차지하죠.[15]

왜 젊은이들이 평생에 걸쳐 일어나는 마모와 관절 악화로 생기는 퇴행성 관절염으로 고통 받을까요?

증가하는 과체중과 비만이 중요한 역할을 한다고 추측됩니다. 비만인 사람이 관절염에 걸릴 확률은 정상 몸무게를 가진 사람이 관절염에 걸릴 확률보다 두 배 이상 높습니다. 늘어난 몸무게가 관절에 더 많은 압력을 가하고 몸속 염증 반응을 늘리기 때문입니다.

만약 여러분이 퇴행성 관절염으로 분투하는 수백만 명 중의 한 명이라면, 혹은 그들 중에 속하고 싶지 않은 사람이라면, 식단을 바꾸는 일이 여러분이 선택할 수 있는 가장 간단하고도 강력한 첫걸음이 될 겁니다.

오메가-6와 오메가-3 비율을 개선하면 관절염을 치료하고 예방할 수 있다는 결과를 보여 주는 연구는 많습니다. 2011년 동물실험 결과를 보면, 오메가-3 지방이 풍부한 먹이를 먹으면 퇴행성 관절염을 일으키도록 유전자를 변형한 기니피그의 질병 지표가 대부분 감소했습니다.[16] 여기에는 연골과 연골하골의 변성도 포함되며, 이 분야의 권위자는 오메가-3 지방이 질병을 예방하는 동시에 이미 시작된 관절염의 진행을 늦춘다고 발표했습니다. 2013년《연골(Cartilage)》에 발표된 논문 역시 오메가-6 기름을 연골세포에 주입하면 염증 반응을 일으키며, 불포화 지방과 포화지방은 연골 파괴를 억제한다고 주장했습니다.[17]

고지방 케톤 식이요법은 특히 동물실험에서 통증과 염증 반응을 줄인다는 점이 증명되었습니다.[18, 19] 이는 오메가-6 지방 섭취량을 줄이고 오메가-3 지방 섭취량을 늘리는 일을 포함해서 건강한 고지방 식단을 실천하는 일이 퇴행성 관절염이 가져오는 통증과 장애를 줄이는 지속적이며 희망적인 방법이라는 뜻입니다. 여기에 더해 과량의 몸무게를 줄일 수 있다는 장점도 있습니다.

심혈관계 질환

심장마비와 뇌졸중을 포함한 심혈관계 질환 사망률이 2001년에서 2010년 사이에 29% 정도 감소했지만, 심혈관계 질환은 여전히 첫째 가는 미국인의 사망 원인입니다. 의학기술이 발전해서 사망률이 근본적으로 줄긴 했지만 미국 질병통제예방센터(CDC)에 따르면, 미국인 약 80만 명이 매년 심혈관계 질병으로 사망합니다.[20]

이 사망률의 1/4, 즉 약 20만 명은 간단한 생활습관의 변화로 질환을 예방할 수 있습니다. 심혈관계 질환자 10명 중 6명은 65세 이하의 사람들로, 충분히 예방할 수 있는 심장 질환과 뇌졸중으로 인해 사망합니다.

심장 질환의 원인을 이해하려면 동맥이 손상되는 과정을 알아야 하고, 혈액 응고에 관여하는 인자가 무엇인지 알아야 합니다. 대중의 생각과 달리 지방, 즉 콜레스테롤은 '관을 막는' 물질이 아닙니다.

총콜레스테롤은 실제로는 건강에 관해 아무런 정보를 주지 않습니다. 그래도 수치가 예외적으로 치솟았다면, 예를 들어 330 이상이라면 가족성 고콜레스테롤혈증이 있을 가능성을 생각해 볼 수 있습니다. 이 경우라면, 아마 내 생각으로는, 콜레스테롤 농도를 낮추는 약을 먹으면 적절할 것 같군요.

심장 질환 위험도를 나타내는 더 적절한 지표는 다음과 같습니다.

· HDL/총콜레스테롤 비율

이 수치는 높을수록 좋습니다. HDL 비율이 낮으면 심장 질환 위험이 크기 때문입니다. HDL 농도를 총콜레스테롤 농도로 나누기만 하면 됩니다. 이 백분율은 24% 이상이면 이상적인 수치입니다. 10% 이하라면 심장 질환의 위험을 알리는 중요한 지표입니다.

· 트리글리세리드/HDL 비율

이 비율은 2 이하여야 이상적입니다.

그 외에 심장 질환의 위험요인은 다음과 같습니다.

· 공복 인슐린 농도

과당이나 정제한 곡물 같은 고탄수화물 식품을 식사나 간식으로 먹으면 혈당이 빠르게 치솟으면서 이를 상쇄하기 위해 인슐린이 분비됩니다. 탄수화물을 너무 많이 먹어서 분비된 인슐린은 지방 저장을 촉진합니다. 그러면 여러분의 몸은 과잉의 몸무게를 덜어 내기 어려워집니다. 과량의 지방, 특히 복부지방은 심장 질환의 주요 원인입니다.

· 공복혈당 농도

공복혈당이 100~125mg/dl인 사람은 공복혈당이 79mg/dl인 사람보다 관상동맥 심장 질환 위험도가 거의 300%나 높다는 연구 결과가 있습니다.[21] 나는 공복혈당을 80mg/dl 이하로 낮추어야 한다고 생각합니다. 혈당은 혈당 측정기만 있으면 집에서도 쉽게 관리할 수 있습니다.(이에 대해서는 6장을 참고하세요.)

- **철 농도**

  철은 아주 중요한 산화 스트레스 유발요인이므로, 철 농도가 높으면 혈관에 손상을 입을 수 있고 심장 질환 위험도도 높아집니다. 철 농도는 혈중 페리틴 농도를 검사하면 관리할 수 있으며, 페리틴 농도는 60~80ng/nl를 유지하는 편이 좋습니다.(철 농도를 관리하는 정보에 대해서는 4장을 참고하세요.)

간단히 말하자면, 심혈관계 질환을 예방하는 것은 몸속의 만성 염증 반응을 줄이는 일이며, 이때 적절한 식단은 완벽한 초석입니다. 지난 수십 년 동안 포화지방이 심장 질환을 일으키는 원인으로 비난받았지만, 최근 주류 의학은 심장 질환의 주범은 '당류 섭취량 증가'라는 사실을 깨달았습니다.

2015년 《미국심장협회지》에 발표된 논문은 '늘어난 당류 섭취량과 심혈관계 질병 사망률 증가 사이에는 중대한 연관성이 있다.'라고 결론 내렸습니다. 15년 동안 진행된 이 연구는 미국인 3만 1000명의 자료를 종합했으며, 하루 열량의 25% 이상을 당으로 섭취하는 사람은 하루 열량의 10% 이하를 당으로 섭취하는 사람보다 심장 질환으로 사망할 확률이 두 배 이상 높은 것으로 나타났습니다. 대체로 심장 질환으로 사망할 확률은 나이, 성별, 신체 활동 수준, 신체 질량 지수에 상관없이 섭취한 당류 증가량의 백분율이 높아짐과 동시에 증가했습니다.[22]

2014년 연구도 비슷한 결론에 도달했죠. 여기서는 당을 가장 많이 소비하는 집단, 즉 하루 열량의 25%를 당으로 섭취 하는 집단은 총열량의 7% 이하만 당으로 섭취하는 집단보다 심장 질환으로 사망할 확률이 두 배나 높았습니다.[23]

고지방 식단은 당류 섭취량을 크게 감소시키며, 심혈관계 질환의 위험요인을 인슐린과 연관된 다른 중요한 경로를 통해 완화합니다. 로즈데일 박사가 설명하듯이, 인슐린은 마그네슘을 저장합니다. 세포가 인슐린 저항성을 갖게 되면 마그네슘은 세포에 저장되지 않고 소변을 통해 몸을 빠져나갑니다.

여러 메타 분석을 통해 심혈관계 질환의 다양한 위험요인을 억제하는 고지방 식단의 기능이 확인되었습니다. 2013년《미국 영양학 및 식이요법학회지(Journal of the Academy of Nutrition and Dietetics)》에 발표된 논문에서는, 고지방 식단과 저지방 식단이 혈중 지방 농도에 미치는 다양한 효과를 분석했습니다. 이 논문에서는 32개 연구가 분석되었으며, 고지방 식단이 총콜레스테롤, LDL 콜레스테롤, 트리글리세리드의 농도를 낮추고, 유익한 HDL 콜레스테롤을 증가시켜 중대한 개선 효과를 보였다는 결론을 내렸습니다.[24]

뇌졸중에 관해서는 2012년 동물실험을 논평한 논문이《신경화학회지(Journal of Neurochemistry)》에 실렸는데, 케톤 식이요법과 케톤체 보충제가 동맥이 막혀 일어나는 허혈성 뇌졸중을 예방하며, 뇌졸중이 일어난 후에도 신경을 보호하는 장점이 있다고 했습니다.[25] 과학자들이 논평했듯이, 케톤 식이요법으로 케톤을 생성하는 실험동물은 '미토콘드리아 기능이 주목할 만큼 개선되었고, 염증 반응이 감소했

으며, 뇌유래신경성장인자(BDNF)와 같은 뉴로트로핀 발현이 크게 증가했습니다.'

발작 장애

미국에서 발작 장애는 성인 430만 명과 17세 이하 어린이 75만 명이 앓는다고 추정됩니다.[26] 계속 재발하는 것이 특징인 만성 신경계 장애로, 사고를 당하거나 상해를 입을 위험을 높여서 개인의 삶의 질에 중대한 영향을 미칩니다.

발작 장애의 표준 치료법은 항경련제 투여입니다. 항경련제가 자살 충동과 자살 행동을 증가시키는 경향이 있으며, 기억상실이나 탈모 현상과 연관성을 보이기는 하지만, 환자의 60~65%는 이 약으로 치료됩니다. 나머지 35~40%는 항경련제가 듣지 않습니다. 다만 종종 케톤 식이요법이 효과를 나타내기도 하죠.

고지방 식이요법이 처음 발작 장애 치료법에서 최고의 선택지로 부상한 것은 1920년대로, 이는 다일란틴이 도입되기 전입니다.[27] 다른 항경련제도 마찬가지지만 다일란틴도 종종 발작을 통제하지 못합니다. 미국 뇌전증학회에는 케톤 식이요법 분과회가 있습니다. 이 분과회는 토머스 사이프리드 박사가 조직했으며, 그는 현재 암 치료법의 하나로 케톤 식이요법을 이용하는 학계 권위자입니다.

사이프리드 박사와 케톤 식이 치료법을 연구하는 찰리 재단(The

Charlie Foundation for Ketogenic Therapies)의 노력으로 케톤 식이요법은 약에 저항성이 있는 발작 장애, 특히 어린이 환자의 치료법으로 널리 수용되었습니다.

2016년 코크란 리뷰[28]에 발작 장애가 있는 어린이를 대상으로 무작위 대조시험을 실시한 결과가 실렸습니다. 발작 장애가 있는 어린이 중 전통적인 케톤 식이요법(지방으로 열량의 90%를 섭취하는 식단)을 한 어린이는 석 달 후 발작에서 벗어나는 비율이 최대 55%였고, 발작 횟수도 최고 85%나 줄었습니다. 변형한 앳킨스 식단을 섭취한 어린이는 발작에서 벗어나는 비율이 10%에 그쳤고, 발작 횟수도 60%만 감소했습니다. 즉 전통적인 고지방 식단이 훨씬 더 좋은 결과를 보였습니다.

과학자들은 '의학적으로 완화하기 힘든 발작 장애 환자나 외과수술을 할 수 없는 환자에게는 케톤 식이요법이 유용한 선택사항이다.'라고 결론 내렸습니다.

섬유 근육통, 만성 피로 증후군, 만성 통증

30년 전 내가 진료를 시작했을 때, 섬유 근육통은 제대로 진단되지 않는 경우가 다반사라 환자가 정확한 진단을 받을 때쯤이면 보통 9~10년 동안 수많은 병원을 전전한 뒤였습니다. 지금은 추가 완전히 반대쪽으로 기울어서 다양한 증상에 편리한 대로 붙이는 병명이 되어 버렸죠. 하지만 섬유 근육통은 실제로 존재하며, 고통스럽고, 때로는 심신을 허물기도 합니다.

실제로 미국인 500만 명이 섬유 근육통을 앓고 있다고 추정되는데, 10명 중 9명은 여성입니다.[29] 불행하게도 이 병을 진단하는 검사법은 아직도 없습니다. 환자는 특정 의학적 기준을 충족해야 섬유 근육통을 진단받는데, 가장 보편적인 기준은 아래와 같은 부위의 고통에 과민증을 나타내는 증상입니다.

- **팔꿈치 안쪽**
- **쇄골**
- **무릎 안쪽**
- **엉덩이**

또 환자들은 탈력감과 함께 근육, 인대, 힘줄 등 여러 곳에서 통증을 자주 느낍니다. 이런 이유로 나는 섬유 근육통을 만성 피로 증후군, 만성 통증과 함께 설명하려 합니다.

주류 의사는 보통 통증 치료와 함께 항우울제 같은 향정신성의약품을 사용하기도 합니다. 이런 약물은 문제의 근본 원인을 치료하지 못하기 때문에 나는 권하지 않는 편입니다.

최근 자료를 보면, 염증 반응이나 세포 손상으로 민감해지는 중추신경계 감장이 어쩌면 섬유 근육통 환자가 겪는 고통의 한 원인일 수도 있습니다.[30]

문제는 섬유 근육통이 광범위한 통증과 피로감처럼 증상이 복잡하다는 점으로, 이런 증상은 원인이 다양합니다. 그러므로 모두에게 효과적인 치료법이 없습니다.

여러분이 섬유 근육통이나 만성 피로 증후군, 만성 통증 환자라면, 이 병들을 완화하기가 얼마나 힘든지, 식이요법에 관한 조언이 서로 충돌하면 얼마나 혼란스러운지 이미 경험으로 알고 있을 겁니다. 사실 어떤 식이요법도 이 질병을 앓는 환자에게 효과가 있다는 과학적인 증거는 거의 없습니다.

그래도 나는 고지방 식이요법이 이런 증상을 억누르고 삶의 질을 향상시키는 데 큰 도움이 된다고 믿습니다. 고지방 식이요법은 미토콘드리아 기능을 개선해서 에너지 생산 능력을 높이니까요.

섬유 근육통 환자가 음식 알레르기를 유발하는 음식 한두 가지를 먹지 않으면 몇몇 증상이 사라진다는 증거도 있습니다. 이런 식품으로 가장 흔한 것은 옥수수, 밀, 콩, 유제품(모두 글리포세이트에 오염되었을 가능성이 큽니다.), 감귤류, 설탕이 있습니다. 순위가 가장 높은 식품 세 가지는 저온 살균 우유, 콩, 글루텐(밀과 유사 곡물에 들어 있습니다.)입니다. 한 연구에서는 옥수수, 밀, 유제품, 감귤류, 설탕 섭취를 금하자 섬유 근육통 환자 17명 중 거의 절반이 '통증이 크게 줄어들었다.'라는 보고도 있습니다.[31]

과학은 산화 스트레스와 미토콘드리아 기능 장애, 만성 피로 증후군과 섬유 근육통 같은 질병 사이의 연결고리를 밝혀내기 시작했습니다.[32]

고지방 식이요법의 효과를 특별히 만성 피로 증후군, 섬유 근육통, 만성 통증과 연결 지은 논문은 적지만, 2013년 12월에 희망적인 연구 한 편이 《근골격통증저널(Journal of Musculoskeletal Pain)》에 발표되었습니다.[33] 이 연구의 식이요법은 케톤 식이요법은 아니지만(지방 함량이 높은 식단이나, 정기적인 단식으로 몸속 케톤 생성을 촉진하는 식단은 아니었죠.), 저탄수화물 식이요법이기는 했습니다. 식이요법을 하면서 중년 여성 33명은 에너지가 증가하고, 통증은 감소했으며, 섬유 근육통 진단설문지(FIQ)의 증상 점수도 개선되었습니다.

치료하기 어려운 위의 세 가지 유행 질병 중 하나라도 앓고 있다면, 건강과 삶의 질을 놀라울 정도로 개선할 잠재력이 있다는 사실을 깨닫고 힘을 얻기를 바랍니다.

위-식도 역류성 질환(GERD)

미국 소화기내과협회는 미국인 1500만 명이 위산 역류로 고통과 불편을 겪으며, 6000만 명은 매달 위산 역류 증상을 겪는다고 추정합니다.[34] 위-식도 역류성 질환 때문에 의사에게 진료받는 건수는 900만 건에 달하며, 1년에 500만 명이 입원합니다. 2014년에는 넥시움(역류 증상을 치료하는 가장 대중적인 약물입니다.) 하나만 사는 데 6조 4000억 원이 들었습니다.[35]

위산 역류의 대표적인 증상은 '속 쓰림'입니다. 가슴뼈 뒤쪽에 느껴지는 타는 듯한 감각이 때로는 목을 타고 올라옵니다. 심하게 아플 때는 심장마비로 오인할 때도 있습니다. 위산 역류는 하부 식도 조임근이 부적절하게 이완될 때 일어나며, 위에 있던 산이 역류해서 식도로 올라옵니다.

보통 위산의 양이 너무 많아서 위산 역류가 일어난다고 오인합니다. 그래서 넥시움 같은 위산 억제 약물이 처방되거나 권장됩니다. 이는 심각한 의학적 오해입니다. 사실 위산 역류는 위산이 너무 적어서 생기는 문제이며, 위산 억제제 처방은 그저 산도를 낮추기만 합니다. 사실 1만 6000편 이상의 의학 문헌은 위산을 억제해도 문제를 해결하지 못한다고 말합니다. 그저 일시적으로 증상을 억누를 뿐이지요. 설상가상으로 이런 약물은 부작용이 있어서 마그네슘 결핍을 일으키고, 비타민 B12 흡수력을 손상하며, 골다공증을 발생시킵니다.

위-식도 역류 질환을 치료하는 가장 효과적인 방법은 식이요법으로 소화계의 균형을 되찾는 일입니다. 가공식품과 당류가 든 전형적인 서구 식단은 위산 역류를 악화시키는 지름길이죠. 여러분의 위와 장에 든 세균의 균형을 뒤엎어서 장 기능에 직접 영향을 줄 테니까요. 반면 미토콘드리아 대사요법은 위-식도 역류 질환을 치료하는 이상적인 접근법입니다. 가공하지 않은 고품질 식품으로 건강한 장내 미생물군을 증진하고, 위산 역류를 동반하는 과체중을 줄여 주니까요.(비만인 사람 중 37%가 위-식도 역류 질환을 앓고 있습니다.[36])

연구 결과를 볼 때, 고지방 저탄수화물 식이요법에 적용하면 식도를 타고 올라오는 위산의 양을 줄이는 데 매우 효과적입니다. 2006년

《소화기질환과 과학(Digestive Diseases and Sciences)》[37]에 발표된 논문에서는 위-식도 역류 질환자 8명을 대상으로 고지방 저탄수화물 식이요법으로 바꾸기 전과 후의 위장 산도를 측정하는 실험이 게재되었습니다. 고지방 저탄수화물 식이요법을 시작한 지 불과 며칠 만에 환자들의 증상이 개선되었고 하부 식도의 산도도 낮아졌습니다. 개선 효과가 아주 빨리 나타나면 변화에 동기를 부여하기 마련이죠.

고지방 식이요법은 효과적인 몸무게 감량법으로 증명되었으므로 위-식도 역류 질환의 주요 원인인 비만을 제거하거나 크게 감소시키는 방향으로도 도움이 됩니다. 2013년의 논문은 몸무게 감량이 위-식도 역류 질환 증상을 크게 완화하거나 완전히 치유할 수 있다고 이야기합니다. 《비만(Obesity)》에 발표된 내용을 살펴보면, 남성과 여성 비만 환자 332명에게 열량 제한 식이요법을 시행하자,[38] 여섯 달 후, 참가자들의 몸무게는 평균 6kg이 줄었고, 65%는 위-식도 역류 질환이 완전히 나았으며, 15%는 역류 증상이 부분적으로 해결 된 것으로 나타났습니다.

과민성 대장 증후군(IBS)

과민성 대장 증후군은 복부 불편감이나 복부 통증, 복부 팽만감, 복부에 가스가 찬 느낌 등 소화계 증상이 특징입니다. 과민성 대장 증후군이 있는 사람은 변비가 생기기도 합니다. 설사를 일으키는 사람도 있습니다. 두 증상이 동시에 나타나기도 하고, 두 증상을 왔다 갔다 하기도 합니다. 과민성 대장 증후군은 가끔 불안감을 동반하기도 하며 가족력으로 나타나는 경향이 있습니다.

과민성 대장 증후군은 검사법이 없어서 진단을 받지 못하기도 하지만, 전문가는 전 세계 인구의 최대 11%가 과민성 대장 증후군을 앓고 있다고 봅니다. 남성보다는 여성이 두 배 정도 많습니다.

식단도 과민성 대장 증후군의 주요인자이며, 곡물과 당류가 많은 식품을 먹으면 질병을 유발하는 장내 세균이 증식해서 복부에 가스가 차고 배탈이 날 수 있습니다. 이로 인해 심각한 장 내 염증 반응을 촉발할 수 있죠. 내 경험으로는 과민성 대장 증후군 환자는 보통 보이지 않는 감정적 스트레스나 불안감이 있으며, 이는 장내 미생물군의 불균형과 밀접한 관련이 있습니다. 장내 건강과 정신 건강 사이의 연관성은 과학적으로 증명된 사실이죠.

저탄수화물 식단에 적응하면 과민성 대장 증후군의 증상이 완화되어 환자의 삶의 질이 향상됩니다. 2009년 논문은 설사가 주 증상인 과민성 대장 증후군 환자 13명을 대상으로 4주간 하루에 탄수화물을 20g 이하로 섭취하는 식단을 시험했습니다.[39] 환자들은 복부 통증이 크게 줄었고, 변을 보는 횟수와 묽기가 개선되었으며, 평균 3kg씩 몸무게가 줄었습니다. 고무적인 사실은 13명 중 10명이 식단을 시험하는 4주 내내 증상이 완화됐다는 점입니다. 이는 식단의 변화가 빠르게 증상 완화를 불러왔다는 뜻이죠.

최근 《플로스 원(PLoS One)》에는 과민성 대장 증후군과 탄수화물 식단의 연관성에 관해 연구한 논문이 발표되었습니다. 이 논문은 횡단 연구로서, 일본 성인 1,082명을 대상으로 쌀, 빵, 파스타, 메밀국수를 주식으로 섭취하는 현상과 과민성 대장 증후군의 유행이 연관되어 있음을 증명했습니다.[40] 고지방 식단은 자연스럽게 탄수화물을 적게 섭취하고, 식이섬유가 많은 채소, 견과류, 씨앗류를 먹어서 장내 유익한 세균의 먹이를 제공합니다. 따라서 이런 변화가 과민성 대장 증후군을 바로잡는 데 도움이 됩니다.

편두통

미국인 3700만 명 이상이 편두통을 앓습니다. 이중 거의 500만 명은 최소한 한 달에 한 번 편두통의 습격을 당하지요.[41] 모두 합쳐서 전 세계 인구의 13%가 정도는 다르지만 편두통으로 고통받습니다. 보통 남성은 6~7%인데 비해 여성은 15~18%나 됩니다.

널리 유행하는 데 비해 편두통은 아직도 잘 알려지지 않은 질병 중의 하나입니다. 문제는 고통이 개인마다 편차가 크다는 점이죠. 머리 한쪽이, 혹은 양쪽이 지끈거리거나 타는 듯한 통증 외에도, 편두통이 시작되기 전에 시각 장애를 겪는 사람이 있는가 하면 아닌 사람도 있습니다. 구역질, 구토, 열, 오한, 발한이 나타나거나 빛이나 소리, 냄새에 민감해지는 사람도 있습니다. 시력을 잃고 비정상적인 신경 감각을 겪으므로 종종 뇌졸중과 혼동되기도 합니다.

식단도 편두통을 일으키는 중요한 요소입니다. '펍메드(PubMed. gov)'에서 '편두통'과 '음식 알레르기'를 검색어로 설정해서 의학 논문을 검색하면 160편 이상의 다양한 논문이 나옵니다.[42] 이 중 2010년에 발표된 무작위 이중맹검 교차연구 논문을 살펴보면, 알려진 음식 알레르기 유발 항원을 제외한 6주간의 식이요법을 진행하자 편두통 횟수와 두통이 있는 날의 수가 통계적으로 유의미하게 감소했다고 보고했습니다.[43]

2015년 《유럽 신경과학회지(European Journal of Neurology)》에 발표된 논문을 살펴보면, 고지방 저탄수화물 식단과 편두통의 급격한 감소가 연관성이 있음을 보여 줍니다. 정기적으로 편두통을 앓는 여성 45명을 대상으로 케톤 식이요법을 한 달 동안 실시한 뒤, 이후 표준 열량 제한 식이요법을 다섯 달 동안 실시했습니다.[44] 대조집단은 표준 열량 제한 식이요법을 여섯 달 동안 계속 유지했습니다. 그러자 고지방 저탄수화물 식단을 한 달 동안 섭취한 여성들은 편두통 횟수가 크게 줄었으며, 두통이 있는 날의 수도 줄었고, 처음 한 달 동안은 두통약을 먹는 횟수도 줄었습니다.(하지만 표준 열량 제한 식단을 먹은 집단은 그렇지 않았죠.) 한 달 뒤 표준 열량 제한 식단으로 바꾸자 편두통 증상은 다시 심해졌습니다. 물론 대조집단보다는 개선된 상태가 유지되었죠. 케톤 식이요법을 하지 않은 대조집단은 처음 석 달이 지난 뒤에야 두통이 있는 날의 수가 줄었고, 여섯 달이 모두 지난 뒤에야 두통이 생기는 횟수가 줄어들었습니다. 여러분이라면 어느 쪽을 선택하겠습니까? 한 달 안에 분명한 개선 효과가 있는 쪽? 아니면 3~6개월을 기다리는 쪽?

2013년 이탈리아 연구는《기능성 신경학(Functional Neurology)》에 발표되었는데, 47세의 쌍둥이 자매가 고지방 저탄수화물 식단으로 몸무게를 감량한 사례를 보고합니다.[45] 식이요법을 시작한 지 3일 뒤에 자매에게 자주 나타나던 편두통이 갑자기 사라져 버린 것이죠. 쌍둥이 자매는 케톤 식이요법을 4주 동안 실천했고, 이후 저열량, 비케톤 식이요법으로 바꾸어 두 달 동안 섭취한 후, 다시 케톤 식이요법을 시작하는 방식을 선택했습니다.

식이요법을 하기 전에 쌍둥이 자매는 한 달에 5~7번씩 찾아오는 편두통에 시달렸습니다. 자매는 고지방 식단을 먹는 4주 동안은 두통을 겪지 않았습니다. 자매의 편두통은 두 달 동안 비케톤 식이요법을 하는 기간에 재발했습니다. 물론 횟수도 줄고, 편두통이 지속되는 시간과 강도가 줄어들었지만요. 과학자들은 케톤 식이요법이 환자의 신경세포에서 염증 반응과 산화 스트레스를 줄이고 미토콘드리아 유전자를 강화해서 편두통을 크게 완화했다고 추정했습니다.

다발성 경화증

다발성 경화증은 뇌와 척추의 신경세포에서 수초가 탈락하는 만성 퇴행성 질병입니다. 미엘린 수초는 중추 신경계의 신경세포를 둘러싸는 왁스 같은 절연성 물질입니다. 미엘린 수초가 자기파괴 과정을 통해 손상되면 신경세포 기능은 시간이 지나면서 악화하며, 다음과 같은 증상을 나타냅니다.

- **근육 약화**
- **지각 장애**
- **인지 장애와 기억력 장애**
- **근육 운동의 공동 대응 상실, 혹은 불균형 상태**
- **난시와 시력 상실**
- **떨림 증상**

다발성 경화증은 꾸준히 진행되거나, 일시적으로 완화되었다가 급성으로 발현할 수도 있습니다. 이전 연구를 보면 비타민 D가 면역계를 조절하는 사이토카인을 변형시켜 다발성 경화증에 긍정적인 변화를 나타낼 수 있다고 합니다.

건강을 위해 야외에서 실천하는 다양한 행동들이 다발성 경화증 같은 자가 면역 질환에 대항하는 예방 전략이 되기도 합니다. 태양 빛을 정기적으로 받아서 최적량의 비타민 D를 생성하도록 만드는 거죠.

논문을 보면 혈중 비타민 D 농도가 높을수록 다발성 경화증 발현을 예방하는 데 도움이 된다고 합니다. 따라서 정기적으로 적절하게 태양 빛을 받기 힘들거나 태닝을 할 수 없다면 경구용 비타민 D3 영양보충제 섭취를 고려해야 합니다.

2004년 발표된 한 논문은 비타민 D가 들어 있는 멀티비타민 보충제를 섭취하는 여성이 다발성 경화증에 걸릴 확률이 비타민 영양보충제를 먹지 않는 여성보다 40%나 낮다는 사실을 발견했습니다.[46] 이 연구는 현재 알려진 비타민 D 필요량보다 훨씬 낮은 비타민 D 농도에 기초해서 이루어졌다는 사실을 명심하세요. 비타민 D 농도를 적절한 수준까지 끌어올리면 위험도를 40% 이상 줄일 수 있을 겁니다.

고지방 식단과 다발성 경화증에 관한 연구는 시작 단계지만 상당히 고무적입니다. 2012년 동물실험 연구에서는 케톤 식이요법이 다발성 경화증의 주요 증상인 기억력 손상과 신경염증에 미치는 효과를 관찰했습니다. 그러자 고지방 식단을 먹은 쥐는 염증 반응 표지가 낮게 나타났고, 산화 반응으로 세포를 손상하는 활성산소종 농도도 낮았습니다. 공간학습력, 기억력, 운동 능력 시험 결과도 개선됐습니다.[47]

미토콘드리아 기능 장애가 다발성 경화증 같은 신경 퇴행성 질병의 근원이라는 증거는 점점 많아지고 있습니다.[48] 이는 미토콘드리아 대사요법처럼 미토콘드리아 건강을 개선하는 식이요법이 다발성 경화증 증상을 조절하고 치유할 수 있다는 뜻입니다.[49]

비알코올성 지방간

비알코올성 지방간은 심각한 알코올 섭취 없이 과잉의 지방이 간 무게의 5~10%를 차지하는 질병으로 정의합니다. 간에 약간의 지방이 있는 것은 정상이지만, 지방 농도가 너무 높아지면 간은 혈당을 더는 조절할 수 없어서 심각한 건강 문제로 이어집니다. 치료하지 않으면 간이 부풀어 오르거나 간암이나 간부전을 일으킵니다.

트리글리세리드 형태로 간에 저장되는 지방은 기름진 음식을 섭취해서 생기는 것이 아닙니다. 탄수화물이 풍부한 식단을 먹을 때 생기죠. 그래서 푸아그라(프랑스어로 '기름진 간'이라는 뜻입니다.)를 만들 때는 오리와 거위에게 옥수수를 강제로 먹입니다. 당류가 풍부한 미국식 식단은 현재 널리 유행하는 비알코올성 지방간의 주범입니다. 미국 성인의 25%,[50] 어린이의 10%가 비알코올성 지방간을 앓고 있는데,[51] 이는 불과 몇 년 전만 해도 병명도 익숙하지 않았던 질병입니다. 온갖 가공식품에 들어 있는 당류의 하나인 과당(종종 고과당 옥수수 시럽이라고 표기합니다.)은 간에서만 신진대사를 거칠 수 있습니다.

거의 모든 과당은 간으로 이동합니다. 여러분이 전형적인 서구식 식단을 먹는다면 과당을 과량으로 섭취하게 됩니다. 과잉의 과당은 알코올이나 다른 독소처럼 간에 부담을 주고 손상시킵니다. 간을 위험에 빠뜨리는 일은 어렵지 않습니다. 2015년 터프츠대학 연구에 따르면, 매일 청량음료 한 개를 마시면 간이 손상되고 비알코올성 지방간에 걸릴 위험이 커진다고 합니다.[52]

좋은 소식이 있다면 섭취하는 탄수화물량을 급격하게 줄이면 비알코올성 지방간 역시 줄일 수 있다는 점이죠. 2011년《미국임상영양저널》에 발표된 논문에서는 비알코올성 지방간 환자를 두 집단으로 나누어 저열량 식이요법과 저탄수화물 식이요법을 각각 두 주 동안 시행했습니다.[53] 식이요법이 끝나자, 두 집단 모두 몸무게가 줄었고, 트리글리세리드양도 줄었지만, 저탄수화물 식이요법 집단은 간에 저장된 지방이 큰 폭으로 감소했습니다. 단 두 주 만에요.

2011년 스페인에서 실시한 예비연구가《약용식품학회지(Journal of Medicinal Food)》에 발표되었습니다. 비알코올성 지방간 환자 남성 14명을 대상으로 스페인 케톤식 지중해 식단을 12주 동안 섭취하게 했더니, 환자들은 모두 트리글리세리드 농도와 HDL 콜레스테롤 농도가 정상으로 돌아왔고, 환자의 21%는 비알코올성 지방간이 완전히 치료됐으며, 92%는 간의 지방 저장량이 전체적으로 줄었습니다.[54] 이보다 이른 시기인 2007년에 발표된 논문에서도 비슷한 결과가 나왔는데, 비알코올성 지방간 남성 환자 다섯 명에게 저탄수화물 케톤 식이요법을 6개월 동안 시행했더니,[55] 간의 지방 비율이 많이 감소했습니다. 또 비알코올성 지방간에 동반되는 흉터 형성도 개선되었고, 몸무게도 평균 13kg이나 감소했죠.

비만

미국인 셋 중 둘은 과체중이거나 비만입니다. 2014년 《뉴욕타임스》 기사를 보면 미국인의 평균 몸무게는 1960년대부터 2002년까지 40여 년이 지나는 동안 11kg이 늘었습니다.[56]

이 문제는 단순히 무게에만 국한되지 않습니다. 미국에서는 2형 당뇨병, 고혈압, 심장 질환, 비알코올성 지방간, 치매, 암 등 비만과 관련된 여덟 가지 질병이 건강관리 비용의 75%나 차지하고 있습니다.

비만이 이런 질병과 연관성은 있지만 원인은 아니라는 점을 명심하세요. 비만은 일종의 표식입니다. 비만과 연결된 이 모든 건강 문제 아래에는 바로 대사 장애가 숨어 있습니다. 대사 장애를 일으키는 주요 동인은 인슐린 저항성이고, 인슐린 저항성은 보통 탄수화물을 과하게 섭취해서 생깁니다. 즉 여러분의 몸무게가 늘어나는 현상은 총체적인 건강이 위기에 처했다는 신호일 수 있습니다. 대중의 믿음과 달리, 비만은 너무 많이 먹고 충분히 운동하지 않아서 생기는 단순한 병이 아닙니다.

『자료 조작하기: 의학적 권고와 의학적 난센스를 구분하는 방법 (Doctoring Data: How to Sort Out Medical Advice from Medical Nonsense)』의 저자인 맬컴 켄드릭 박사의 말에 따르면, 우리가 믿고 따르는 의학적 권고의 많은 부분이 그저 지어낸 가짜라고 합니다. 증거도 없고 과학적 실험도 없습니다. '열량 이론'도 이런 난센스에 속합니다.

지방 450g에 들어 있는 실제 열량을 측정하는 과학은 있지만, 지방을 빼려면 같은 양의 열량을 소모해야 한다는 논리에는 중요한 결점이 있습니다.(조이 하콤비의 저서 『비만의 유행: 원인과 예방법(The Obesity Epidemic: What Caused It? How Can We Stop It?)』은 내가 읽은 책 중에서 이 주제에 관해 가장 이해하기 쉬운 책입니다. 이 주제를 더 깊이 알고 싶다면 켄드릭 박사의 책을 추천합니다.)

살을 빼려면 덜 먹고 더 운동해야 한다는 생각을 버리는 일이 어렵다는 점은 알지만, 좋은 소식도 있습니다. 바로 다른 열량 공급원을 선택해서 과잉의 몸무게를 덜어 낼 수 있다는 사실이죠. 식이섬유가 없는 탄수화물만 가득한 식단을 바꾸고 포식과 단식을 주기적으로 실천하면, 몸은 인슐린 민감도를 재조정할 수 있습니다. 식이섬유가 없는 탄수화물을 고품질 지방으로 바꿔 섭취하면 몸에 저장한 지방을 주 연료로 연소하도록 바꿀 수 있어서 몸무게가 줄어듭니다. 더 좋은 점은 지방이 여러분을 만족시키고 포만감이 들게 해서 저열량 식단이나 저지방 식단보다 고지방 식단을 유지하는 편이 훨씬 쉽다는 점이죠.

외상성 뇌 손상

미국 질병통제예방센터의 자료에 따르면, 매년 미국에서 외상성 뇌 손상 환자가 170만 명이나 발생하는데, 환자는 대부분 운동이나 자동차 사고로 다칩니다.

손상된 뇌를 회복하는 표준 치료법은 없습니다. 의사들은 대부분 '기다리면서 관찰해서' 환자가 신경 기능을 회복할지 지켜봅니다.

우리 뇌의 60%는 지방입니다. DHA 한 성분이 대뇌피질의 15~20%를 차지하고 있죠. 중추 신경계 세포로 구조적인 지지대 역할을 하는 신경세포에도 지방은 높은 농도로 들어 있습니다.

뇌는 지방으로 만들어졌으므로 가장 유익한 지방을 높은 농도로 투입하면 뇌의 자연스러운 치유 과정을 거칠 수 있지 않을까요? 특히 과학은 다음 두 가지가 효과가 있다고 평가했습니다.

- 오메가-3 지방
  - 고지방, 저순탄수화물, 적절한 단백질 식단을 섭취할 때 몸에서 생성되는 케톤

오메가-3 지방이 어떻게 외상을 입은 뇌의 치유 과정에 도움이 될까요? 바로 다음과 같이 작용합니다.

① 세포의 죽음을 억제합니다.[57]

② 손상된 신경세포가 재연결되도록 돕습니다.[58]

③ 뇌 손상에 대처할 유전자를 활성화하고, 뇌 염증 반응을 증진하는 유전자를 억제합니다.[59]

오메가-3 지방을 섭취한 뒤, 놀라운 회복세를 보인 뇌 손상 환자의

사례도 있습니다.[60,61] 불행하게도 이 방법은 외상성 뇌 손상을 치료하는 정통적인 치료법으로 인정받지는 못하며, 표준 치료법으로 처방되지도 않습니다. 사람을 대상으로 한 대규모 임상시험을 시행하지 않았기 때문이죠. 그리고 대규모 임상시험이 시행될 것 같지도 않습니다. 오메가-3 지방은 어디서나 쉽게 살 수 있어서 제약회사가 특허를 받기 어렵기 때문이죠. 하지만 제약회사의 무관심 속에서도 알려진 사실이 있습니다.

- 뇌 손상은 뇌의 포도당 대사를 손상하며,[62] 고지방저탄수화물 식단은 뇌가 포도당 대신 대체 연료로 사용할 수 있는 케톤을 생성합니다.
- 뇌 손상은 신경염증(신경계에 염증 반응이 일어나는 겁니다.)을 일으키는데,[63] 케톤과 고지방 식단은 항염증 작용을 합니다.
- 시간이 지나면 뇌 손상은 뇌전증 발작으로 이어질 수 있으며,[64] 케톤 식이요법은 이 발작 횟수를 감소시킵니다.
- 뇌 손상을 입은 후 케톤 식이요법을 한 쥐는 손상 부위가 줄어들었습니다.[65]
- 뇌 손상을 입은 후 케톤 식이요법을 한 쥐는 종창과 세포 사멸이 감소했습니다.[66]

외상성 뇌 손상을 입은 후 뇌 건강을 회복하는 중이라면 고지방 식단은 뇌가 스스로 회복하는 단계에 필요한 기본 구성요소를 제공할 수 있습니다.

2형 당뇨병

미국인 1억 1500만 명, 즉 세 명 중 한 명이[67] 다양한 형태의 당뇨병이나 당뇨병 전단계를 앓고 있습니다. 당뇨병 환자의 28%는 자신이 당뇨병에 걸린 줄도 모르며,[68] 따라서 치명적인 합병증을 일으킬 확률은 더 높아지죠.

가장 최근 자료인 2014년 조사 결과를 보면, 2001년부터 2009년 사이에 10~19세 어린이에서 2형 당뇨병이 30%나 증가한 것으로 나타났습니다![69] 느낌표를 붙인 이유는 2형 당뇨병은 이제까지 성인병이라고 간주했기 때문이죠. 이제 이 유행병은 어린이에게도 마수를 뻗치고 있습니다.

이 통계는 두 가지 중요한 사실을 시사합니다.

첫째, 당뇨병이 유전에 의한 질병이 아니며, 둘째, 우리가 지속적으로 하는 무언가가 끔찍하게 잘못되었으며, 이제 이 문제에 정면으로 부딪쳐야 한다고 경고하는 것이죠.

주류 의학은 2형 당뇨병을 혈당 조절의 문제라고 못 박았지만, 이것은 오해입니다. 당뇨병이 인슐린 저항성에 뿌리를 둔 질병이라는 것이 진실이죠. 인슐린 저항성은 대체로 당과 탄수화물이 너무 많은 식단이 원인입니다. 인슐린 저항성이 있다는 이야기는 혈액 속에 인슐린이 너무 많이 돌아다녀서 인슐린 수용기가 인슐린에 둔감해졌다는 뜻입니다.

과학계도 인슐린은 2형 당뇨병의 올바른 치료법이 아니라는 점을 깨닫기 시작했습니다.

2014년 6월 30일에 《미국의학협회지》에 발표된 논문은 2형 당뇨병 환자에게 인슐린 치료를 하면 장점보다 해악이 더 클 수 있다고 결론 내렸습니다.[70] 하지만 아직도 주류 의학은 고혈당을 치료하는 데 인슐린을 처방합니다. 그뿐만 아니라 주류 의학을 배운 의사는 심각한 결함이 있는 영양 정보를 당뇨병 환자에게 알려 주면서 질병이 더 널리 퍼지게 합니다.

렙틴 역시 2형 당뇨병을 유발하는 데 중요한 역할을 하는 호르몬입니다. 렙틴은 주로 지방세포에서 생산되며, 식욕과 몸무게를 조절하는 역할을 합니다. 렙틴은 여러분의 뇌에 언제, 얼마나 먹을지를 알려 주며, 가장 중요한 언제 먹기를 멈출지도 알려 줍니다. 생성한 에너지로 무엇을 할지도 알려 주죠.

혈당이 높아지면 인슐린이 분비되어 넘쳐 나는 에너지를 지방으로 저장합니다. 렙틴은 이런 지방세포에서 생성되지요. 지방이 많을수록 렙틴이 더 많이 만들어집니다. 그래서 나는 항상 인슐린과 렙틴 저항성을 같이 강조합니다. 인슐린과 렙틴은 협력 관계입니다. 게다가 렙틴은 여러분이 인슐린 저항성을 갖든 말든 상관없이 인슐린 신호 경로의 정확성에 폭넓게 관여합니다. 인슐린 저항성이 있다면 대부분은 렙틴 저항성도 함께 있으며, 특히 과체중이거나 비만이라면 더욱 그렇습니다. 인슐린과 마찬가지로 렙틴도 신호 경로를 재설정하는 유일한 방법은 적절한 식이요법뿐입니다.

인슐린과 렙틴의 저항성은 과량의 탄수화물, 특히 과당의 섭취가 주요 원인입니다. 즉 식단을 바꾸면 2형 당뇨병의 촉발인자인 두 요인을 교정할 수 있는 엄청난 가능성이 펼쳐진다는 뜻이죠.

고지방 식단은 특히 당뇨병을 치료하는 데 잠재력이 큽니다.

찰스 몹스 박사는 뉴욕에 있는 마운트 시나이 아이칸 의과대학의 동물실험 전문가로, 2011년《플로스원》에 한 논문을 발표했습니다.[71] 1형 당뇨병과 2형 당뇨병이 동시에 있고, 초기 신장 질병을 앓는 쥐가 고지방 케톤 식이요법(지방 비율이 87%인 식단)을 8주 동안 실시하자, 신장 질병에서 완전히 회복되었다는 것이었죠. 비슷한 결과가 사람에게도 나타난다면 신장 투석을 하지 않아도 됩니다.

이전 연구 결과에 관한 중요한 논평이 2015년《영양학》에 발표되었는데, 이 논평은 고지방저탄수화물 식단이 당뇨병을 개선한다는 다양한 증거를 수집했습니다.[72] 여기서 증명된 부분은 두 가지입니다.

첫째, 탄수화물을 제한하는 방법은 단순히 열량을 제한하는 방법보다 더 효과적으로 혈당을 낮출 수 있었습니다. 둘째, 고지방 식단을 실천하면 2형 당뇨병 환자의 약물 의존도가 낮아집니다. 물론 고지방 식단은 몸무게를 줄이는 데도 큰 효과가 있다고 알려졌습니다. 아시다시피 과체중은 2형 당뇨병의 촉발인자입니다.

미국당뇨병협회는 아직도 당뇨병 환자에게 끼니마다 3/4~1컵 정도의 과량의 순탄수화물을 섭취하라고 잘못된 권고안을 내놓고 있지만,[73] 2형 당뇨병을 다루는, 그리고 치료하는 최고의 방법은 고지방저탄수화물 식단을 섭취하는 것입니다.

고지방 식단으로 가는 이들을 위한

견과류와 씨앗류 안내서

카카오 파우더, 카카오닙스, 카카오 버터

사람들은 초콜릿을 좋아하지만, 초콜릿이 카카오라는 조금은 이상한 이름의 나무 열매에서 만들어진다는 사실을 아는 사람은 많지 않습니다.

카카오는 닙스, 파우더, 버터의 형태로 팔립니다. 가공하지 않은 카카오 파우더에는 항산화 물질이 다크 초콜릿보다 네 배나 많이 들어 있습니다. 섭취할 수 있는 항산화 물질 공급원 중에서는 가장 높은 농도를 자랑하죠. 이에 더해 단백질, 칼슘, 카로틴, 티아민, 리보플래빈, 마그네슘, 황, 그 외에도 380종의 파이토케미컬이 들어 있습니다.

카카오 파우더를 섭취하는 가장 좋은 방법은 가공하지 않은 카카오닙스를 사서 커피 그라인더로 먹기 직전에 가루로 만드는 것입니다. 가공하지 않은 카카오 버터를 사면 쓴맛이 덜하고 먹기 쉽습니다. 대신 카카오닙스나 파우더보다는 항산화 물질이 적게 들어 있습니다. 유기농이고, 공정무역 상품이라면 가장 이상적이겠죠.

먹는 방법

카카오 파우더와 카카오 버터는 둘 다 자연 감미료인 스테비아와 함께 스무디에 넣으면 맛있습니다. 둘 중 하나만 넣어도, 둘 다 넣어도 좋습니다. 스테비아를 넣었을 때 카카오 파우더가 가장 맛있다고 생각합니다. 나는 매일 이 스무디를 작은 컵으로 석 잔씩 마십니다. 다중불포화지방이 전혀 없으므로 오메가-6 지방 섭취량을 높일 걱정도 없습니다. 카카오 버터는 버터 대신 어느 음식에나 넣을 수 있습니다.

검정깨

검정깨는 참깨와는 완전히 다른 식품입니다. 하얀색 참깨와 달리 검정깨는 껍질을 벗기지 않아 더 복합적인 향을 내며, 부가적인 영양학적 장점이 큽니다.

중국 명나라 시대에 쓰인 전통 의학서 『본초강목』에는 "검정깨를 먹으면 100일 후에 모든 만성 질환이 낫는다. 1년 동안 복용하면 피부색이 맑아지고, 2년 뒤에는 머리카락이 검은색으로 되돌아오며, 3년 뒤에는 치아가 다시 자란다."라고 서술되어 있습니다.

검정깨는 그램당 칼슘 함유량이 어떤 식품보다도 높고, 마그네슘, 구리, 아연의 뛰어난 공급원이어서 자연이 만든 종합 비타민제라고 할 수 있습니다. 식물 화합물의 한 종류로 폴리페놀과 불용성 식이섬유가 풍부한 리그난 함량도 높습니다. 소화된 리그난은 약형 에스트로겐으로 바뀌어 몸속 호르몬 균형을 조절하며, 유방암, 자궁암, 난소암, 전립샘암처럼 호르몬과 관련된 암의 위험도를 낮춥니다. 리그난을 다량 복용하는 폐경 후 여성은 리그난을 저용량으로 복용하는 여성보다 유방암에 걸릴 위험이 17%나 낮다고 주장하는 논문도 있습니다.[1]

먹는 방법

검정깨 30g을 저탄수화물 채소와 함께 볶아 먹거나, 샐러드에 한 줌 뿌려 먹거나, 그냥 먹어도 좋습니다. 먹을 때는 잘 씹어서 삼켜야 합니다. 검정깨 1테이블스푼을 스무디에 넣어 다른 씨앗류와 함께 먹어도 좋습니다.

아마씨

인류는 오랫동안 아마를 경작해서 리넨 섬유를 만들었지만, 아마의 효용성은 몸 밖에서와 마찬가지로 몸속에서도 뛰어납니다. 아마씨의 효능은 다음과 같이 세 가지로 나눌 수 있습니다.

- 오메가-3 지방의 하나이며, 항염증 물질인 α-리놀렌산이 풍부하게 들어 있습니다.
- 앞서 검정깨에서 설명한 리그난은 불용성 식이섬유이자 폴리페놀로 몸속에서 약형 피토에스트로겐으로 바뀝니다. 아마씨는 검정깨보다 리그난이 약 열 배나 더 많이 들어 있습니다.
- 아마씨는 불용성 식이섬유와 수용성 식이섬유의 뛰어난 공급원입니다.

먹는 방법

아마씨는 먹기 직전에 신선한 상태로 커피 그라인더나 향신료 그라인더로 갈아야 합니다. 하룻밤 동안 물에 불렸다가 스무디를 만들 때 넣으면 더욱 좋습니다. 스무디 한 잔에 1테이블스푼을 넣으면 적당하고, 아니면 채소 주스, 수프에 신선하게 간 아마씨를 뿌려 먹어도 좋습니다. 달걀이나 과카몰리(미묘한 견과향을 해치지 않습니다.)에 뿌리거나, 미트볼이나 케이크를 만들 때 빵가루 대신 넣어도 좋습니다.

여기서 주의할 점 하나는 아마씨를 미리 갈아 놓으면 안 된다는 점입니다. 더 나쁜 선택은 아마씨 기름을 사용하는 것이죠.(버드윅 박사의 암 프로토콜에서는 찬성했지만요.) 거의 모든 아마씨 기름은 심각하게 산화된 상태라 먹으면 안 됩니다. 아마씨 기름 대신 물에 불린 아마씨로 얼마든지 대체할 수 있습니다.

미토콘드리아 대사요법의 가장 중요한 원칙 중의 하나는 가능한 한 고품질 식품과 신선한 재료를 사용하는 것임을 기억하세요. 이 원칙은 건강에 주는 혜택을 극대화합니다.

치아시드

치아시드는 고대 아스텍과 마야에서 귀중한 식품이었습니다. 치아는 고대 마야어로 힘을 뜻하며, 아주 작은 이 씨앗은 에너지를 돋워주는 특징 덕분에 소중히 여겨졌습니다.

치아시드는 빠르고 손쉬운 단백질 공급원이며, 건강한 오메가-3 지방, 식이섬유, 무기질, 비타민, 항산화 물질이 모두 이 작은 씨앗에 들어 있습니다. 아마씨와 비슷한 장점을 갖고 있지만, 치아시드는 먹기 직전에 갈아야 할 필요가 없고 빠르게 산패하지도 않습니다. 사실 치아시드는 고농도의 항산화 물질을 함유하고 있어서 냉장하지 않아도 2년은 보관할 수 있다고 합니다.

치아시드의 가장 큰 장점은 아마 과량의 식이섬유일 겁니다. 치아시드 1테이블스푼에는 식이섬유가 5g 정도 들어 있습니다.

먹는 방법

치아시드를 하룻밤 동안 물이나 코코넛 밀크에 불리면 타피오카와 비슷한 식감을 갖게 됩니다. 여기에 계핏가루나 가공하지 않은 카카오 파우더, 약간의 스테비아를 넣으면 어느 때나 먹을 수 있는 푸딩 같은 음식이 됩니다. 스무디나 수프에 뿌려 먹어도 좋지만, 치아시드는 물을 흡수해서 젤리처럼 변하므로 이 식감이 싫다면 먹기 직전에 뿌리세요. 아니면 치아시드의 싹을 길러서(맞아요, 잔디 인형이랑 똑같은 겁니다.) 치아 싹을 샐러드에 넣어 먹거나 그냥 먹어도 좋습니다.

※주의: 음식을 삼키기 어렵다면, 혹은 어린이에게 치아시드를 먹인다면, 먹고 즉시 물을 마시지 않도록 주의하세요. 치아시드는 빠르게 젤리 공처럼 불어서 식도를 부분적으로 막을 수도 있으며, 이렇게 되면 치아시드 덩어리를 제거하는 의학적 처치가 필요합니다.

블랙 커민

블랙 커민은 블랙 시드, 블랙 캐러웨이, 양파 씨, 로만 고수 등 여러 이름으로 불립니다. 아율 베다를 포함한 전통의학체계에서 오랜 역사를 가지고 있죠. 선지자 마호메트도 블랙 커민 씨앗을 가리켜 죽음 자체를 제외하면 모든 질병을 치유할 수 있다고 말했습니다. 블랙 커민 씨앗은 향신료인 커민과는 다릅니다. 다른 씨앗처럼 식료품 가게에서 사기 힘들지만 인터넷으로는 구하기 쉽습니다.

블랙 커민이 건강에 미치는 장점을 조사하기 위한 피어 리뷰 연구가 650번 이상 이루어졌으며, 이 '검은 씨앗'은 항균성, 간 보호 기능, 면역계 지지 기능, 진통 효과, 항경련성, 항산화성 등의 특성이 있다는 점이 밝혀졌습니다.[2]

블랙 커민은 항비만 효과도 있어서 몸무게를 줄이고 허리둘레와 엉덩이둘레도 줄여 줍니다.[3]

먹는 방법

타임, 오레가노, 육두구를 섞은 듯 강렬하고 쓴맛이 나는 블랙 커민은 식단에 풍미를 더할 수 있습니다. 캐서롤이나 볶음요리, 샐러드드레싱에 넣어 먹습니다.(레몬, 고수잎, 타히니(껍질 벗긴 참깨를 곱게 갈아 만든 페이스트 — 역주)와 섞어 보세요.) 샐러드에 뿌리거나 커피나 차에 타도 좋습니다. 블랙 커민 씨앗 1테이블스푼에 뜨거운 물을 부어 10분간 우리면 블랙 커민 차를 마실 수도 있습니다. 나는 블랙 커민 씨앗 1테이블스푼이나 11g 정도를 아침 식사로 먹는 스무디에 넣어서 먹습니다.

해바라기씨

남프랑스의 광활한 해바라기 밭이 가장 먼저 연상되는 해바라기는 사실 북아메리카 대륙의 야생종입니다. 해바라기는 북아메리카 원주민이 기원전 3000년부터 경작해 왔고, 식량과 기름의 공급원이었으며, 갈아서 밀가루로 이용하기도 했습니다.

해바라기씨는 비타민 E, 구리, 비타민 B군, 망간, 셀레늄, 인, 마그네슘이 풍부합니다. 비타민 E는 항산화 물질이며, 세포막과 콜레스테롤을 활성산소 손상에서 보호하는 강력한 항염증 특성이 있습니다.

먹는 방법

해바라기씨는 싹을 틔워 먹는 것이 가장 좋은 방법입니다. 싹은 보통 날것의 생생한 영양분을 전달할 수 있으며, 해바라기 싹은 모든 싹 중에서도 가장 영양소 밀도가 높습니다. 다른 채소보다 약 30배 정도 높기 때문에 샐러드에 몇 그램씩 정기적으로 넣어 먹는 것이 좋습니다. 해바라기 싹은 값이 비싼 편이지만, 직접 키우면 450g에 1,000원 정도밖에 안 듭니다.('머콜라닷컴'에서 '씨앗 싹 틔우기'를 찾아 더 자세한 정보를 알아보세요.)

해바라기씨는 간식으로도 좋습니다. 고지방 그래스-패드(grass-fed) 햄버거에 넣거나, 곡물이 없는 그래놀라에 섞거나, 신선한 식감을 느끼도록 샐러드에 뿌리거나, 믹서로 곱게 갈아서 해바라기 버터로 만드세요. 해바라기씨는 오메가-6 기름이 많이 들어 있어서 쉽게 상합니다. 냉장고나 냉동실에 보관하고 빛이 들지 않도록 조심해야 합니다.

호박씨

바삭한 간식이면서도 놀라운 건강식품을 먹고 싶다면 멀리 갈 것 없이 호박씨를 드세요. 마그네슘, 망간부터 구리, 단백질, 아연까지 다양한 영양소가 들어 있는 호박씨는 아주 작지만 온갖 영양소의 보고입니다.

마그네슘은 ATP 생성과 RNA, DNA 합성에 관여하며, 심장을 박동시키고, 뼈와 치아 형성을 도우며, 혈관을 이완하고, 장 기능을 돕습니다. 혈압에 좋고, 급성 심정지, 심장마비, 뇌졸중을 예방합니다. 하지만 미국인의 80%는 이 중요한 무기질이 결핍된 상태인 것으로 추정됩니다.

해바라기씨처럼 호박씨에도 피토스테롤과 활성산소를 제거하는 항산화 물질이 고농도로 들어 있습니다. 식이섬유도 많이 들어 있죠.

호박씨는 아연의 풍부한 공급원입니다.(30g에 이 유익한 무기질이 2mg 이상 들어 있습니다.) 아연은 몸에서 중요한 역할을 많이 하는데, 면역계, 세포 성장과 세포 분할, 수면 등에 영향을 미칩니다. 아연은 전립샘 건강에도 중요합니다.(몸에서 아연이 가장 많이 존재하는 기관이죠.)[4]

먹는 방법

익히지 않고 먹으면 아주 좋습니다. 곡물이 없는 그래놀라에 섞어도 좋고, 샐러드, 수프에 넣어도 맛있으며, 신선하게 갈아서 스무디에 넣을 수도 있습니다.

차전자 껍질

식이섬유를 섭취하는 건강한 방법을 찾고 있다면, 껍질이 있는 유기농 차전자가 간단하고 비용 대비 효과적인 선택입니다. 차전자는 실제로는 차전초(Plantago ovata)라는 식물의 씨앗 껍질을 간 가루입니다. 불용성 식이섬유와 수용성 식이섬유가 모두 들어 있으며, 5장에서 설명한 바와 같이 식이섬유는 신체 건강에 중요한 역할을 많이 담당하고 있습니다.

차전자를 하루 세 번 먹으면 불용성 식이섬유와 수용성 식이섬유를 식단에 최대 18g까지 넣을 수 있고, 이는 1000kcal를 섭취할 때의 최소 권장량인 50g에 근접하는 양입니다. 다만 채소에서 섭취하는 식이섬유를 차전자로 모두 대체할 수 없다는 점을 기억하세요. 이 정도 양의 차전자를 먹기는 쉽지 않고, 또 모두가 차전자를 먹을 필요도 없습니다.

먹는 방법

차전자는 잘 섞이고 질감이 변하면서 음식의 점도를 높이므로 스무디에 넣으면 완벽합니다. 1테이블스푼을 듬뿍 떠서 물 한 잔에 넣어 하루 세 번 마시고, 곧바로 물 한 잔을 더 마셔서 식이섬유가 여러분의 몸속을 부드럽게 통과하도록 도와주세요. 차전자가 살충제를 많이 뿌려서 키우는 작물이라는 점도 기억해야 합니다. 즉 보통은 살충제, 제초제, 비료 등으로 오염된 경우가 많습니다. 따라서 반드시 유기농 차전자 껍질만 사고, 순도가 100%인지도 꼭 확인하세요. 또 여러분의 장내 미생물군에 해악을 미치지 않도록 첨가물이나 감미료가 들어 있지 않은 것을 선택해야 합니다. 특히 설탕은 병원성 미생물의 먹이가 될 가능성이 크며, 여러분의 노력과 상충합니다. 더불어 총 탄수화물 섭취량에 포함되어 미토콘드리아 대사요법에 역효과를 부릅니다.

인공감미료도 주의해야 합니다. 인공감미료가 유익한 장내 미생물군의 수를 줄여서 부정적인 영향을 미친다는 연구가 서서히 축적되는 중입니다.

※주의: 만약 장 폐색증이 의심되거나 장 유착 병력이 있다면 의학적 권고안에 따라 적절한 양만 섭취합니다.

마카다미아너트

마카다미아너트를 떠올리면 하와이가 연상되지만, 이 견과류는 실제로는 호주와 뉴질랜드에서 나는 야생종입니다. 이 견과류가 오스트레일리안너트나 퀸즐랜드너트로도 알려진 이유이기도 하죠. 마카다미아너트는 세계적으로 인기가 많아서 값이 좀 비쌉니다.

마카다미아너트는 그 어떤 견과류보다 지방이 많고 단백질과 탄수화물은 적어서 내가 즐겨 먹는 견과류 중의 하나입니다. 가공하지 않은 마카다미아너트는 비타민 B1, 마그네슘, 망간도 많이 함유하고 있습니다. 마카다미아너트 하나만 먹어도 하루에 필요한 망간의 58%와 티아민 23%를 섭취할 수 있죠.

마카다미아너트에 든 지방의 80%는 불포화지방으로 대부분이 오메가-9 지방과 올레산입니다. 이는 올리브유에도 들어 있는 기름이죠. 보통 올리브유보다 마카다미아너트가 산화되는 정도가 낮습니다. 마카다미아너트에 든 기름은 추출하지 않은 온전한 지방이기 때문이죠.(권장한 대로 가공하지 않은 신선한 마카다미아너트를 섭취한다면 말입니다.)

반려견을 기른다면 마카다미아너트가 개에게는 독성을 나타낸다는 점에 유의하세요. 개가 쇠약해지고, 구토하며, 운동 능력이 상실되고, 경련을 일으키며, 고열이 날 수 있습니다.

먹는 방법

이 맛있는 견과류는 그 자체로 완벽한 간식입니다. 갈아서 마카다미아너트 버터로 만들 수도 있고, 곱게 다져서 고기나 생선에 얹을 수도 있으며, 굵게 다져서 샐러드에 넣거나 식감을 더하기 위해 수프에 넣을 수도 있습니다. 단 섭취량은 하루 60g 이하로 유지하세요.

피칸

피칸 나무의 기원은 북아메리카로 올라갑니다. 수천 년 동안 피칸은 북아메리카 원주민의 중요한 주식이었습니다. 북아메리카 원주민은 초기 이민자에게 혹독한 겨울을 날 수 있도록 필수 영양분의 공급원인 피칸을 재배하고 이용하고 저장하는 방법을 가르쳐 주었죠.

피칸은 비타민과 무기질 19종 이상을 함유합니다. LDL 콜레스테롤 농도를 낮추고 건강한 동맥 기능을 증진한다는 연구 결과도 있죠.[5] 지방과 단백질 함량이 마카다미아너트 다음으로 높으며, 항염증 특성을 가진 마그네슘과 심장 건강에 좋은 올레산, 페놀 계열의 항산화 물질, 면역력을 높이는 망간도 들어 있습니다.

피칸은 미국 농무부가 선정한 항산화 물질 활성이 높은 식품 목록의 상위 15위에 들었습니다. 피칸은 여러분이 식단에서 섭취하기 힘든 망간을 포함한 무기질이 가득 들어 있기도 합니다.

먹는 방법

익히지 않은 피칸은 그 자체로도 맛있고, 굵게 다져서 코코넛 기름, 카카오닙스 가루, 계피, 단맛을 위한 소량의 스테비아와 섞어도 맛있습니다. 정말 맛있는 간식을 만들려면, 피칸에 버터를 입히고 바닷소금을 뿌려 낮은 온도로 구우세요.

브라질너트

브라질너트는 영양분이 가득한 견과류로 남아메리카에서 자라는 같은 이름의 나무에서 열립니다.

브라질너트는 뛰어난 셀레늄 공급원으로, 셀레늄은 암과 만성 질환을 예방하고 수은의 길항제(수용기에 작용해서 신경전달물질이나 호르몬의 기능을 저해하는 물질—역주)로 작용하는 필수 무기질입니다. 지방은 많고 단백질은 적어서 마카다미아너트와 피칸 다음 순위를 차지하죠. 아연이 풍부한데, 미국인에게 아연 결핍이 흔하다는 점에서 브라질너트는 중요합니다.

브라질너트가 건강에 유익하다는 증거는 넘칩니다. 조금 들여다보자면, 성장과 복구 작용을 촉진하고, 소화 과정을 개선하며, 심장 건강을 북돋우고, 호르몬 기능의 균형을 유지합니다. 또 면역계를 향상하고, 암 위험도를 낮추며, 남성 생식 능력을 높이고, 몸무게 감량을 도와주며, 피부 건강에도 좋고, 노화를 감소시킵니다.

브라질너트는 아미노산인 L-아르기닌도 들어 있어서 심장 질환 환자나 심장 질환 위험도가 높은 사람의 혈관에 다양한 혜택을 줍니다.

수많은 장점에도 불구하고, 하루에 몇 알 이상 먹으면 해로울 수 있습니다. 셀레늄 권장량을 쉽게 초과할 수 있어서 건강에 부정적인 영향을 줄 수 있죠. 또 브라질너트의 나무뿌리는 넓게 퍼지므로 소량의 라듐이 들어 있습니다.[6]

먹는 방법

브라질너트는 통째로 먹으면 좋습니다. 껍질이 있는 브라질너트는 빨리 먹어야 합니다. 지방 함량이 높아서 상당히 빨리 상하거든요. 이 부록에 실린 다른 견과류처럼 브라질너트도 굵게 다져서 미토콘드리아 대사요법에서 섭취하는 다른 음식에 뿌려 먹으면 좋습니다.

아몬드

아몬드는 정확하게는 견과류가 아니라 씨앗류입니다. 아몬드 나무는 복숭아, 살구, 체리 나무와 같은 과(科)에 속하며, 아몬드 나무도 단단한 씨앗이 든 열매를 맺습니다. 아몬드는 바로 열매 속의 단단한 씨앗이죠.

아몬드는 L-아르기닌을 함유하며, 혈압을 정상화하는 무기질인 포타슘의 훌륭한 공급원입니다.

하지만 단백질 함량이 높으므로 과량으로 섭취하지 않도록 조심해야 합니다. 아몬드 네 알에 단백질이 거의 1g이나 들어 있습니다. 또한 오메가-6 지방이 약 30%로 상대적으로 많이 들어 있죠. 따라서 아몬드를 너무 많이 먹으면 오메가-6 지방 대 오메가-3 지방의 비율이 비틀릴 겁니다. 포화지방은 약 60%이고 불포화지방은 10%만 들어 있습니다.

미국에서는 가공하지 않은 아몬드를 구하기가 어렵습니다. 북아메리카에서 파는 아몬드는 다음의 저온 살균 처리를 해도 '가공하지 않은'이란 상표를 붙일 수 있기 때문이죠.

- **기름에 굽거나, 기름 없이 굽거나, 데치기**

- **증기로 찌기**

- **프로필렌옥사이드 처리**(프로필렌옥사이드는 유독한 가연성 화학물질로, 안전 문제로 금지되기 전까지 경주용 자동차 연료로 사용되었습니다.)

미국에서 가공하지 않은 아몬드를 살 수는 있지만, 정말로 가공하지 않은 아몬드를 성실하게 파는, 그중에서도 저온 살균을 하지 않는 도매업자를 통해야 합니다. 사실 저온 살균을 하지 않는 회사를 찾는 일이 관건이죠.

아몬드를 먹기로 선택했다면 먼저 아몬드를 물에 불리세요. 그러면 아몬드가 자연적으로 생산하는 피트산과 효소 저해제를 제거할 수 있습니다. 견과류와 씨앗류에 들어 있는 효소 저해제는 성장하는 견과류를 보호하며, 효소 활성을 억눌러 미성숙한 상태에서 싹을 틔우는 일을 예방합니다. 하지만 이런 효소 저해제는 우리 몸의 소화 효소와 대사 효소의 활성을 방해할 수 있습니다. 물에 불린 아몬드를 맛있게 먹으려면 건조기로 건조해서 식감을 개선합니다.

먹는 방법

물론 간식으로 아몬드를 먹어도 좋습니다. 아몬드를 갈아서 아몬드 버터로 만들어 셀러리에 발라 먹거나, 카카오닙스와 함께 스무디에 넣어서 먹을 수도 있지요. 아몬드는 어두운 찬장이나 냉장고, 냉동고에 보관해서 신선도를 유지하고 산패를 방지하는 것이 좋습니다.

나는 오메가-6 지방 비율을 낮추고 싶어서 개인적으로는 아몬드를 먹지 않지만, 제한적인 양은 괜찮습니다. 씨앗류처럼 하루 약 15g으로 제한하면 가장 좋습니다.

적절한 견과류와 씨앗류의 영양 성분

※주의: 영양 수치는 간편한 측정을 위해 1테이블스푼을 깎아서 잰 부피를 기준으로 측정했습니다. 무게는 각각 다릅니다. 차전자는 4g 이지만 카카오닙스는 11g에 이르죠.

씨앗류/견과류	지방	단백질	지방/단백질	탄수화물	식이섬유	탄수화물/식이섬유
카카오닙스	4.7	1.6	2.9	3.9	3.5	1.1
검정깨	5.2	1.8	2.9	2.8	1.5	1.9
아마씨	4.2	1.8	2.3	2.9	2.7	1.1
치아시드	2.8	1.5	1.9	3.8	3.1	1.2
헴프시드	2.1	1.5	1.4	1.7	1.7	1.0
블랙 커민	1.5	1.2	1.3	3.0	0.8	3.8
해바라기씨	2.1	1.8	1.2	2.7	0.8	3.4
호박씨	1.7	1.7	1.0	4.8	1.7	2.8
차전자	0	0	0	4.0	4.0	1.0
마카다미아너트	7.6	0.8	9.5	1.4	0.9	1.6
피칸	7.2	1.4	5.1	1.4	1.0	1.4
브라질너트	6.6	1.4	4.7	1.2	0.8	1.5
아몬드	4.0	1.7	2.4	1.7	1.9	0.9

감사의 글

나는 암, 심장 질환, 신경 퇴행성 질환, 당뇨병, 비만 같은 만성 질환 치료법에 혁명이 일어나기를 바라며 이 책을 썼습니다.

증상을 다루는 값비싼 약물에 의존하기보다, 대부분 질병의 대사적 원인인 미토콘드리아 기능 장애를 다루는 현실적인 도구를 건네 주어 환자와 의사에게 힘을 실어 주려 했습니다.

불필요한 통증과 고통을 줄이고, 신진대사를 최적화해서 미토콘드리아 기능을 회복하는 데 도움이 되길, 그래서 세상을 바꿀 수 있기를 바랍니다.

이 책은 과학 논문은 아니지만, 내가 설명한 정보의 정확성을 확인하는 데 피어 리뷰가 기여한다는 점을 믿습니다. 그래서 나는 책을 출판사에 보내기 전에 30여 명이 넘는 이 분야의 선도적인 전문가에게 내용을 검토해 달라고 부탁했습니다. 책을 기꺼이 검토해 준 분들에게 나는 빚을 졌습니다.

고마운 분들을 아래에 실었습니다. 이 분들 덕에 좋은 내용을 추가하기도 하면서 큰 도움을 받았습니다.

귀중한 통찰력과 도움을 주신 것에 감사 인사를 전합니다.

건강 전문가

론 로즈데일(의학박사)

로즈데일 박사는 로즈데일센터의 설립자이자 신진대사의학 콜로라도센터의 공동창립자입니다. 또한 신진대사의학 캐롤리나센터의 창립자이기도 하죠. 이들 센터에서 로즈데일 박사는 소위 치료할 수 없는 질병을 앓는 환자 수천 명이 건강을 되찾도록 도왔습니다. 또 로즈데일 식이요법을 만들어서 최초로 '단식을 모방한 식이요법'을 상세히 다듬고, 당뇨병, 심혈관계 질환, 관절염, 골다공증, 그 외 노화에 따라 생기는 만성 질환을 다루는 자신만의 치료법을 확립했습니다. 로즈데일 박사의 평생 목표 중 하나가 2형 당뇨병을 없애는 것이죠.

로즈데일 박사는 1995년에 내가 처음으로 인슐린의 중요성을 이해하는 데 중요한 역할을 했습니다. 20년 후에는 mTOR 신호 전달 경로에 영향을 미치는 단백질 섭취를 제한해야 하는 중요성에 대해서도 알려 주었습니다.

제이슨 펑(의학박사)

펑 박사는 토론토에 사는 신장 전문의입니다. 그는 토론토대학에서 의과대학을 졸업하고 내과를 전공한 뒤, 캘리포니아대학 로스앤젤레스캠퍼스 시더스 시나이 병원에서 신장학 전문의를 수료했습니다. 2001년 스카버러 종합병원에 합류해서 계속 진료를 보고 있죠. 그는 『독소를 비우는 몸』을 공동집필했습니다. 내 생각에 이 책은 단식을 임상 치료에 적용하는 방법에 관해 서술한 가장 뛰어난 책입니다. 단식은 지방을 주 연료로 연소하도록 신진대사를 전환하는 가장 근본적인 의료술의 하나라는 점에서 이 책은 아주 중요합니다.

로버트 러스티그(의학박사, 제약의사)

러스티그 박사는 캘리포니아대학 샌프란시스코캠퍼스 내분비내과의 소아청소년과 교수입니다. 그전에는 캘리포니아대학 샌프란시스코캠퍼스 아동청소년 체중평가 프로그램(Weight Assessment for Teen and Child Health Program)의 책임자였습니다. 러스티그 박사가 2009년에 강연한 '설탕: 씁쓸한 진실'은 조회 수가 700만 번을 넘었고, 그로 인해 과잉의 과당이 신진대사에서 독소로 작용한다는 사실을 주목하게 했죠. 그는 『단맛의 저주』의 저자이기도 합니다.

데이비드 펄머터(의학박사)

펄머터 박사는 신경과 전문의로 마이애미대학 의과대학을 졸업했습니다. 그는 라이너스 폴링 상 수상자이며,《뉴욕타임스》가 선정한 베스트셀러 네 권의 저자이기도 합니다. 그중 『그레인 브레인』은 100만 부 넘게 팔리기도 했죠. 그 외에도 『장내세균 혁명』, 『그레인 브레인 요리법』, 『그레인 브레인 평생 계획』 등의 저서가 있습니다.

맬컴 켄드릭(의학박사)

켄드릭 박사는 나와 같은 주치의입니다. 현재 영국 맥클스필드에 살며, 두 권의 뛰어난 책 『위대한 콜레스테롤(The Great cholesterol Con)』과 『자료 조작하기』를 발표했습니다. 또 'drmalcolmkendrick.org'라는 블로그에서 다양한 건강 문제, 특히 심혈관계 질환을 집중해서 다룹니다.

토머스 사이프리드(이학박사)

사이프리드 박사는 보스턴대학 생물학 교수이며, 암을 대사질환으로 규정하는 분야의 개척자입니다. 이 분야의 교과서인 『암은 대사질환이다』라는 책을 펴냈습니다. 그의 전문 지식을 빌려 복잡하게 얽힌 이 분야의 과학 문제를 풀 수 있었습니다.

진 A. 드리스코(의학박사)

드리스코 박사는 캔자스대학에서 의학박사 학위를 받았습니다. 지금은 캔자스대학에서 분자교정의학 라이어든 석좌 교수로 일하고 있으며, 1988년부터 캔자스대학 통합의학과장으로 지내고 있습니다.

윌리엄 라벨리(의학박사)

라벨리 박사는 텍사스주 휴스턴의 베일러 의과대학에서 학위를 받았습니다. 또한 1988년부터 텍사스주 오스틴시와 캐나다 노바스코샤주의 의사면허를 갖고 있죠. 그는 분자 표적 자연항암제로 만든 영양보충제와 첨단 분자통합 종양학 치료법을 위한 항암 약물을 주류 암치료법에 통합했습니다. 지난 10년 동안 라벨리 박사는 암 분자생물학을 아우르는 대규모 최첨단 상관관계 데이터베이스를 개발했습니다. 또 내게 인슐린의 진정한 작용 기전을 밝힌 연구 결과를 보내 주어서, 11장에서 설명한 포식-기아 주기를 개발하는 데 도움을 주었습니다.

스테파니 세네프(이학박사)

세네프 박사는 MIT 컴퓨터과학과 인공지능연구소의 선임연구과학자이자, 매우 영리하고 혁신적인 사상가입니다. 무엇보다도 제초제인 라운드업의 활성성분인 글리포세이트가 어떻게 인간에게 해를 미치는지를 규명했죠.

미리엄 칼라미안(영양학자)

미리엄은 암에 영양적 케톤증을 실제로 적용하는 분야에서 세계적인 영양학자입니다. 토머스 사이프리드 박사와 도미니크 다고스티노 박사의 수많은 환자를 상담해 주었죠. 그 외에도 유명 인사들을 케톤 식이요법의 세계로 이끌었는데, 여기에는 저탄수화물 요법을 실천하는 지미 무어도 있습니다. 미리엄은 영양적 케톤증 관련 건강 전문가를 양성하기 위해 영양학 전문가 자격증 과정도 신설했습니다. 이 책을 집필하면서 정확성을 위해 미리엄과 공동 작업을 많이 했고, 편집 과정에서도 중요한 역할을 해 주었습니다.

댄 폼파(척추지압의사)

폼파 박사는 애틀랜타 외곽에 있는 라이프대학에서 학위를 받았습니다. 뛰어난 사이클 선수였지만 만성 피로 증후군을 앓으면서 세포 해독 전문가가 되었죠. 폼파 박사는 환자를 진료하지 않고, 전문가들에게 영양적 케톤증을 통합한 세포 해독 과정을 시행하는 방법을 강연합니다. 많은 임상의가 폼파 박사의 방법을 사용하므로, 폼파 박사는 영양적 케톤증에 관해 가장 광범위한 정보를 수집할 수 있습니다. 2016년 9월, 올랜도에서 열린 학회에 참석한 폼파 박사와 나는 긴 산책을 하면서 이 책에 설명한 포식-기아 주기를 만들었습니다. 이 부분은 폼파 박사의 광범위한 임상 경험에 기초하고 있으며, 이는 장기간 대사 치료법에 적응하는 비결이기도 합니다.

퍼트리샤 데일리(영양치료사)

퍼트리샤 데일리는 암에서 회복한 생존자이며, 암 환자의 케톤 식이요법을 전문으로 하는 노련한 영양치료사입니다. 아일랜드와 다른 나라에서 수백 명의 암 환자를 도왔고, 아일랜드 영양과 보건 연구소에서 강의하는 인기 있는 강연자이기도 합니다. 도미니 켐프와 공동

집필한 『케톤 식단 요리법(The Ketogenic Kitchen)』은 영양적 케톤증을 실천하는 현실적인 방법을 담은 훌륭한 책입니다. 미리엄처럼 퍼트리샤도 영양적 케톤증을 실제로 적용한 수많은 경험이 있습니다.

앤드루 솔(이학박사)

솔 박사는 자연치료 교육 분야에서 40년의 경력을 갖고 있습니다. 『스스로 치료하라(Doctor Yourself)』와 『주치의를 해고하라(Fire Your Doctor)』의 저자이며, 그 외 많은 책을 공동집필했습니다. 솔 박사의 홈페이지 'doctoryourself.com'은 피어 리뷰를 거친 자연치료 정보의 종합자료실입니다. 솔 박사는 《분자교정의학저널》의 편집위원이며, 분자교정의학 뉴스 서비스의 책임편집자이고, 2013년에는 분자교정의학회 명예의 전당에 올랐습니다.

마이클 스트로카(변호사, 영양학 전문가)

마이클은 변호사이며, 이 목록에서 예전에 내 환자였던 유일한 전문가입니다. 마이클이 만성심신쇠약에서 벗어난 후로, 그는 직업을 바꿔서 지금은 영양학 공인전문가 자격증협회 이사가 되었습니다. 영양학 공인전문가 자격증 과정은 영양적 케톤증의 임상 적용을 위해 전문가를 양성하는 과정입니다.

스티브 홀티웨인저(의학박사, 임상영양학 공인전문가)

스티븐 박사는 의사이자 임상영양 공인전문가로 25년의 경력을 쌓았습니다. 그는 전기요법 연구로 유명하고, 라이프웨이브사의 건강과 과학 책임자이기도 하죠. 스티븐 박사는 빛 치료법, 자기장 치료법, 영양 치료법이 생물 조직의 세포 재생에 미치는 효과를 광범위하게 연구했습니다.

윌리엄 윌슨(의학박사)

윌슨 박사는 탄수화물 연관 가역적 뇌 증후군, 즉 CARB 증후군이라고 부르는 음식과 뇌 기능을 연결하는 질병 모델을 만들었습니다. 윌슨 박사는 내 홈페이지의 적극적인 참여자로, 저탄수화물 식이요법의 장점에 열정적으로 매료되었습니다. 나는 윌슨 박사에게 원고 논평을 부탁하곤 합니다.

다른 전문가들

케이트 헨리(건강전문기자)

케이트는 경험 많은 건강전문기자이며, 이 책의 주 편집자이기도 합니다. 복잡한 의학 주제를 이해하기 쉬운 글로 풀어내는 케이트와 함께 책을 내게 되어 다행이라고 생각하고 있습니다.

바버라 로 피셔(국민백신정보센터 회장)

바버라는 백신의 안전성과 사전동의윤리의 대변자입니다. 바버라는 국민백신정보센터(NVIC) 회장으로, 이 재단은 바버라가 1982년 DPT 백신 접종으로 사망한 어린이의 부모들과 함께 공동 설립한 비영리 재단입니다. 내가 아는 최고의 편집자 중의 한 사람이기도 해서, 바버라의 조언은 복잡한 주제를 더 쉽게 풀어내는 데 도움이 되었습니다.

찰리 브라운(법무박사)

찰리는 이전에는 웨스트버지니아주의 검찰총장이었고, 지금은 무수은 치과 진료 운동가입니다. 찰리가 조직한 '소비자를 위한 치과 선택'에서는 치과용 아말감을 폐기하는 캠페인을 진행하고 있습니다. 아말감은 치과 치료에서 충전재로 사용되며 50%가 수은으로 만들어집니다. 무수은 치과 진료 세계연합회장이기도 한 찰리는 수은에 관한 미나마타협약에 아말감이 포함되도록 힘썼습니다. 바버라처럼 찰리도 뛰어난 소통가이며, 이 책이 더 읽기 쉬운 책이 되도록 도와주었습니다.

트래비스 크리스토퍼슨(작가)

트래비스는 『암, 더 이상 감출 수 없는 진실』을 쓴 재능 있는 작가이며, 내가 이 책을 쓰도록 힘을 북돋아 준 소중한 사람입니다. 나는 트래비스가 설명한 정보 대부분에 익숙했지만, 트래비스의 책을 읽고 나서야 그 정보들이 내 마음속에서 명확한 형태를 갖추었습니다. 『암, 더 이상 감출 수 없는 진실』은 암 환자나 대사 치료법을 실천하려는 사람 모두 읽어야 할 책입니다. 트래비스는 이 책에서 배경 지식을 설명하고 전망을 제시해서 여러분이 현대의학의 암 모델 무용론을 이해하도록 돕습니다. 동시에 대사 치료법이 제시하는 희망도 선사하죠.

에런 데이비드슨(프로그래머)

에런은 내가 이 책에서 설명한 미토콘드리아 대사요법을 실천할 때 필수적인 도구로 꼽는 크로노미터를 창조한 프로그래머입니다. 이 무료 프로그램은 자료 수집에도 도움을 줘서 나와 다른 과학자들이 미토콘드리아 대사요법을 더 개선할 수 있도록 돕기도 합니다.

저탄고지를 항해하는 당신에게 등대와 같은 책

이영훈(의사, 저탄고지 전문가)

의료기술의 발전과 경제적 부흥은 현시대를 살고 있는 우리에게 더 건강하고 더 오래 살 수 있는 토대를 마련해 주었다. 그러나 과학 기술이 발달할수록, 그리고 수명이 길어질수록, 우리는 노화와 관계한 성인 질환들을 마주할 수밖에 없게 되었다. 문명은 공해를 만들고, 영양가가 부족한 껍데기 음식들을 만들어 냈다. 한층 스마트해진 생활은 아이러니하게도 우리 몸을 더욱 바보로 만들고 있다.

먹는 것이 풍족해진 만큼 우리는 몸보다는 입을 즐겁게 하는 가짜 음식에 길들여지고 있다. 이것은 필요 이상의 음식 섭취와 영양의 불균형을 초래한다. 즉 길어진 수명만큼 커지는 건강의 위협은 역설적으로 부각되는 새로운 문제점이다.

항노화와 건강한 대사를 위한 여러 가지 연구들이 활발하게 이루어지고 있는 것은 우연이 아니다. 여기서는 활성산소와 미토콘드리아의 기능이 가장 중요한 요소가 된다. 세포에 존재하는 미토콘드리아는 ATP 에너지를 만든다. 뿐만 아니라 인간의 생존, 건강의 유지에도 큰 역할을 한다. 따라서 건강을 유지하기 위해 미토콘드리아의 대사를 원활하게 하는 것이 무엇보다 중요하다. 최근 들어 암 질환의 원인이 미토콘드리아 기능 장애로 인한 대사질환으로 이해되고 있으며, 2016년 노벨 생리의학상을 수상한 오스미 요시노리 교수의 「세포의 오토파지에 의한 암 억제에 대한 연구」 역시 미토콘드리아 기능 회복의 중요성을 보여 주는 연구라는 점에서 시사하는 바가 크다.

닥터 조셉 머콜라는 영양과 대사 치료법으로 수천 명의 환자를 치료해 온 자연의학의 권위자다. 특히 그는 노화와 미토콘드리아의 건강에 대한 명제를 해결하기 위해 수많은 연구와 치료를 해 왔다. 그는 『케톤하는 몸』을 통해 미토콘드리아 대사 치료의 핵심에 '케톤'이 있다고 이야기한다. 케톤은 포도당 대신 지방을 주 에너지원으로 사용하게 되었을 때 체내에서 만들어지는 물질이다. 포화지방은 포도당에 비해 3배에 가까운 에너지 능력을 가지고 있다. 케톤은 포도당에 비해 에너지를 만드는 단계가 적고, 활성산소를 적게 만들며, 자체로 항산화·항염증 능력을 가지는 청정 연료이다. 지금까지는 1형 당뇨병의 합병증으로 발생하는 케톤산증과 혼동되어 나쁘게 인식되어 왔으나 이제는 조금씩 미토콘드리아를 지켜 주는 좋은 에너지원으로 인정되고 있다. 저자는 진짜 음식을 섭취하여 지방과 케톤을 에너지원으로 만드는 식이요법을 '미토콘드리아 대사요법'이라고 명명하였다. 이 식단은 우리에게 잘 알려진 '저탄수화물 고지방 식단'과 같다.

2015년 '한국인 영양소 섭취 기준'을 살펴보면, 탄수화물의 권장 섭취량이 전체 칼로리의 55~65%이다. 그러나 탄수화물은 에너지로 전환되기까지 복잡한 단계를 거치며, 그 과정에서 활성산소를 많이 만든다. 비만, 혈압, 당뇨 등의 대사질환, 호르몬 불균형에 의한 질환, 암질환 등 상당 부분은 음식의 과다섭취, 특히 탄수화물과 단백질을 너무 많이 먹는 습관으로 인한 인슐린 저항성이 기저에 깔려 있다. 이미 많은 기능의학 의사들은 이 문제점을 깨닫고 정제 당분 대신 복합 전분을 장려하고 있다. 이 식단으로 대표적인 것이 현미채식이다. 그러나 실제로 이것만으로는 부족하며, 케톤을 에너지원으로 활용하는 것이 미토콘드리아의 회복에 아주 중요하다.

아직도 소위 건강식이라고 하면 포화지방을 최대한 배제한 저지방식을 당연하게 여기고 있는 분위기가 만연해 있다. 그래서 돼지고기의 비계는 다 잘라서 버리고, 닭가슴살 같은 지방이 없는 단백질 부위를 건강을 위해 먹는다. 이와 같은 통념 속에서 닥터 머콜라와 같은 저명인사가 포화지방을 적극적으로 먹는 식이요법을 건강식으로 제시했다는 것은 분명 이슈가 될 수 있는 큰 사건임에 틀림이 없다.

이 책에서는 미토콘드리아 대사요법이 왜 필요한지, 고탄수화물과 고단백질 식단이 왜 위험한지, 지방이 대사에서 왜 중요한지 상세히 말해 준다. 나아가 미토콘드리아 대사 치료로서 저탄수화물고지방식을 하는 방법에 대해 자세한 지침을 제공한다. 이미 저탄수화물 고지방식의 개념을 아는 이들에게는 평소 궁금했던 점들을 해결하고 정리하면서 새로운 정보를 업데이트할 수 있는 계기가 될 것이다. 단순히 살을 빼기 위한 다이어트 방법이 아닌, 평생 건강을 위한 라이프스타일을 제시한다는 점에서 저탄고지 삶에 대한 응원과 격려를 받을 수 있을 뿐만 아니라, 지속적으로 이끌어 갈 동력을 얻을 수 있을 것이다.

그동안 '건강을 위해 어떤 음식을 먹을 것인가?'에 대한 다양한 의견들이 분분했다. 저탄수화물고지방 식단은 다이어트 효과로는 인정되었지만, 건강식으로는 인정받지 못했다. 그러나 짧지 않은 시간 동안의 영양 치료의 경험으로 비추어 볼 때, 저자가 제시한 미토콘드리아 대사요법이 향후 우리가 추구해야 할 건강식이라고 자신한다. 나는 22인의 세계 저탄고지 전문가에 이어 그를 지지한다.

'케톤하는 몸'을 만들어 미토콘드리아를 건강하게 유지하는 것!'
범람하는 건강 정보의 홍수 속에서 이것이 하나의 비주류 의견이 아니라, 기존의 건강식에 경종을 울릴 수 있는 최신의 의학이라고 믿는다. 이 책의 내용이 누구에게나 상식으로 받아들여지도록 많은 분들의 마음속에 업데이트가 되었으면 하는 바람이다.

이 책은 마치 저탄고지 식이요법과 관계한 모든 것을 총망라하여 꼼꼼하게 기술한 백과사전과 같다. 저탄고지를 진행할 때 궁금한 부분이 생겼거나, 지속하기 어려운 지점에 봉착했다면 지체 없이 이 책을 집어 들라. 당신에게 좋은 등대가 되어 줄 것이다.

서문- 건강을 향한 최적의 여정

1. K. M. Adams, W. S. Butsch, and M. Kohlmeier, "The State of Nutrition Education at US Medical Schools", Journal of Biomedical Education, vol. 2015(January 2015), Article ID 357627, 7 pages. DOI:10.1155/2015/357627.

2. "Cancer Facts & Figures 2016", American Cancer Society, Atlanta, Georgia, 2016, http://www.cancer.org/acs/groups/content/@research/documents/document/acspc-047079.pdf, accessed 12/2/16.

3. "Global Cancer Facts & Figures, 3rd Edition", American Cancer Society, Atlanta, Georgia, 2015, http://www.cancer.org/acs/groups/content/@research/documents/document/acspc-044738.pdf, accessed 12/2/16.

4. N. Howlader et al. (eds.), "SEER Cancer Statistics Review, 1975–2013", National Cancer Institute, Bethesda, MD, April 2016, http://seer.cancer.gov/csr/1975_2013/, accessed 12/2/16.

5. M. Harper, "David Graham on the Vioxx Verdict", Forbes.com, August 19, 2005, http://www.forbes.com/2005/08/19/merck-vioxx-graham_cx_mh_0819graham.html, accessed 12/2/16.

1장. 미토콘드리아, 활성산소, 지방에 관한 진실

1. N. Lane, Power, Sex, Suicide: Mitochondria and the Meaning of Life (New York: Oxford University Press, 2006), 3.

2. Ibid.

3. Ibid, location 5926.

4. "Our Best Days Are Yours", Kellogg's, https://www.kelloggs.com/en_US/who-we-are/our-history.html, accessed 12/2/16.

5. L. B. Wrenn, Cinderella of the New South (Knoxville, TN: University of Tennessee Press, 1995), 84.

6. T. G. Graham and D. Ramsey, The Happiness Diet (New York: Rodale Books, 2012), 25.

7. F. G. Mather, "Waste Products: Cotton-Seed Oil", Popular Science Monthly, May 1894, 104.

8. Graham and Ramsey, The Happiness Diet.

9. "Our Heritage," Crisco, http://www.crisco.com/about_crisco/history.aspx, accessed 12/2/16.

10. S. Gokhale, "Marketing Crisco," Weston A. Price Foundation, June 25, 2013, http://www.westonaprice.org/health-topics/marketing-crisco/, accessed 12/2/16.

11. Graham and Ramsey, The Happiness Diet.

12. T. L. Blasbalg et al., "Changes in Consumption of Omega-3 and Omega-6 Fatty Acids in the United States During the 20th Century", American Journal of Clinical Nutrition, 93, no. 5 (May 2011): 950–62: DOI: 10.3945/ajcn.110.006643. Epub 2011 Mar 2.

13. S. F. Halabi, Food and Drug Regulation in an Era of Globalized Markets (Cambridge, MA: Academic Press, 2015), 148.

14. T. Neltner, M. Maffini, "Generally Recognized as Secret: Chemicals Added to Food in the United States", National Resources Defense Council, April 2014, https://www.nrdc.org/sites/default/files/safety-loophole-for-chemicals-in-food-report.pdf, accessed 12/2/16.

15. R. J. de Souza et al., "Intake of Saturated and Trans Unsaturated Fatty Acids and Risk of All Cause Mortality, Cardiovascular Disease, and Type 2 Diabetes: Systematic Review and Meta-analysis of Observational Studies", BMJ (2015): 351, DOI: 10.1136/bmj.h3978.

16. V. T. Samuel, K. F. Petersen, and G. I. Shulman, "Lipid-induced Insulin Resistance: Unraveling the Mechanism", Lancet, 375, (2010): 2267–77, DOI: 10.1016/S0140-6736(10)60408-4.

17. K. Kavanagh et al., "Trans Fat Diet Induces Abdominal Obesity and Changes in Insulin Sensitivity in Monkeys", Obesity, 15, no. 7 (July 2007): 1675–84, DOI: 10.1038/oby.2007.200.

18. M. C. Morris et al., "Dietary fats and the risk of incident Alzheimer's disease", Archives of Neurology, 60, no. 2 (2003):194–200, DOI: 10.1001/archneur.60.2.194.

19. C. M. Benbrook, "Impacts of Genetically Engineered Crops on Pesticide Use in the U.S.—the First Sixteen Years", Environmental Sciences Europe, 24, no. 1 (2012): 24, DOI: 10.1186/2190-4715-24-24.

20. N. Defarge et al., "Co-Formulants in Glyphosate-Based Herbicides Disrupt Aromatase Activity in Human Cells below Toxic Levels", International Journal

of Environmental Research and Public Health, 13, no. 3 (2016): 264, DOI: 10.3390/ijerph13030264.

21. A. Keys, "Mediterranean Diet and Public Health: Personal Reflections", American Journal of Clinical Nutrition, 61, no. 6 supplement (1995): 1321S–1323S.

22. A. Keys, "Atherosclerosis: A Problem in Newer Public Health", Journal of Mt. Sinai Hospital, New York, 20, no. 2 (July–August 1953): 134.

23. N. Teichholz, The Big Fat Surprise (New York: Simon & Schuster, 2014), 32–33.

24. Central Committee for Medical and Community Program of the American Heart Association, "Dietary Fat and Its Relation to Heart Attacks and Strokes", Circulation 23 (1961): 133–36. http://circ.ahajournals.org/content/circulationaha/23/1/133.full.pdf, accessed 12/2/16.

25. H. M. Marvin, 1924–1964: The 40 Year War on Heart Disease (New York: American Heart Association, 1964).

26. A. Keys, "Coronary Heart Disease in Seven Countries", Circulation, 41, no. 1 (1970): 1186–95.

27. Dietary Guidelines Advisory Committee, "History of the Dietary Guidelines for Americans", Nutrition and Health: Dietary Guidelines for Americans, 2005, U.S. Department of Health and Human Services, https://health.gov/dietaryguidelines/dga2005/report/html/G5_History.htm, accessed 12/2/16.

28. Z. Harcombe et al., "Evidence from Randomised Controlled Trials Did Not Support the Introduction of Dietary Fat Guidelines in 1977 and 1983: A Systematic Review and Meta-analysis", Open Heart, 2, no. 1 (2015): DOI: 10.1136/openhrt-2014-000196.

29. U.S. Department of Health and Human Services and U.S. Department of Agriculture, "Key Recommendations: Components of Healthy Eating Patterns", 2015–2020 Dietary Guidelines for Americans, 8th Edition (December 2015): 15, https://health.gov/dietaryguidelines/2015/guidelines/chapter-1/key-recommendations/#footnote-4, accessed 12/2/16.

30. Centers for Disease Control and Prevention, Division of Diabetes Translation, "Long-term Trends in Diabetes", (2016). https://www.cdc.gov/diabetes/statistics/slides/long_term_trends.pdf.

31. C. D. Fryar, M. Carroll, and C. Ogden, Division of Health and Nutrition Examination Surveys, "Prevalence of Overweight, Obesity, and Extreme Obesity Among Adults Aged 20 and Over: United States, 1960–1962 Through 2013–2014", table 1, Centers for Disease Control and Prevention, http://www.cdc.gov/nchs/data/hestat/obesity_adult_13_14/obesity_adult_13_14.htm#Figure, accessed 12/2/16.

32. N. Howlader et al. (eds.), "SEER Cancer Statistics Review, 1975–2013."

33. "SEER Stat Fact Sheets: Cancer of Any Site", National Cancer Institute, http://seer.cancer.gov/statfacts/html/all.html, accessed November 28, 2016.

34. P. A. Heidenreich et al., "Forecasting the Future of Cardiovascular Disease in the United States", Circulation, 123, no. 8, (2011): 933-944, DOI: 10.1161/CIR.0b013e31820a55f5.

35. P. Leren, "The Effect of Plasma-Cholesterol-Lowering Diet in Male Survivors of Myocardial Infarction: A Controlled Clinical Trial", Bulletin of the New York Academy of Medicine, 44, no. 8 (1968):1012–20.

36. S. Dayton et al., "A Controlled Clinical Trial of a Diet High in Unsaturated Fat in Preventing Complications of Atherosclerosis", Circulation, 40 (1969): II-1-II-63, DOI: 10.1161/01.CIR.40.1S2.II-1.

37. I. D. Frantz et al., "Test of effect of lipid lowering by diet on cardiovascular risk. The Minnesota Coronary Survey", Arteriosclerosis, 9, no. 1, (January–February 1989):129–35, DOI: 10.1161/01.ATV.9.1.129.

38. O. Turpeinen et al., "Dietary Prevention of Coronary Heart Disease: The Finnish Mental Hospital Study", International Journal of Epidemiology, 9, no. 2 (1979): 99–118, DOI: 10.1093/ije/8.2.99.

39. "Controlled Trial of Soya-Bean Oil in Myocardial Infarction", The Lancet, 292, no. 7570 (1968): 693–700, DOI: 10.1016/S0140-6736(68)90746-0.

40. "Multiple Risk Factor Intervention Trial Group: Public Annual Report, Multiple Risk Factor Intervention Trial, June 30, 1975 to July 1, 1976", Journal of the American Medical Association, 248, no. 12 (1982): 1465–77, https://clinicaltrials.gov/ct2/show/NCT00000487, accessed 12/2/16.

41. P. W. Siri-Tarino et al., "Meta-analysis of Prospective Cohort Studies Evaluating the Association of Saturated Fat with Cardiovascular Disease", American Journal of Clinical Nutrition, 91, no. 3 (2010): 535–46, DOI:10.3945/ajcn.2009.27725.

42. R. Chowdhury et al., "Association of Dietary, Circulating, and Supplement Fatty Acids With Coronary Risk: A Systematic Review and Meta-analysis", Annals of Internal Medicine, 160 (2014): 398–406, DOI: 10.7326/M13-1788.

43. De Souza et al., "Intake of Saturated and Trans Unsaturated Fatty Acids and Risk of All Cause Mortality, Cardiovascular Disease, and Type 2 Diabetes."

44. C. E. Ramsden et al., "Use of Dietary Linoleic Acid for Secondary Prevention of Coronary Heart Disease and Death: Evaluation of Recovered Data From the Sydney Diet Heart Study and Updated Meta-analysis," BMJ, 346 (2013): DOI: 0.1136/bmj.e8707.

45. Ibid.

46. M. A. Austin et al., "Low-Density Lipoprotein Subclass Patterns and Risk of Myocardial Infarction", Journal of the American Medical Association, 260, no. 13 (1988):1917–21, DOI: 10.1001/jama.1988.03410130125037.

47. D. M. Dreon et al., "Change in Dietary Saturated Fat Intake Is Correlated with Change in Mass of Large Low-Density-Lipoprotein Particles in Men," American Journal of Clinical Nutrition, 67, no. 5 (1998): 828–36, accessed 12/2/16.

48. K. Gunnars, "Saturated Fat, Good or Bad?" Authority Nutrition, https://authoritynutrition.com/saturated-fat-good-or-bad/, accessed 12/2/16.

49. P. W. Siri-Tarino et al., "Saturated Fat, Carbohydrate, and Cardiovascular Disease", American Journal of Clinical Nutrition, 91, no. 3 (2010): 502–9, DOI: 10.3945/ajcn.2008.26285.

2장. 미토콘드리아 대사요법이 우리에게 필요한 이유

1. L. Cordain, "The Nutritional Characteristics of a Contemporary Diet Based Upon Paleolithic Food Groups", Journal of the American Nutraceutical Association, 5, no. 5, (2002): 15–24.

2. J. J. Meidenbauer, P. Mukherjee, and T. N. Seyfried, "The Glucose Ketone Index Calculator: A Simple Tool to Monitor Therapeutic Efficacy for Metabolic Management of Brain Cancer", Nutrition & Metabolism, vol. 12 (2015):12. DOI:10.1186/s12986-015-0009-2.

3. R. Agrawal and F. Gomez-Pinilla, "'Metabolic Syndrome' in the Brain: Deficiency in Omega-3 Fatty Acid Exacerbates Dysfunctions in Insulin Receptor Signalling and Cognition", The Journal of Physiology, 590, no. 10, (2012): 2485, DOI: 10.1113/jphysiol.2012.230078.

4. J. R. Ifland et al., "Refined Food Addiction: A Classic Substance Use Disorder", Medical Hypotheses, 72, no. 5, (May 2009): 518–26, DOI: 10.1016/j.mehy.2008.11.035.

5. T. R. Nansel et al., "Greater Food Reward Sensitivity Is Associated with More Frequent Intake of Discretionary Foods in a Nationally Representative Sample of Young Adults", Frontiers in Nutrition, 3, no. 33, 8/18/2016, DOI: 10.3389/fnut.2016.00033.

6. S. D. Phinney and J. S. Volek, The Art and Science of Low-Carbohydrate Living (Miami, FL: Beyond Obesity LLC, 2011), 10.

7. G. D. Maurer, et al., "Differential Utilization of Ketone Bodies by Neurons and Glioma Cell Lines: a Rationale for Ketogenic Diet as Experimental Glioma

Therapy", BMC Cancer 11 (2011): 315, DOI:10.1186/1471-2407-11-315.

8. R. Sender, S. Fuchs, and R. Milo, "Revised Estimates for the Number of Human and Bacteria Cells in the Body", PLoS Biology, 14, no. 8 (2016): e1002533, DOI:10.1371/journal.pbio.1002533.

9. R. Rosedale, "Life, Death, Food and the Disease of Aging," presented at the American Academy of Anti-Aging in Orlando, Florida, 2011.

10. C. E. Forsythe et al., "Comparison of Low Fat and Low Carbohydrate Diets on Circulation Fatty Acid Composition and Markers of Inflammation," Lipids, 43, no. 1 (2008): 65–77, DOI: 10.1007/s11745-007-3132-7.

11. S. McKenzie, "Yoshinori Ohsumi Wins Nobel Prize for Medical Research on Cells", CNN.com, October 3, 2016, http://www.cnn.com/2016/10/03/health/nobel-prize-2016-physiology-medicine-yoshinori-ohsumi/, accessed 12/2/16.

12. K. J. Bough et al., "Mitochondrial Biogenesis in the Anticonvulsant Mechanism of the Ketogenic Diet", Annals of Neurology, 60 (2006): 223–35, DOI:10.1002/ana.20899.

13. P. J. Cox, K. Clarke, "Acute Nutritional Ketosis: Implications for Exercise Performance and Metabolism," Extreme Physiology & Medicine, 3 (2014): 1, DOI: 10.1186/2046-7648-3-17.

14. O. E. Owen et al., "Liver and Kidney Metabolism During Prolonged Starvation," Journal of Clinical Investigation, 48, no. 3 (1969): 574–83.

15. M. Akram, "A Focused Review of the Role of Ketone Bodies in Health and Disease", Journal of Medicinal Food, 16, no. 11 (November 2013): 965–67, DOI: 10.1089/jmf.2012.2592.

16. Ibid.

17. Phinney and Volek, The Art and Science of Low-Carbohydrate Living, 10.

18. Interview with Jeff Volek, Ph.D., http://articles.mercola.com/sites/articles/archive/2016/01/31/high-fat-low-carb-diet-benefits.aspx, accessed 12/2/16.

19. J. C. Newman and E. Verdin, "β-hydroxybutyrate: Much More Than a Metabolite", Diabetes Research and Clinical Practice, 106, no. 2 (2014): 173–81, DOI: 10.1016/j.diabres.2014.08.009.

20. A. Paoli et al., "Ketogenic Diet in Neuromuscular and Neurodegenerative Diseases", BioMed Research International, 2014 (2014), DOI:10.1155/2014/474296.

21. M. A. McNally and A. L. Hartman, "Ketone Bodies in Epilepsy", Journal of Neurochemistry, 121, no. 1 (2012): 28–35, DOI: 10.1111/j.1471-4159.2012.07670.x.

22. J. Moore, Keto Clarity (Victory Belt Publishing, 2014), 58.

23. A. J. Brown, "Low-Carb Diets, Fasting and Euphoria: Is There a Link between Ketosis and Gamma-hydroxybutyrate (GHB)?", Medical Hypotheses, 68, no. 2 (2007): 268–71, DOI: 10.1016/j.mehy.2006.07.043.

3장. 단백질의 역설

1. E. L. Knight et al., "The Impact of Protein Intake on Renal Function Decline in Women with Normal Renal Function or Mild Renal Insufficiency", Annals of Internal Medicine, 138. no. 6 (2003): 460–67, DOI: 10.7326/0003-4819-138-6-200303180-00009.

2. M. I. Frisard et al., "Effect of 6-Month Calorie Restriction on Biomarkers of Longevity, Metabolic Adaptation, and Oxidative Stress in Overweight Individuals: A Randomized Controlled Trial", http://jamanetwork.com/journals/jama/fullarticle/1108368.

3. M. E. Levine et al., "Low Protein Intake Is Associated with a Major Reduction in IGF-1, Cancer, and Overall Mortality in the 65 and Younger but Not Older Population", Cell Metabolism, 19, no. 3 (2014): 407–17, DOI: 10.1016/j.cmet.2014.02.006.

4. J. Guevara-Aguirre et al., "Growth Hormone Receptor Deficiency Is Associated With a Major Reduction in Pro-aging Signaling, Cancer and Diabetes in Humans", Science Translational Medicine, 3, no. 70 (2011): 70, DOI: 10.1126/scitranslmed.3001845.

5. S. I. A. Apelo and D. W. Lamming, "Rapamycin: An InhibiTOR of Aging Emerges From the Soil of Easter Island," Journal of Gerontology, 71, no. 7 (2016): 841-849, DOI: 10.1093/gerona/glw090.

6. S. M. Solon-Biet et al., "The Ratio of Macronutrients, Not Caloric Intake, Dictates Cardiometabolic Health, Aging, and Longevity in Ad Libitum-Fed Mice", Cell Metabolism, 19, no. 3 (2014): 418–30, DOI: 10.1016/j.cmet.2014.02.009.

4장. 철이 미토콘드리아 건강에 미치는 효과

1. "Ferritin: The Test", American Association for Clinical Chemistry, https://labtestsonline.org/understanding/analytes/ferritin/tab/test/, accessed May 9, 2016.

2. E. D. Weinberg, "The Hazards of Iron Loading," Metallomics, 2, no. 11 (November, 2010):732–40, DOI: 10.1039/c0mt00023j.

3. M. D. Beaton and P. C. Adams, "Treatment of Hyperferritinemia," Annals of

Hepatology, 11, no. 3 (2012): 294–300, PMID: 22481446.

4. G. Ortíz-Estrada et al., "Iron-Saturated Lactoferrin and Pathogenic Protozoa: Could This Protein Be an Iron Source for Their Parasitic Style of Life?" Future Microbiology, 7, no. 1 (2012): 149–64, DOI: 10.2217/fmb.11.140.

5. D. J. Fleming et al., "Dietary Factors Associated with the Risk of High Iron Stores in the Elderly Framingham Heart Study Cohort," American Journal of Clinical Nutrition, 76, no. 6 (2002): 1375–84, PMID: 12450906.

6. T. Iwasaki et al., "Serum Ferritin Is Associated with Visceral Fat Area and Subcutaneous Fat Area," Diabetes Care, 28, no. 10 (2005): 2486–91, PMID: 16186284.

7. S. K. Park et al., "Association between Serum Ferritin Levels and the Incidence of Obesity in Korean Men: A Prospective Cohort Study," Endocrine Journal, 61, no. 3 (2014): 215–24, DOI: 10.1507/endocrj.EJ13-0173.

8. Ibid.

9. J. M. Fernandez-Real et al., "Serum Ferritin as a Component of the Insulin Resistance Syndrome," Diabetes Care, 21, no. 1 (1998): 62–68, DOI: 10.2337/diacare.21.1.62.

10. J. Montonen et al., "Body Iron Stores and Risk of Type 2 Diabetes: Results from the European Prospective Investigation into Cancer and Nutrition (EPIC)- Potsdam Study," Diabetologia, 55, no. 10 (2012): 2613–21, DOI: 10.1007 /s00125-012-2633-y.

11. J. M. Fernández-Real, A. López-Bermejo, and W. Ricart, "Iron Stores, Blood Donation, and Insulin Sensitivity and Secretion," Clinical Chemistry, 51, no. 7 (June 2005): 1201–5, DOI: 10.1373/clinchem.2004.046847.

12. B. J. Van Lenten et al., "Lipid-Induced Changes in Intracellular Iron Homeostasis in Vitro and in Vivo," Journal of Clinical Investigation, 95, no. 5 (1995): 2104–10, DOI: 10.1172/JCI117898.

13. N. Stadler, R. A. Lindner, and M. J. Davies, "Direct Detection and Quantification of Transition Metal Ions in Human Atherosclerotic Plaques: Evidence for the Presence of Elevated Levels of Iron and Copper," Arteriosclerosis, Thrombosis, and Vascular Biology, 24 (2004): 949–54, DOI: 10.1161/01.ATV.0000124892.90999.cb.

14. W. B. Kannel et al., "Menopause and Risk of Cardiovascular Disease: The Framingham Study," Annals of Internal Medicine, 85 (1976): 447–52, DOI: 10.7326/0003-4819-85-4-447.

15. M. A. Lovell et al., "Copper, Iron and Zinc in Alzheimer's Disease Senile Plaques," Journal of the Neurological Sciences, 158, no. 1 (June 11, 1998): 47–52, DOI: 10.1016/S0022-510X(98)00092-6.

16. K. Jellinger et al., "Brain Iron and Ferritin in Parkinson's and Alzheimer's diseases," Journal of Neural Transmission, 2 (1990): 327, DOI: 10.1007 /BF02252926.

17. G. Bartzokis et al., "Brain Ferritin Iron as a Risk Factor for Age at Onset in Neurodegenerative Diseases," Annals of the New York Academy of Sciences, 1012, (2004): 224–36, DOI: 10.1196/annals.1306.019.

18. S. Ayton et al., "Ferritin Levels in the Cerebrospinal Fluid Predict Alzheimer's Disease Outcomes and Are Regulated by APOE," Nature Communications, 6 (2015): 6760, DOI: 10.1038/ncomms7760.

19. W. Z. Zhu et al., "Quantitative MR Phase-Corrected Imaging to Investigate Increased Brain Iron Deposition of Patients with Alzheimer's Disease," Radiology, 253 (2009): 497–504, DOI: 10.1148/radiol.2532082324.

20. A. A. Alkhateeb and J. R. Connor, "The Significance of Ferritin in Cancer: Anti-Oxidation, Inflammation and Tumorigenesis," Biochimica et Biophysica Acta, 1836, no. 2 (Dec 2013):245–54, DOI: 10.1016/j.bbcan.2013.07.002.

21. J. I. Wurzelmann et al., "Iron Intake and the Risk of Colorectal Cancer," Cancer Epidemiology, Biomarkers and Prevention, 5, no. 7 (July 1, 1996): 503–7. PMID: 8827353.

22. Y. Deugnier, "Iron and Liver Cancer," Alcohol, 30, no. 2 (2003): 145–50.

23. L. R. Zacharski et al., "Decreased Cancer Risk after Iron Reduction in Patients with Peripheral Arterial Disease: Results from a Randomized Trial," JNCI: DOI: 10.1093/jnci/djn209.

24. L. Valenti et al., "Association between Iron Overload and Osteoporosis in Patients with Hereditary Hemochromatosis," Osteoporosis International, 20, no. 4 (April, 2009): 549–55, DOI: 10.1007/s00198-008-0701-4.

25. "Hemochromatosis," National Institute of Diabetes and Digestive and Kidney Disease (2016), http://www.niddk.nih.gov/health-information/health-topics/liver-disease/hemochromatosis/Pages/facts.aspx, accessed May 9, 2016.

26. "Welcome," Iron Disorders Institute (2016) http://www.hemochromatosis.org/#symptoms, accessed May 9, 2016.

27. "Serum Iron Test," MedlinePlus Medical Encyclopedia (2016), https://www.nlm.nih.gov/medlineplus/ency/article/003488.htm, accessed May 9, 2016.

28. "TIBC, UIBC, and Transferrin Test: Iron Binding Capacity; IBC; Serum Iron-Binding Capacity; Siderophilin; Total Iron Binding Capacity; Unsaturated Iron Binding Capacity," Lab Tests Online (2016), https://labtestsonline.org/understanding/analytes/tibc/tab/test/, accessed May 9, 2016.

29. L. Zacharski, "Ferrotoxic Disease: The Next Great Public Health Challenge," Clinical Chemistry, 60, no. 11 (November 2014): 1362–4, DOI: 10.1373/clinchem.2014.231266.

30. P. Mangan, Dumping Iron: How to Ditch This Secret Killer and Reclaim Your Health, Phalanx Press, 2016, locations 308–12.

31. Ibid., locations 1353–56.

32. Ibid., locations 1609–12.

33. Ibid., locations 416–18.

34. Ibid., locations 428–31.

35. Ibid., locations 582–95.

5장. 미토콘드리아 대사요법에 가장 적합한 음식

1. C. Manisha Chandalia et al., "Beneficial Effects of High Dietary Fiber Intake in Patients with Type 2 Diabetes Mellitus," New England Journal of Medicine, 342 (2000):1392–98, DOI: 10.1056/NEJM200005113421903.

2. M. Wien et al., "A Randomized 3x3 Crossover Study to Evaluate the Effect of Hass Avocado Intake on Post-ingestive Satiety, Glucose and Insulin Levels, and Subsequent Energy Intake in Overweight Adults," Nutrition Journal, 12, (2013): 155, DOI: 10.1186/1475-2891-12-155.

3. "Potassium," University of Maryland Medical Center, http://umm.edu/health/medical/altmed/supplement/potassium, accessed November 28, 2016.

4. M. E. Cogswell et al., "Sodium and Potassium Intakes among U.S. Adults: NHANES 2003–2008," The American Journal of Clinical Nutrition, 96, no. 3 (2012): 647–57, DOI: 10.3945/ajcn.112.034413.

5. M. L. Dreher and A. J. Davenport, "Hass Avocado Composition and Potential Health Effects," Critical Reviews in Food Science and Nutrition, 53, no. 7 (2013): 738–50, DOI: 10.1080/10408398.2011.556759.

6. R. E. Kopec et al., "Avocado Consumption Enhances Human Postprandial Provitamin A Absorption and Conversion from a Novel High–β-Carotene Tomato Sauce and from Carrots," Journal of Nutrition, 8 (2014), DOI: 10.3945/jn.113.187674.

7. N. Z. Unlu et al., "Carotenoid Absorption from Salad and Salsa by Humans Is Enhanced by the Addition of Avocado or Avocado Oil," Journal of Nutrition, 135, no. 3 (2005): 431–36.

8. E. A. Lee et al., "Targeting Mitochondria with Avocatin B Induces Selective

Leukemia Cell Death," Cancer Research, 75, no. 12 (June 15 2015): 2478–88, DOI: 10.1158/0008-5472.CAN-14-2676.

9. M. Notarnicola et al., "Effects of Olive Oil Polyphenols on Fatty Acid Synthase Gene Expression and Activity in Human Colorectal Cancer Cells," Genes & Nutrition, 6, no. 1 (2011): 63–69, DOI: 10.1007/s12263-010-0177-7.

10. A. Cañuelo et al., "Tyrosol, a Main Phenol Present in Extra Virgin Olive Oil, Increases Lifespan and Stress Resistance in Caenorhabditis Elegans," Mechanisms of Ageing and Development, 133, no. 8 (2012): 563–74, DOI: 10.1016/j.mad.2012.07.004.

11. A. H. Rahmani, A. S. Albutti, and S. M. Aly, "Therapeutics Role of Olive Fruits/Oil in the Prevention of Diseases via Modulation of Anti-Oxidant, Anti-Tumour and Genetic Activity," International Journal of Clinical and Experimental Medicine, 7, no. 4 (2014): 799–808, PMID: 24955148.

12. J. M. Fernández-Real et al., "A Mediterranean Diet Enriched with Olive Oil Is Associated with Higher Serum Total Osteocalcin Levels in Elderly Men at High Cardiovascular Risk," The Journal of Clinical Endocrinology and Metabolism, 97, no. 10 (2012): 3792–98, DOI: 10.1210/jc.2012-2221.

13. O. García-Martínez et al., "Phenolic Compounds in Extra Virgin Olive Oil Stimulate Human Osteoblastic Cell Proliferation," PLoS ONE, 11, no. 3 (2016): e0150045, DOI: 10.1371/journal.pone.0150045.

14. "Food Fraud Database," U.S. Pharmacopeial Convention, http://www.foodfraud.org/, accessed December 6, 2016.

15. "Sardines", The George Mateljan Foundation, http://www.whfoods.com/genpage.php?tname=foodspice&dbid=147, accessed November 28, 2016.

16. K. Warner, W. Timme, B. Lowell, and M. Hirshfield, "Oceana Study Reveals Seafood Fraud Nationwide", February 2013, http://usa.oceana.org/sites/default/files/National_Seafood_Fraud_Testing_Results_Highlights_FINAL.pdf, accessed December 8, 2016.

17. http://articles.mercola.com/sites/articles/archive/2015/05/13/seafood-shrimp-industry-fraud.aspx#_edn1.

18. http://articles.mercola.com/sites/articles/archive/2015/05/13/seafood-shrimp-industry-fraud.aspx#_edn2.

19. http://articles.mercola.com/sites/articles/archive/2015/05/13/seafood-shrimp-industry-fraud.aspx#_edn3.

20. http://articles.mercola.com/sites/articles/archive/2015/05/13/seafood-shrimp-industry-fraud.aspx#_edn15.

21. http://articles.mercola.com/sites/articles/archive/2015/05/13/seafood-shrimp-industry-fraud.aspx#_edn16.

22. N. Greenfield, "The Smart Seafood Buying Guide", https://www.nrdc.org/stories/smart-seafood-buying-guide, accessed November 28, 2016.

23. M. Neuhouser et al., "Food and Nutrient Intakes, and Health: Current Status and Trends", Dietary Guidelines Advisory Committee, https://health.gov/dietaryguidelines/2015-BINDER/meeting7/docs/DGAC-Meeting-7-SC-1.pdf, accessed December 8, 2016.

24. B. S. Luh, W. S. Wong, and N. E. El-Shimi, "Effect of Processing on Some Chemical Constituents of Pistachio Nuts", Journal of Food Quality, 5 (1982): 33–41, DOI: 10.1111/j.1745-4557.1982.tb00954.x.

25. S. M. Solon-Biet et al., "The Ratio of Macronutrients, Not Caloric Intake, Dictates Cardiometabolic Health, Aging, and Longevity in Ad Libitum-Fed Mice", Cell Metabolism, 19, no. 3 (418–30), DOI: 10.1016/j.cmet.2014.02.009.

26. A. Villalvilla et al., "Lipid Transport and Metabolism in Healthy and Osteoarthritic Cartilage", International Journal of Molecular Sciences, 14, no. 10 (2013): 20793-20808, DOI: 10.3390/ijms141020793.

6장. 미토콘드리아 대사요법을 시작하기 전에

1. J. A. Vasquez and J. E. Janosky, "Validity of Bioelectrical-Impedance Analysis in Measuring Changes in Body Mass During Weight Reduction", American Journal of Clinical Nutrition, 54, no. 6 (1991): 970–5, PMID 1957829.

7장. 미토콘드리아 대사요법을 시작하는 요령

1. A. G. Bergqvist et al., "Fasting Versus Gradual Initiation of the Ketogenic Diet: A Prospective, Randomized Clinical Trial of Efficacy", Epilepsia, 46, no. 11(November 2005): 1810–19, DOI: 10.1111/j.1528-1167.2005.00282.x.

8장. 지방을 연소하는 상태인지 확인하는 방법

1. "A Daily Walk Can Add Seven Years to Your Life", The Independent, www.independent.co.uk/life-style/health-and-families/health-news/a-daily-walk-can-add-seven-year-to-your-life-10478821.html, accessed November 28, 2016.

9장. 미토콘드리아 대사요법을 오래 유지하려면

1. C. Newell et al., "Ketogenic Diet Modifies the Gut Microbiota in a Murine Model of Autism Spectrum Disorder", Molecular Autism, 7, no. 1 (2016): 37, DOI: 10.1186/s13229-016-0099-3.

2. S. B. Eaton and M. Konner, "Paleolithic Nutrition—A Consideration of Its Nature and Current Implications", New England Journal of Medicine, 312 (1985): 283–289, DOI: 10.1056/NEJM198501313120505.

3. D. Piovesan et al., "The Human 'Magnesome': Detecting Magnesium Binding Sites on Human Proteins", BMC Bioinformatics, 13, no. 14 supplement(2012):S10, DOI: 10.1186/1471-2105-13-S14-S10.

4. "Magnesium: Fact Sheet for Health Professionals", U.S. Department of Health and Human Services, https://ods.od.nih.gov/factsheets/Magnesium-HealthProfessional/, accessed November 28, 2016.

10장. 단식의 힘

1. "Overweight and Obesity Statistics", U.S. Department of Health and Human Services, www.niddk.nih.gov/health-information/health-statistics/Pages/overweight-obesity-statistics.aspx, accessed November 28, 2016.

2. S. Gill and S. Panda, "A Smartphone App Reveals Erratic Diurnal Eating Patterns in Humans that Can Be Modulated for Health Benefits", Cell Metabolism, 22, no. 5 (November 3, 2015): 789–98, DOI: 10.1016/j.cmet.2015.09.005.

3. "Autophagy Key to Restoring Function in Old Muscle Stem Cells", Sens Research Foundation, www.fightaging.org/archives/2016/01/autophagy-key-to-restoring-function-in-old-muscle-stem-cells/, accessed November 28, 2016.

4. A. M. Johnstone et al., "Effect of an Acute Fast on Energy Compensation and Feeding Behaviour in Lean Men and Women", International Journal of Obesity, 26, no 12 (2002): 1623-8, DOI: 10.1038/sj.ijo.0802151.

5. Gill and Panda, "A Smartphone App Reveals Erratic Diurnal Eating Patterns in Humans."

6. V. K. M. Halagappa et al., "Intermittent Fasting and Caloric Restriction Ameliorate Age-Related Behavioral Deficits in the Triple-Transgenic Mouse Model of Alzheimer's Disease", Neurobiology of Disease, 26, no. 1 (2007): 212–20, DOI: 10.1016/j.nbd.2006.12.019.

7. A. M. Stranahan and M. P. Mattson, "Recruiting Adaptive Cellular Stress Responses for Successful Brain Ageing", Nature Reviews Neuroscience, 13, no.3

(March 2012): 209–16, DOI: 10.1038/nrn3151.

8. S. Brandhorst et al., "A Periodic Diet That Mimics Fasting Promotes Multi-System Regeneration, Enhanced Cognitive Performance, and Healthspan", Cell Metabolism, 22, no. 1 (July 7, 2015): 86–99, DOI: 10.1016/j.cmet.2015.05.012.

9. K. Varady et al., "Alternate Day Fasting for Weight Loss in Normal Weight and Overweight Subjects: A Randomized Controlled Trial", Nutrition Journal, 12(2013): 146, DOI: 10.1186/1475-2891-12-146.

10. I. Ahmet et al., "Chronic Alternate Day Fasting Results in Reduced Diastolic Compliance and Diminished Systolic Reserve in Rats," Journal of Cardiac Failure, 16, no. 10 (2010):843-853, DOI: 10.1016/j.cardfail.2010.05.007.

11. C. R. Marinac et al., "Prolonged Nightly Fasting and Breast Cancer Prognosis", Journal of the American Medical Association Oncology, 2, no. 8 (2016):1049–55, DOI: 10.1001/jamaoncol.2016.0164.

12. R. Pamplona, "Mitochondrial DNA Damage and Animal Longevity: Insights from Comparative Studies", Journal of Aging Research, 2011 (2011): DOI: 10.4061/2011/807108.

13. P. Sonksen and J. Sonksen, "Insulin: Understanding Its Action in Health and Disease", British Journal of Anaesthesia, 85, no. 1 (2000): 69–79, DOI: 10.1093/bja/85.1.69.

14. M. J. Wargovich and J. E. Cunningham, "Diet, Individual Responsiveness and Cancer Prevention", The Journal of Nutrition, 133 (July 2003): 2400S–2403S, PMID 12840215.

15. M. V. Chakravarthy and F. W. Booth, "Eating, Exercise, and 'Thrifty' Genotypes: Connecting the Dots toward an Evolutionary Understanding of Modern Chronic Diseases", Journal of Applied Physiology, 96, no. 1 (2004): 3–10, DOI:10.1152/japplphysiol.00757.2003.

16. V. D. Longo and M. P. Mattson, "Fasting: Molecular Mechanisms and Clinical Applications", Cell Metabolism, 19, no. 2 (2014):181–92, DOI:10.1016/j.cmet.2013.12.008.

11장. 건강을 향상하는 또 다른 방법

1. "Body to the Earth's Surface Electrons", Journal of Environmental and Public Health, 2012, (2012), DOI: 10.1155/2012/291541.

2. J. L. Oschman, G. Chevalier, and R. Brown, "The Effects of Grounding (Earthing) on Inflammation, the Immune Response, Wound Healing, and Prevention and

Treatment of Chronic Inflammatory and Autoimmune Diseases", Journal of Inflammation Research, 8 (2015): 83–96, DOI: 10.2147/JIR.S69656.

3. D. Z. Kochan et al., "Circadian Disruption and Breast Cancer: An Epigenetic Link?", Oncotarget, 6, no. 19 (2015): 16866–16682. DOI:10.18632/oncotarget.4343.

4. M. Dunbar and R. Melton, "The Lowdown on Light: Good vs. Bad, and Its Connection to AMD", Review of Optometry, www.reviewofoptometry.com/ce/the-lowdown-on-blue-light-good-vs-bad-and-its-connection-toamd-109744, accessed November 28, 2016.

5. D. Peretti et al., "RBM3 Mediates Structural Plasticity and Protective Effects of Cooling in Neurodegeneration", Nature, 518, no. 7538 (2015):236–39, DOI: 10.1038/nature14142.

부록 A

1. G. Chevalier et al., "Earthing: Health Implications of Reconnecting the Human 1 H. H. Kwon et al., "Clinical and Histological Effect of a Low Glycaemic Load Diet in Treatment of Acne Vulgaris in Korean Patients: A Randomized, Controlled Trial", Acta Dermato Venereologica, 92, no. 3 (May 2012): 241–46, DOI: 10.2340/00015555-1346.

2. L. Knott et al., "Regulation of Osteoarthritis by Omega-3 (n-3) Polyunsaturated Fatty Acids in a Naturally Occurring Model of Disease", Osteoarthritis Cartilage, 19, no. 9 (September 2011): 1150–57, DOI: 10.1016/j.joca.2011.06.005.

3. L. Cordain et al., "Acne Vulgaris: A Disease of Western Civilization", Archives of Dermatology, 138, no. 12 (December 2002): 1584–0, DOI: 10.1001/archderm.138.12.1584.

4. R. N. Smith et al., "A Low-Glycemic-Load Diet Improves Symptoms in Acne Vulgaris Patients: A Randomized Controlled Trial", American Journal of Clinical Nutrition, 86, no. 1 (July 2007): 107–115.

5. Kwon et al., "Clinical and Histological Effect of a Low Glycaemic Load Diet in Treatment of Acne Vulgaris in Korean Patients."

6. S. N. Mahmood and W.P. Bowe, "Diet and Acne Update: Carbohydrates Emerge as the Main Culprit", Journal of Drugs in Dermatology, 13, no. 4, (April 2014): 428–35.

7. "2015 Alzheimer's Disease Facts and Figures", Alzheimer's Association, www.alz.org/facts/downloads/facts_figures_2015.pdf, accessed November 28, 2016.

8. World Health Organization. "Dementia: a Public Health Priority", (Geneva, SUI:

World Health Organization, 2012), PMID: 19712582.

9. B. D. James et al., "Contribution of Alzheimer Disease to Mortality in the United States", Neurology, published online before print March 5, 2014, DOI: 10.1212/WNL.0000000000000240.

10. V. R. Bitra, D. Rapaka, and A. Akula, "Prediabetes and Alzheimer's Disease", Indian Journal of Pharmaceutical Sciences, 77, no. 5 (2015): 511–14.

11. S. M. de la Monte, "Insulin Resistance and Alzheimer's Disease", BMB Reports, 42, no. 8 (2009): 475–81.

12. R. O. Roberts et al., "Relative Intake of Macronutrients Impacts Risk of Mild Cognitive Impairment or Dementia", Journal of Alzheimer's Disease, 32, no. 2 (2012), 329–39. DOI: 10.3233/JAD-2012-120862.

13. S. T. Henderson et al., "Study of the Ketogenic Agent AC-1202 in Mild to Moderate Alzheimer's Disease: A Randomized, Double-Blind, Placebo-Controlled, Multicenter Trial", Nutrition & Metabolism, 6 (2009): 31. DOI: 10.1186/1743-7075-6-31, PMID: 19664276.

14. J. Yao and R. D. Brinton, "Targeting Mitochondrial Bioenergetics for Alzheimer's Prevention and Treatment", Current Pharmaceutical Design, 17, no. 31, (2011): 3474–79, PMID: 21902662.

15. J. M. Hootman et al., "Updated Projected Prevalence of Self-Reported Doctor-Diagnosed Arthritis and Arthritis-Attributable Activity Limitation Among US Adults, 2015–2040", Arthritis & Rheumatololgy, 68, no. 7 (July 2016):1582–87, DOI: 10.1002/art.39692.

16. Knott et al., "Regulation of Osteoarthritis by Omega-3 (n-3) Polyunsaturated Fatty Acids in a Naturally Occurring Model of Disease."

17. Y. M. Bastiaansen-Jenniskens et al., "Monounsaturated and Saturated, but Not n-6 Polyunsaturated Fatty Acids Decrease Cartilage Destruction under Inflammatory Conditions: A Preliminary Study", Cartilage, 4 no. 4 (2013), 321–28. DOI: 10.1177/1947603513494401.

18. D. N. Ruskin, M. Kawamura, and S. A. Masino, "Reduced Pain and Inflammation in Juvenile and Adult Rats Fed a Ketogenic Diet," PLoS ONE, 4, no. 12 (2009): e8349, DOI:10.1371/journal.pone.0008349.

19. S. A. Masino and D. N. Ruskin, "Ketogenic Diets and Pain", Journal of Child Neurology, 28, no. 8 (2013): 993–1001. DOI: 10.1177/0883073813487595.

20. "Vital Signs: Preventable Deaths from Heart Disease & Stroke", Centers for Disease Control and Prevention, www.cdc.gov/dhdsp/vital_signs.htm, accessed November 28, 2016.

21. B. Hoogwerf et al., "Blood Glucose Concentrations ≤125 mg/dl and Coronary Heart Disease Risk", American Journal of Cardiology, 89, no. 5, (2002): 596–99, DOI: 10.1016/S0002-9149(01)02302-5.

22. N. V. Dhurandhar and D. Thomas, "The Link between Dietary Sugar Intake and Cardiovascular Disease Mortality: An Unresolved Question", Journal of the American Medical Association, 313, no. 9 (2015): 959–60. DOI:10.1001/jama.2014.18267, accessed 12/2/16.

23. Q. Yang et al., "Added Sugar Intake and Cardiovascular Diseases Mortality Among US Adults", JAMA Internal Medicine, 174, no. 4 (2014), 516–24, DOI: 10.1001/jamainternmed.2013.13563.

24. L. Schwingshackl et al., "Comparison of Effects of Long-Term Low-Fat vs High-Fat Diets on Blood Lipid Levels in Overweight or Obese Patients: A Systematic Review and Meta-Analysis", Journal of the Academy of Nutrition and Dietetics, 113, no. 12 (2013), 1640–61, DOI: 10.1016/j.jand.2013.07.010.

25. C. L. Gibson, A. N. Murphy, and S. P. Murphy, "Stroke Outcome in the Ketogenic State: A Systematic Review of the Animal Data", Journal of Neurochemistry, 123, no. 2 (2012), 52–57, DOI:10.1111/j.1471-4159.2012.07943.x.

26. "Epilepsy Fast Facts", Centers for Disease Control and Prevention, www.cdc.gov/epilepsy/basics/fast-facts.htm, accessed November 28, 2016.

27. J. W. Wheless, "History of the Ketogenic Diet", Epilepsia, 49, Suppl. 8 (November 2008): 3–5, DOI: 10.1111/j.1528-1167.2008.01821.x.

28. K. Martin et al., "Ketogenic Diet and Other Dietary Treatments for Epilepsy", Cochrane Database of Systematic Reviews, 2 (2016), DOI: 10.1002/14651858.CD001903.pub3.

29. "What Is Fibromyalgia?", (November 2014), www.niams.nih.gov

30. Mayo Clinic, "Diseases and Conditions: Fibromyalgia", www.mayoclinic.org/diseases-conditions/fibromyalgia/basics/causes/con-20019243, accessed, November 28, 2016.

31. "Paper presented at the Annual Meeting of the American College of Nutrition in Orlando", Florida, October 2001.

32. M. Meeus et al., "The Role of Mitochondrial Dysfunctions Due to Oxidative and Nitrosative Stress in the Chronic Pain or Chronic Fatigue Syndromes and Fibromyalgia Patients: Peripheral and Central Mechanisms as Therapeutic Targets?", Expert Opinion on Therapeutic Target, 17, no. 9 (2013): 1081–89, DOI: 10.1517/14728222.2013.818657.

33. A. Ernst and J. Shelley-Tremblay, "Non-Ketogenic, Low Carbohydrate

Diet Predicts Lower Affective Distress, Higher Energy Levels and Decreased Fibromyalgia Symptoms in Middle-Aged Females with Fibromyalgia Syndrome as Compared to the Western Pattern Diet," Journal of Musculoskeletal Pain, 21, no. 4 (2013): 365–70, DOI: 10.3109/10582452.2013.852649.

34. "GERD", American Gastroenterological Association, www.gastro.org/patient-care/conditions-diseases/gerd, accessed November 28, 2016.

35. "A Sunny Day in Pharmaland: The 2015 Pharma Report", Medical Marketing & Media, http://media.mmm-online.com/documents/119/pharma_report_2015_29732.pdf, accessed November 28, 2016.

36. Singh et al., "Weight Loss Can Lead to Resolution of Gastroesophageal Reflux Disease Symptoms: A Prospective Intervention Trial", Obesity, 21, no. 2 (2013), DOI: 10.1002/oby.20279.

37. G. L. Austin et al., "A Very Low-Carbohydrate Diet Improves Gastroesophageal Reflux and Its Symptoms", Digestive Diseases and Sciences, 51, no. 8 (August 2006): 1307–12, DOI: 10.1007/s10620-005-9027-7.

38. Singh et al., "Weight Loss Can Lead to Resolution of Gastroesophageal Reflux Disease Symptoms."

39. G. L. Austin et al., "A Very Low-Carbohydrate Diet Improves Symptoms and Quality of Life in Diarrhea-Predominant Irritable Bowel Syndrome", Clinical Gastroenterology and Hepatology: The Official Clinical Practice Journal of the American Gastroenterological Association, 7, no. 6 (2009): 706–08.e1. DOI: 10.1016/j.cgh.2009.02.023.

40. Z. Zheng et al., "Staple Foods Consumption and Irritable Bowel Syndrome in Japanese Adults: A Cross-Sectional Study", PLoS ONE, 10, no. 3 (2015): e0119097, DOI:10.1371/journal.pone.0119097.

41. "Migraine Statistics", Migraine.com, https://migraine.com/migraine-statistics/, accessed November 28, 2016.

42. PubMed.gov, www.ncbi.nlm.nih.gov/pubmed/?term=migraine+food+allergy, accessed November 28, 2016.

43. K. Alpay et al., "Diet Restriction in Migraine, Based on IgG Against Foods: A Clinical Double-blind, Randomised, Cross-over Trial", Cephalalgia, 30, no. 7 (2010): 829–37, DOI:10.1177/0333102410361404.

44. C. Di Lorenzo et al., "Migraine Improvement During Short Lasting Ketogenesis: A Proof-of-Concept Study", European Journal of Neurology, 22, no. 1 (2015):170–7, DOI: 10.1111/ene.12550.

45. C. Di Lorenzo et al., "Diet Transiently Improves Migraine in Two Twin Sisters:

Possible Role of Ketogenesis?", Functional Neurology, 28, no. 4 (2013): 305–308.

46. K. L. Munger et al., "Vitamin D Intake and Incidence of Multiple Sclerosis", Neurology, 62, no. 1, (2004): 60–65, PMID:14718698.

47. D. Y. Kim et al., "Inflammation-Mediated Memory Dysfunction and Effects of a Ketogenic Diet in a Murine Model of Multiple Sclerosis", PLoS ONE, 7, no. 5 (2012): e35476, DOI: 10.1371/journal.pone.0035476.

48. M. Storoni and G. T. Plant, "The Therapeutic Potential of the Ketogenic Diet in Treating Progressive Multiple Sclerosis", Multiple Sclerosis International, 2015 (2015): 681289, DOI: 10.1155/2015/681289.

49. Ibid.

50. "Non-Alcoholic Fatty Liver Disease", American Liver Foundation, www.liverfoundation.org/abouttheliver/info/nafld/, accessed November 28, 2016.

51. S. S. Sundaram, "Pediatric Non-Alcoholic Fatty Liver Disease", American Liver Foundation, www.liverfoundation.org/chapters/rockymountain/doctorsnotes/pediatricnafld/, accessed November 28, 2016.

52. J. Ma et al., "Sugar-sweetened Beverage, Diet Soda, and Fatty Liver Disease in the Framingham Heart Study Cohorts", Journal of Hepatology, 63, no. 2 (2015): 462–69, DOI: 10.1016/j.jhep.2015.03.032.

53. J. D. Browning et al., "Short-term Weight Loss and Hepatic Triglyceride Reduction: Evidence of a Metabolic Advantage with Dietary Carbohydrate Restriction", The American Journal of Clinical Nutrition, 93, no. 5 (2011): 1048–52. DOI: 10.3945/ajcn.110.007674.

54. J. Pérez-Guisado and A. Muñoz-Serrano, "The Effect of the Spanish Ketogenic Mediterranean Diet on Nonalcoholic Fatty Liver Disease: A Pilot Study", Journal of Medicinal Food, 14, no. 7–8 (July–August 2011): 677-80, DOI: 10.1089 /jmf.2011.0075.

55. D. Tendler et al., "The Effect of a Low-Carbohydrate, Ketogenic Diet on Nonalcoholic Fatty Liver Disease: A Pilot Study," Digestive Diseases and Sciences, 52, no. 2 (February, 2007): 589–93, DOI: 10.1007/s10620-006-9433-5.

56. P. Kennedy, "The Fat Drug", The New York Times, March 8, 2014, www.nytimes.com/2014/03/09/opinion/sunday/the-fat-drug.html?_r=0, accessed 12/2/16.

57. H.-Y. Kim et al., "Phosphatidylserine-dependent Neuroprotective Signaling Promoted by Docosahexaenoic Acid", Prostaglandins, Leukotrienes, and Essential Fatty Acids, 82, no. 4–6 (2010): 165–72, DOI:10.1016/j.plefa.2010.02.025.

58. H.-Y. Kim et al., "N-Docosahexaenoylethanolamide Promotes Development of Hippocampal Neurons", The Biochemical Journal, 435, no. 2 (2011): 327–36, DOI:

10.1042/BJ20102118.

59. R. Palacios-Pelaez, W. J. Lukiw, and N. G. Bazan, "Omega-3 Essential Fatty Acids Modulate Initiation and Progression of Neurodegenerative Disease", Molecular Neurobiology, 41, no. 2–3 (June 2010): 367-74, DOI: 10.1007/s12035-010-8139-z.

60. Interview with J. J. Virgin, http://articles.mercola.com/sites/articles/archive/2014/02/09/fish-oil-brain-health.aspx, accessed 12/2/16.

61. S. Smith, "Fish Oil Helped Save Our Son", CNN, www.cnn.com/2012/10/19/health/fish-oil-brain-injuries/index.html, accessed 12/2/16.

62. M. L. Prins and J. H. Matsumoto, "The Collective Therapeutic Potential of Cerebral Ketone Metabolism in Traumatic Brain Injury", Journal of Lipid Research, 55, no. 12 (2014):2450–57, DOI: 10.1194/jlr.R046706.

63. H. Algattas and J. H. Huang, "Traumatic Brain Injury Pathophysiology and Treatments: Early, Intermediate, and Late Phases Post-Injury", International Journal of Molecular Sciences, 15, no. 1 (2014): 309–41, DOI: 10.3390/ijms15010309.

64. Ibid.

65. M. L. Prins, L. S. Fujima, and D. A. Hovda, "Age-dependent Reduction of Cortical Contusion Volume by Ketones After Traumatic Brain Injury", Journal of Neuroscience Research, 82, no. 3 (November 1, 2005): 413–20, DOI: 10.1002/jnr.20633.

66. Z. G. Hu et al., "The Protective Effect of the Ketogenic Diet on Traumatic Brain Injury-Induced Cell Death in Juvenile Rats", Brain Injury, 23, no. 5 (2009): 459–65, DOI: 10.1080/02699050902788469.

67. "National Diabetes Statistics Report, 2014", National Center for Chronic Disease Prevention and Health Promotion, www.cdc.gov/diabetes/pubs/statsreport14/national-diabetes-report-web.pdf, accessed 12/2/16.

68. "Diabetes Facts and Figures", International Diabetes Foundation, www.idf.org/about-diabetes/facts-figures, accessed November 28, 2016.

69. D. Dabelea et al., "Prevalence of Type 1 and Type 2 Diabetes Among Children and Adolescents From 2001 to 2009", Journal of the American Medical Association, 311, no. 17 (2014): 1778–86, DOI: 10.1001/jama.2014.3201.

70. S. Vijan et al., "Effect of Patients' Risks and Preferences on Health Gains with Glucose Lowering in Type 2 Diabetes", JAMA Internal Medicine, 174, no. 8 (2014): 1227–34, DOI: 10.1001/jamainternmed.2014.2894.

71. M. M. Poplawski et al., "Reversal of Diabetic Nephropathy by a Ketogenic Diet", PLoS ONE, 6, no. 4 (2011): e18604, DOI: 10.1371/journal.pone.0018604.

72. R. D. Feinman et al., "Dietary Carbohydrate Restriction as the First Approach in Diabetes Management: Critical Review and Evidence Base", Nutrition, 31, no.1 (2015): 1–13, DOI: 10.1016/j.nut.2014.06.01.1.

73. "Making Healthy Food Choices: Grains and Starchy Vegetables", American Diabetes Association, www.diabetes.org/food-and-fitness/food/what-can-i-eat/making-healthy-food-choices/grains-and-starchy-vegetables.html, accessed November 28, 2016.

부록 B

1. M. S. Touillaud et al., "Dietary Lignan Intake and Postmenopausal Breast Cancer Risk by Estrogen and Progesterone Receptor Status", Journal of the National Cancer Institute, 2007, 99(6):475–86, DOI: 10.1093/jnci/djk096.

2. A. Ahmad et al., "A Review on Therapeutic Potential of Nigella Sativa: A Miracle Herb", Asian Pacific Journal of Tropical Biomedicine, 2013, 3(5):337-352, DOI: .1016/S2221-1691(13)60075-1.

3. S. Hasani-Ranjbar, Z. Jouyandeh, and M. A. Abdollahi, "A Systematic Review of Anti-Obesity Medicinal Plants—An Update", Journal of Diabetes and Metabolic Disorders, 2013, 12:28, DOI: 10.1186/2251-6581-12-28.

4. M. Yadav et al., "Medicinal and biological Potential of Pumpkin: An Updated Review", Nutrition Research Reviews, 2010, 23(2), 184–90, DOI: 10.1017/S0954422410000107.

5. W. A. Morgan and B. J. Clayshulte, "Pecans Lower Low Density Lipoprotein Cholesterol in People with Normal Lipid Levels", Journal of the American Dietetic Association, March 2000, 100(3):312–18, DOI: 10.1016/S0002-8223(00)00097-3.

6. Oakridge Associated Universities, "Brazil Nuts," www.orau.org/PTP/collection/consumer%20products/brazilnuts.htm.

색인

옮긴이 | 김보은

이화여자대학교 화학과를 졸업하고, 같은 학교 분자생명과학부 대학원을 졸업했다. 가톨릭의과
대학에서 의생물과학 박사학위를 마친 뒤 바이러스 연구실에서 근무했다. 글밥 아카데미를 수료
한 후 현재 바른번역에서 전문 번역가로 활동 중이다. 옮긴 책으로는 『GOOD CALORIES, BAD
CALORIES』(공역), 『GMO 사피엔스의 시대』, 『더 커넥션』, 『슈퍼 유전자』, 『크리스퍼가 온다』 등
이 있으며, 《한국 스켑틱》 번역에 참여하고 있다.

케톤하는 몸

1판 1쇄 펴냄 2019년 12월 2일
1판 4쇄 펴냄 2023년 2월 2일

지은이 | 조셉 머콜라
옮긴이 | 김보은
감수 | 이영훈
발행인 | 박근섭
펴낸곳 | 판미동

출판등록 | 2009. 10. 8 (제2009-000273호)
주소 | 06027 서울 강남구 도산대로 1길 62 강남출판문화센터 5층
전화 | 영업부 515-2000 편집부 3446-8774 팩시밀리 515-2007
홈페이지 | panmidong.minumsa.com

도서 파본 등의 이유로 반송이 필요할 경우에는 구매처에서 교환하시고
출판사 교환이 필요할 경우에는 아래 주소로 반송 사유를 적어 도서와 함께 보내주세요.
06027 서울 강남구 도산대로 1길 62 강남출판문화센터 6층 민음인 마케팅부

판미동은 민음사 출판 그룹의 브랜드입니다.